ゲーム・スマホ依存から子どもを守る本

久里浜医療センター院長
樋口 進

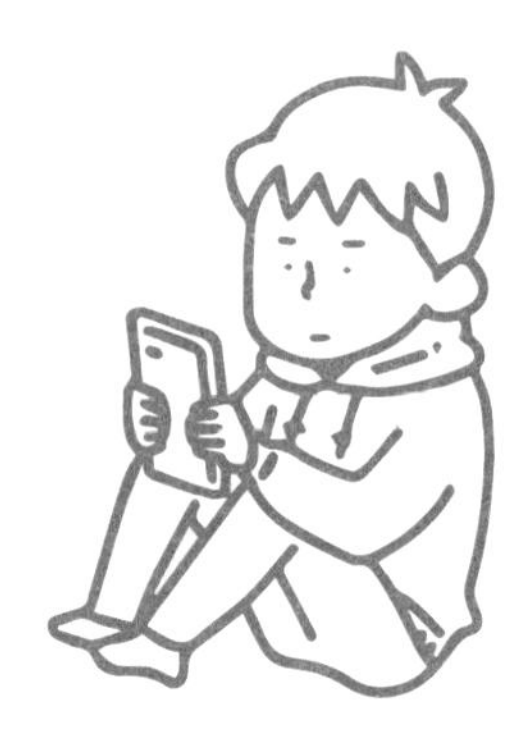

法研

依存はネットトラブルの一つ

スマホは生活に欠かせない道具です。今の子は生まれたときからスマホが身近な世代。そこにあるのが当たり前である分、リスクについてもきちんと知ることが大切です。

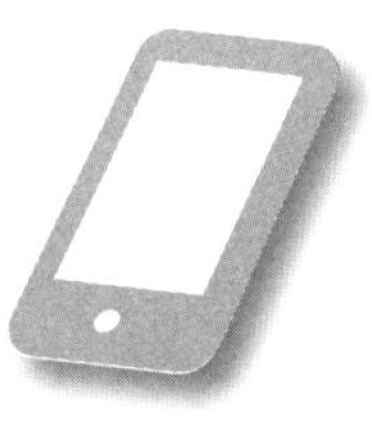

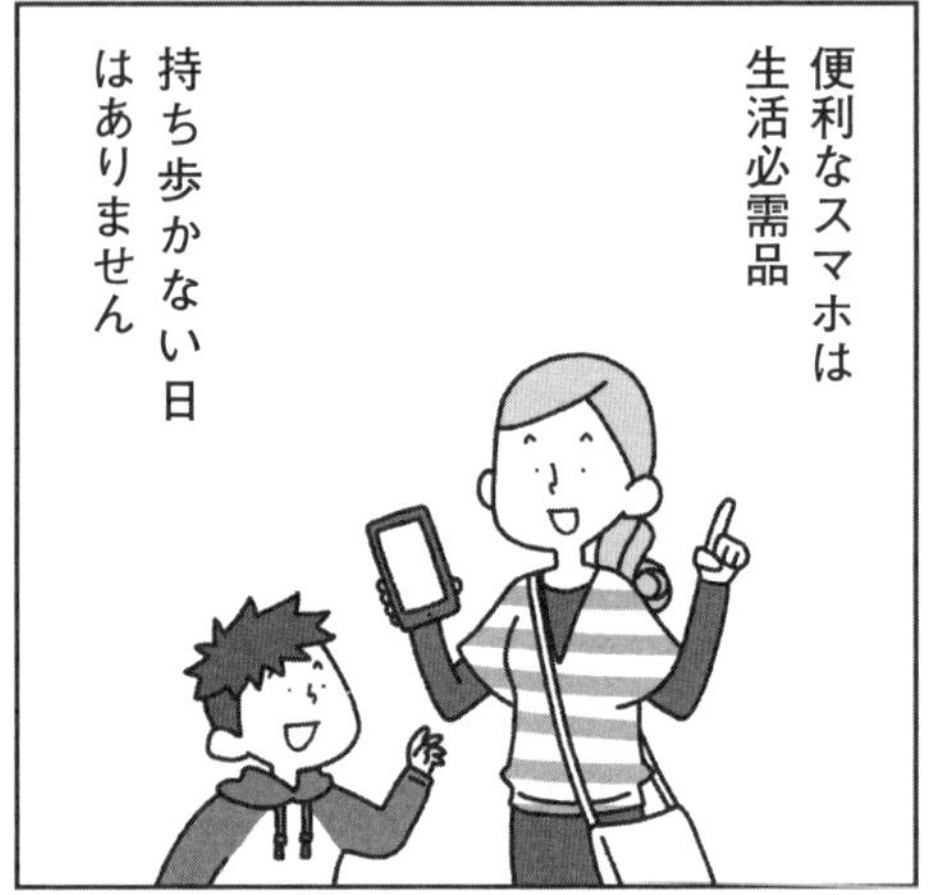

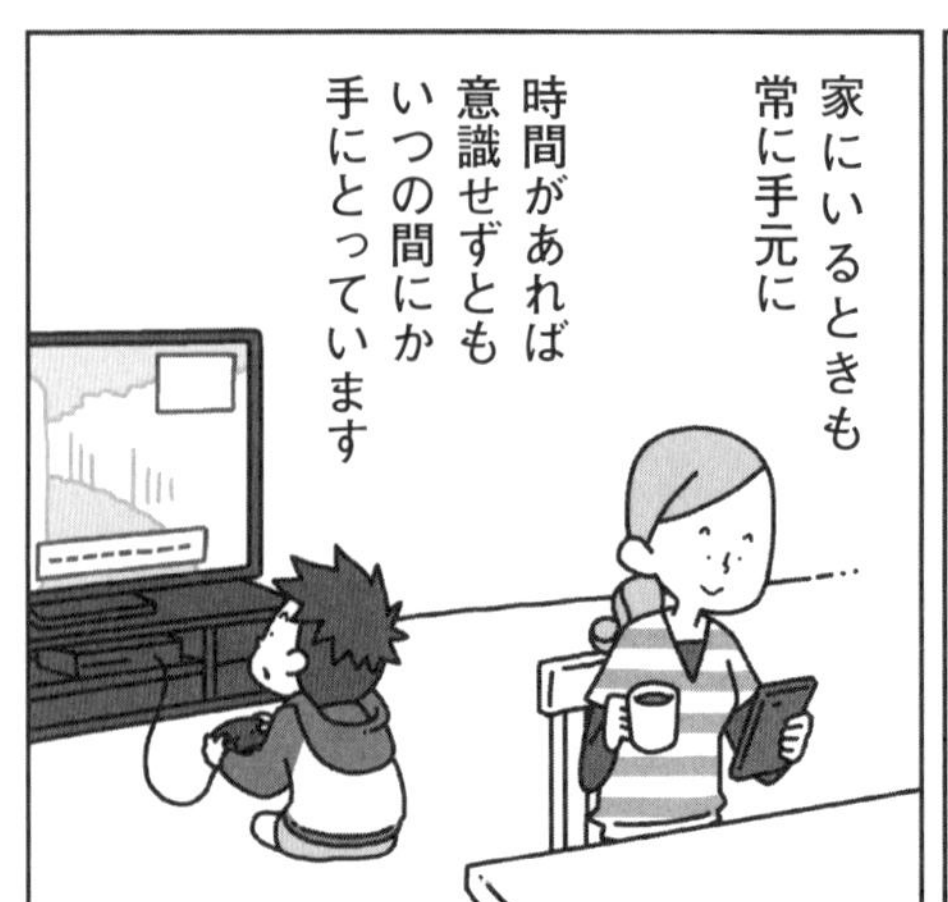

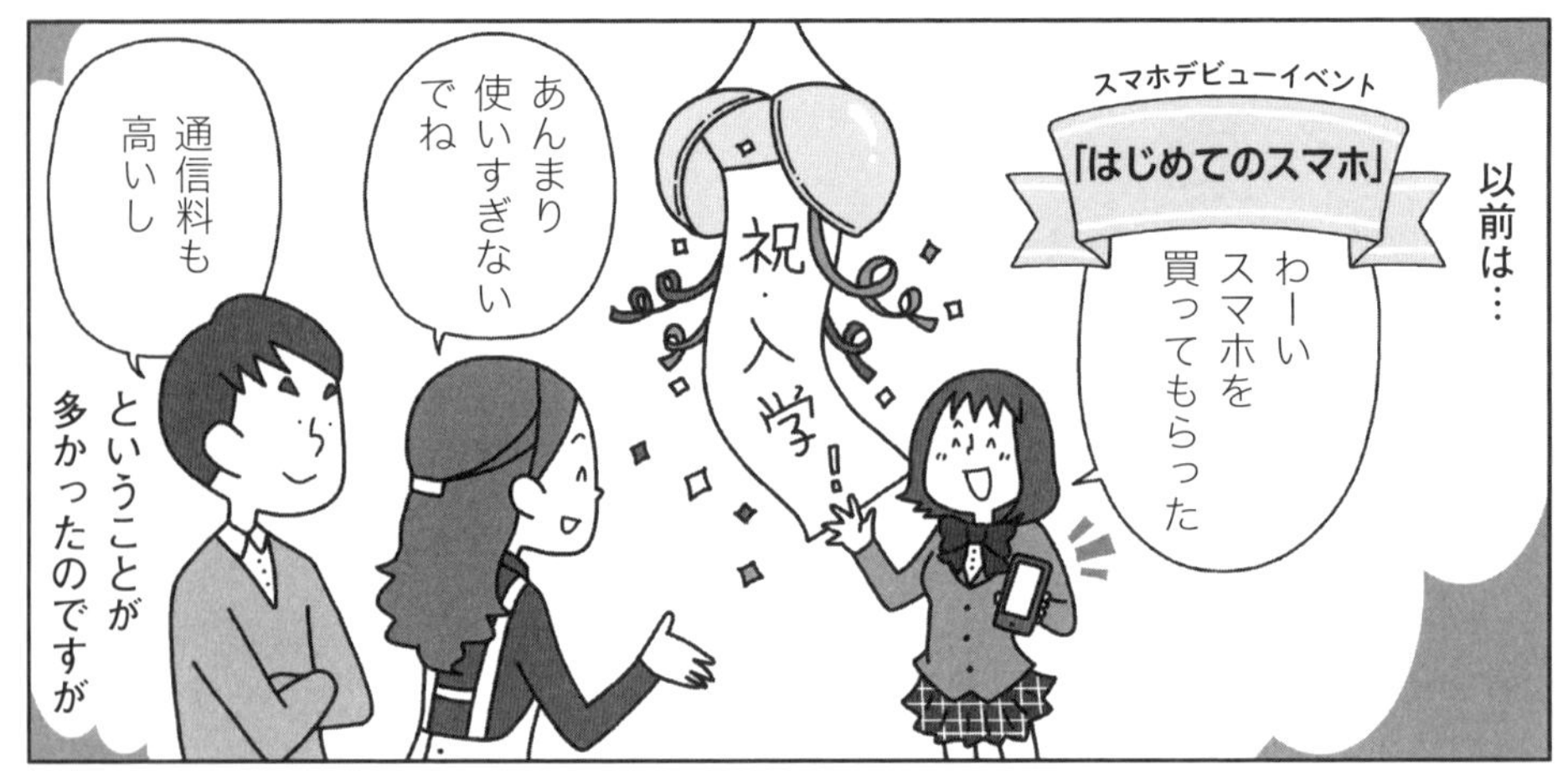

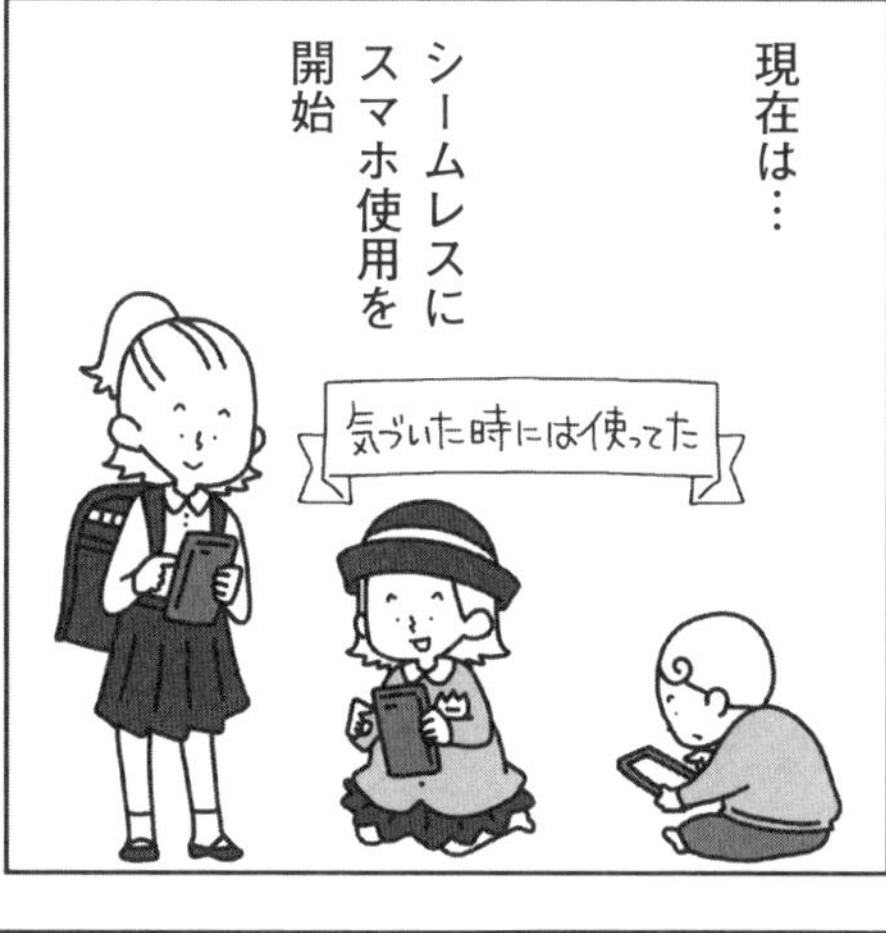
現在は…
シームレスにスマホ使用を開始
気づいた時には使ってた

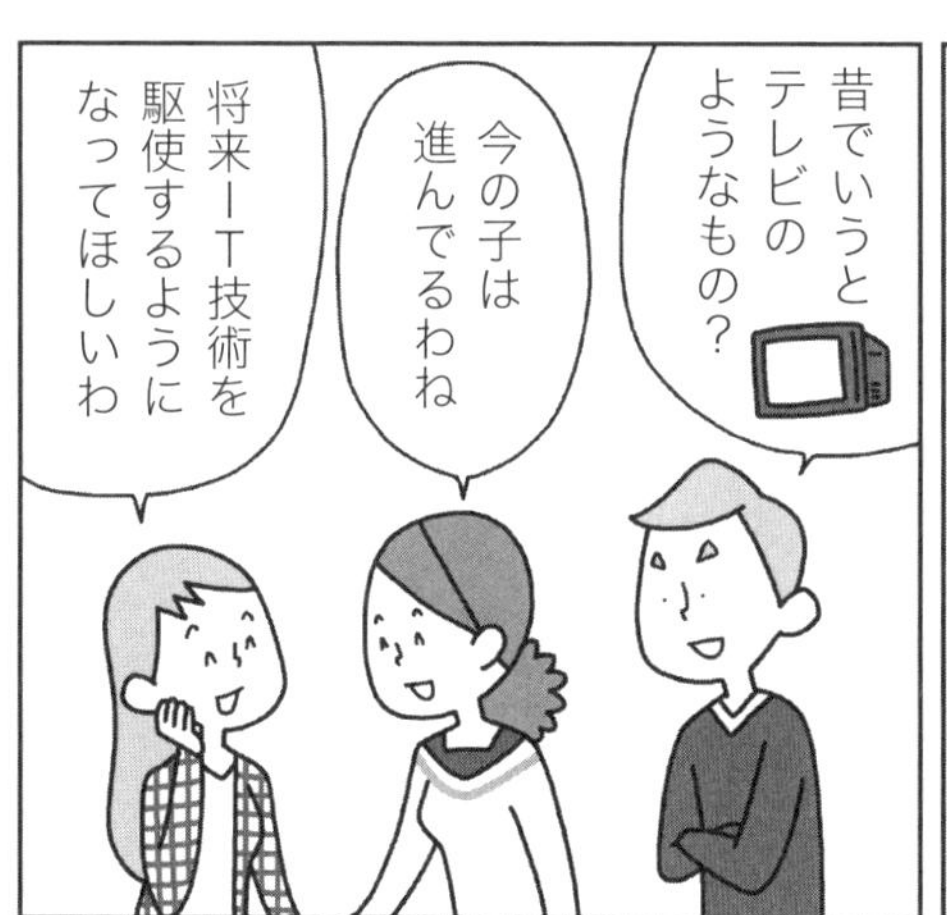
昔でいうとテレビのようなもの？
今の子は進んでるわね
将来ＩＴ技術を駆使するようになってほしいわ

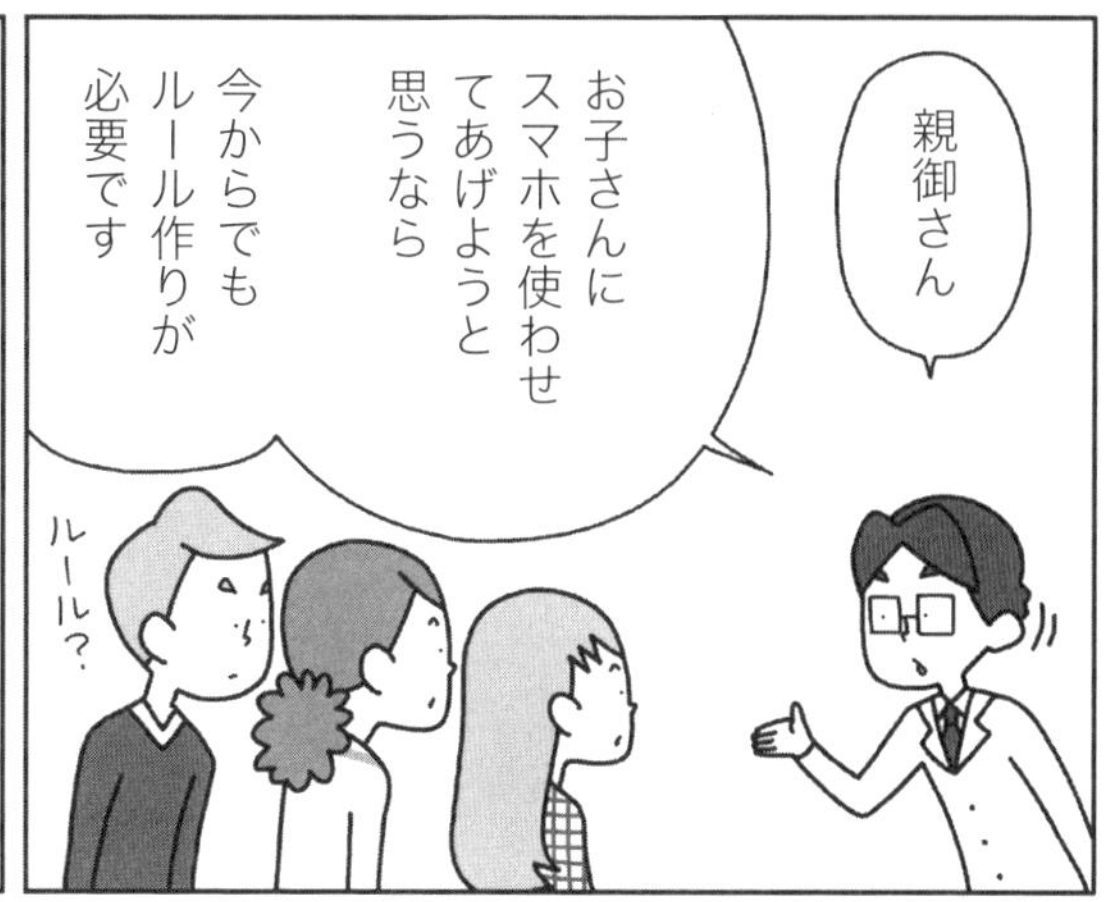
親御さん
お子さんにスマホを使わせてあげようと思うなら
今からでもルール作りが必要です
ルール？

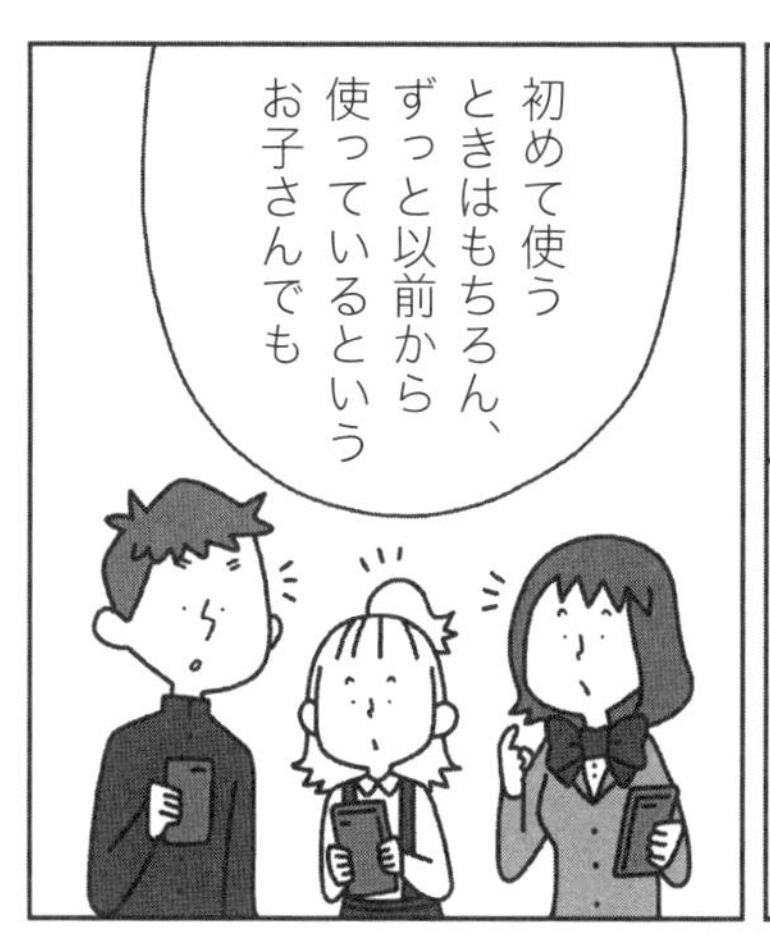
初めて使うときはもちろん、ずっと以前から使っているというお子さんでも

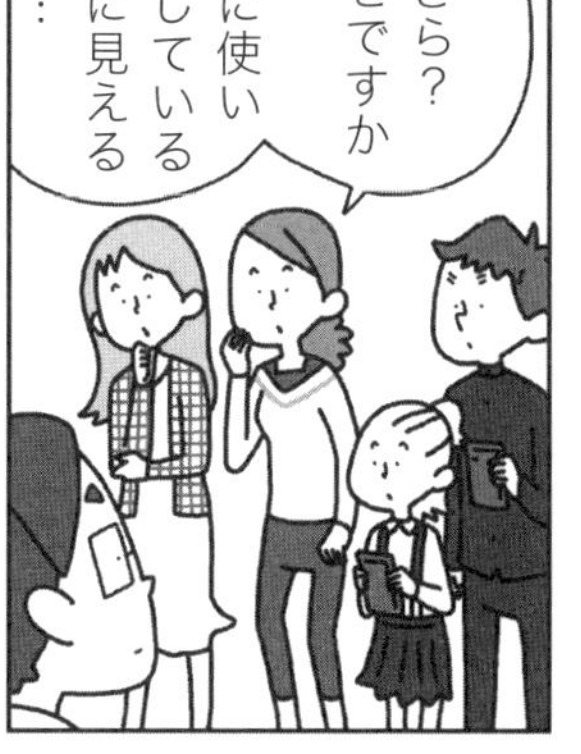
今さら？なぜですか
上手に使いこなしているように見えるけど…

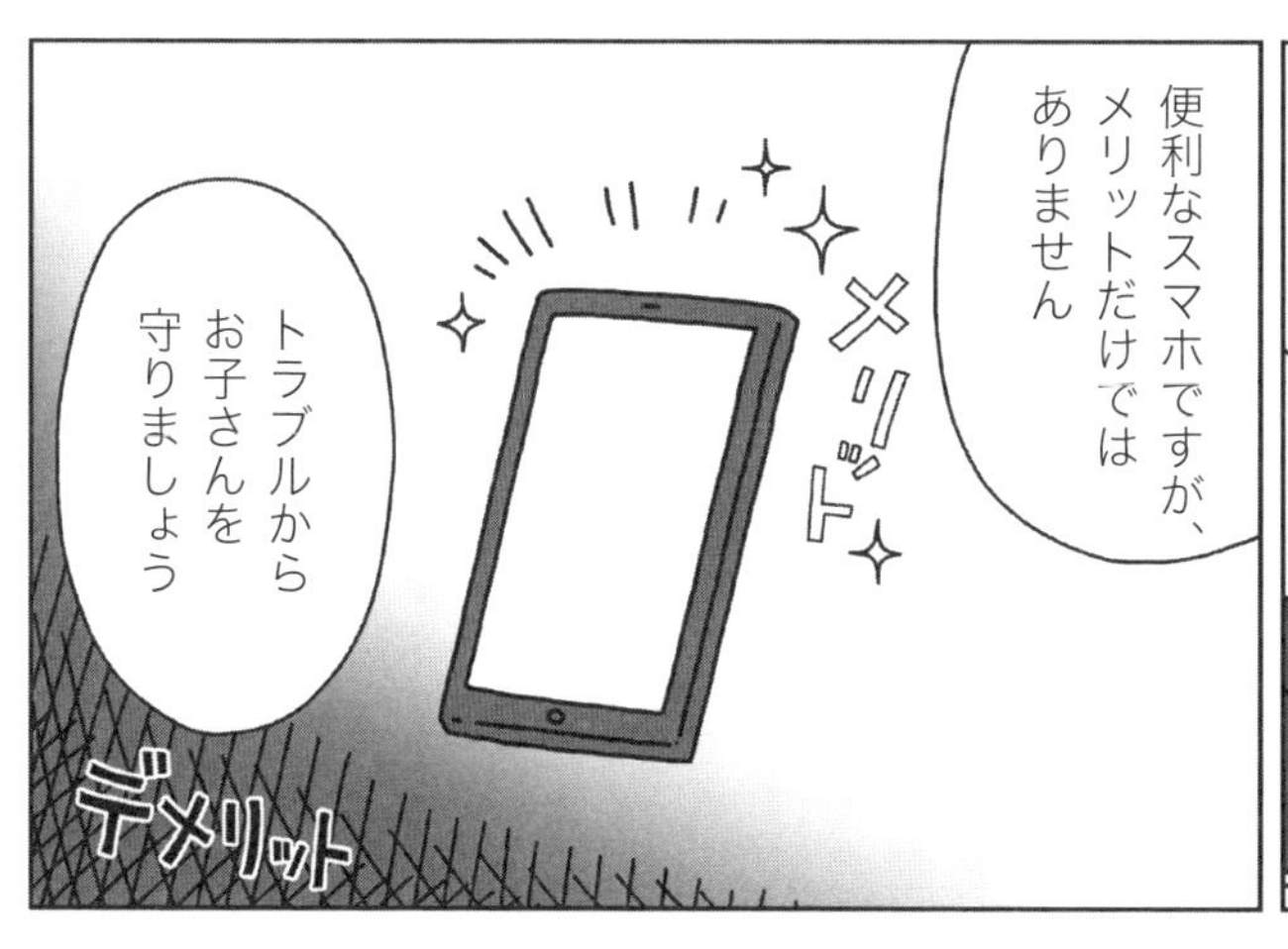
便利なスマホですが、メリットだけではありません
メリット
デメリット
トラブルからお子さんを守りましょう

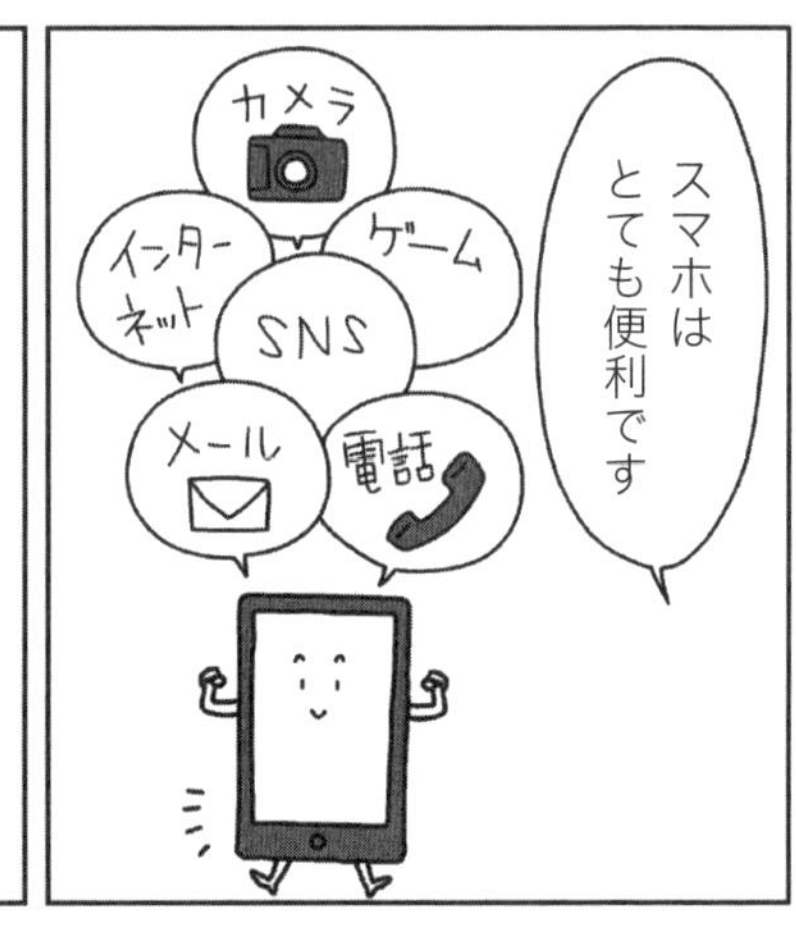
スマホは
とても便利です
カメラ
インターネット
ゲーム
SNS
メール
電話

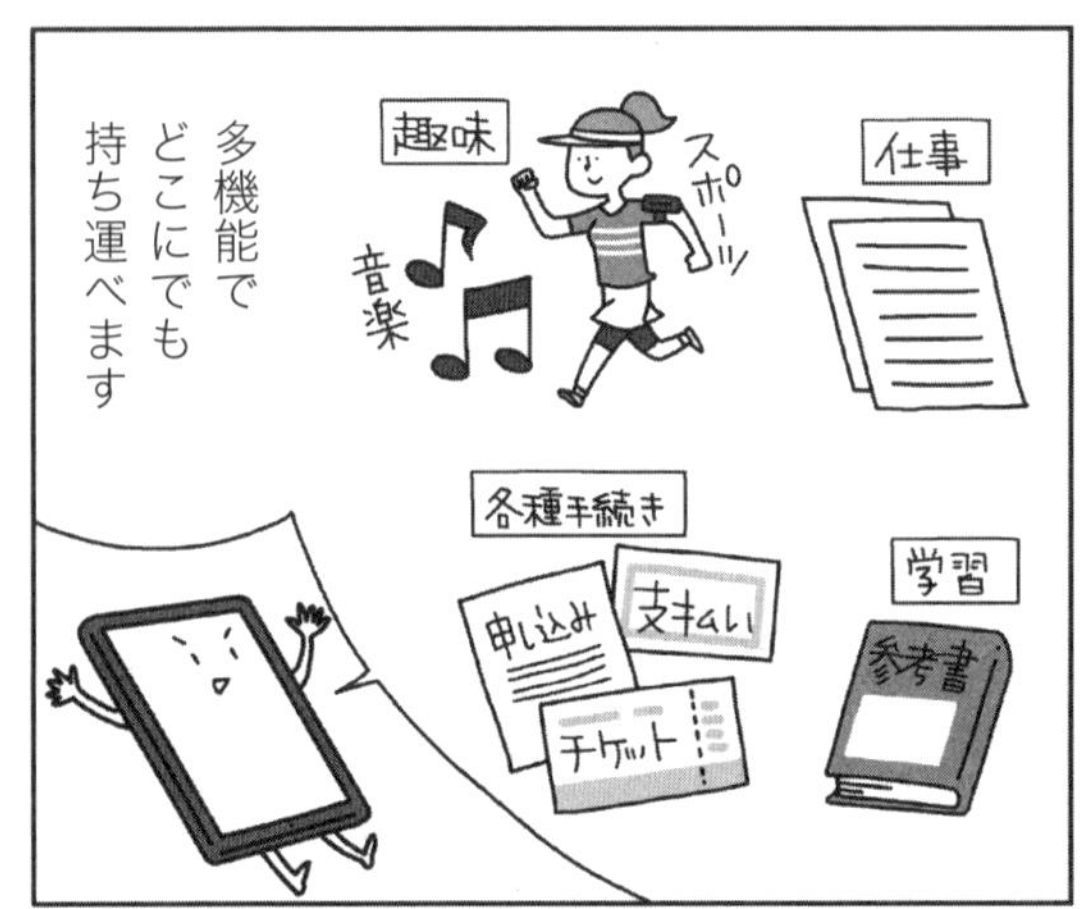
多機能で
どこにでも
持ち運べます
趣味
スポーツ
音楽
仕事
各種手続き
申し込み
支払い
チケット
学習
参考書

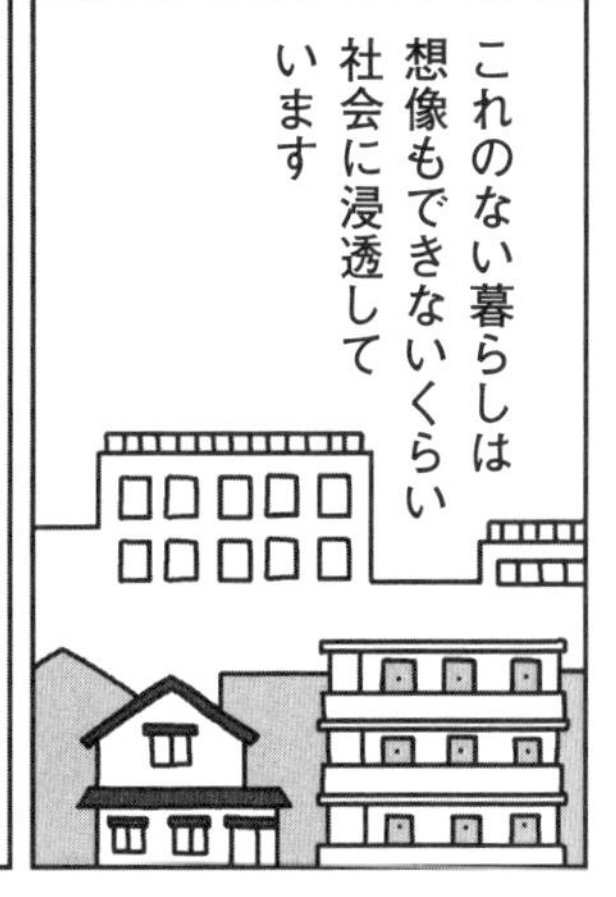
これのない暮らしは
想像もできないくらい
社会に浸透して
います

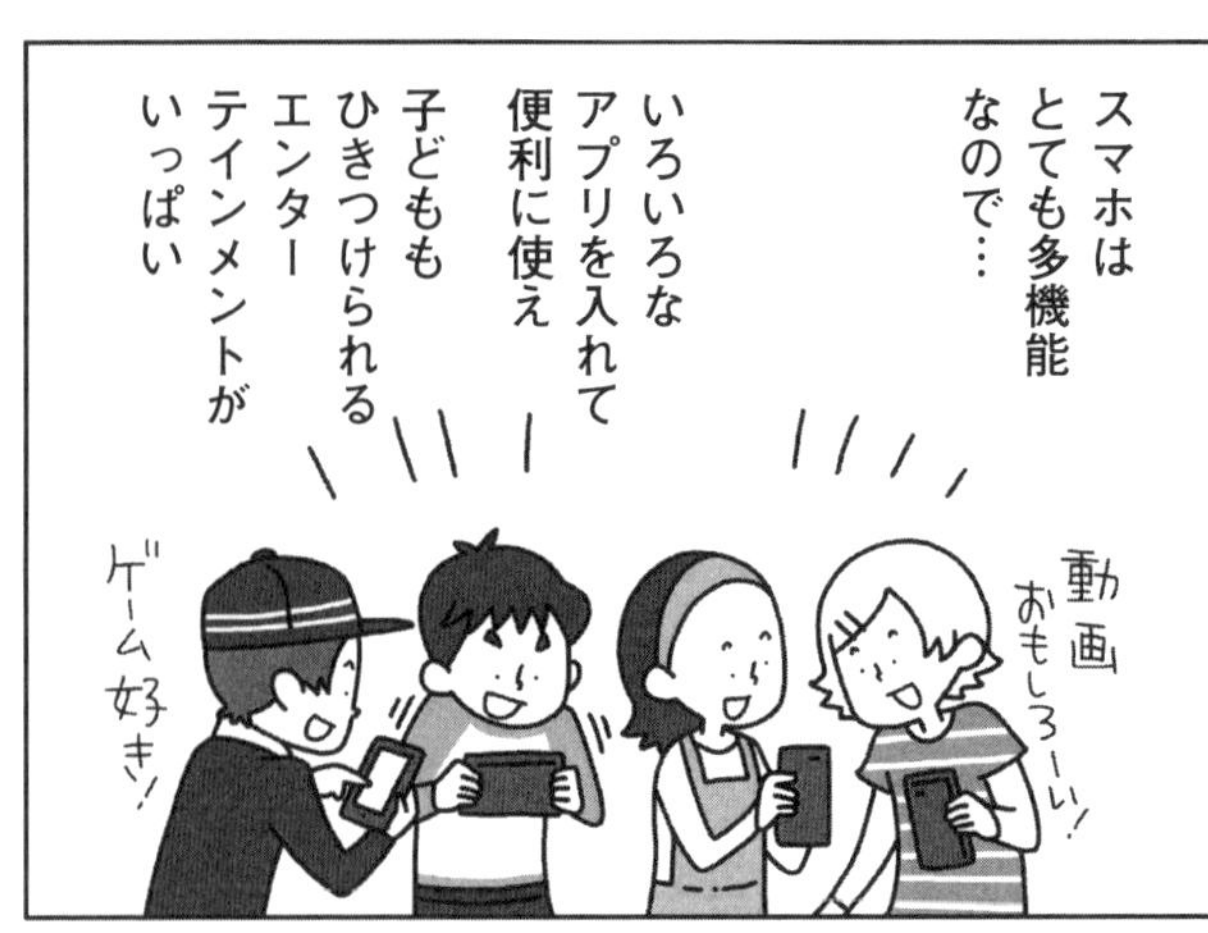
スマホは
とても多機能
なので…
いろいろな
アプリを入れて
便利に使え
子どもも
ひきつけられる
エンター
テインメントが
いっぱい
動画
おもしろーい!
ゲーム好き!

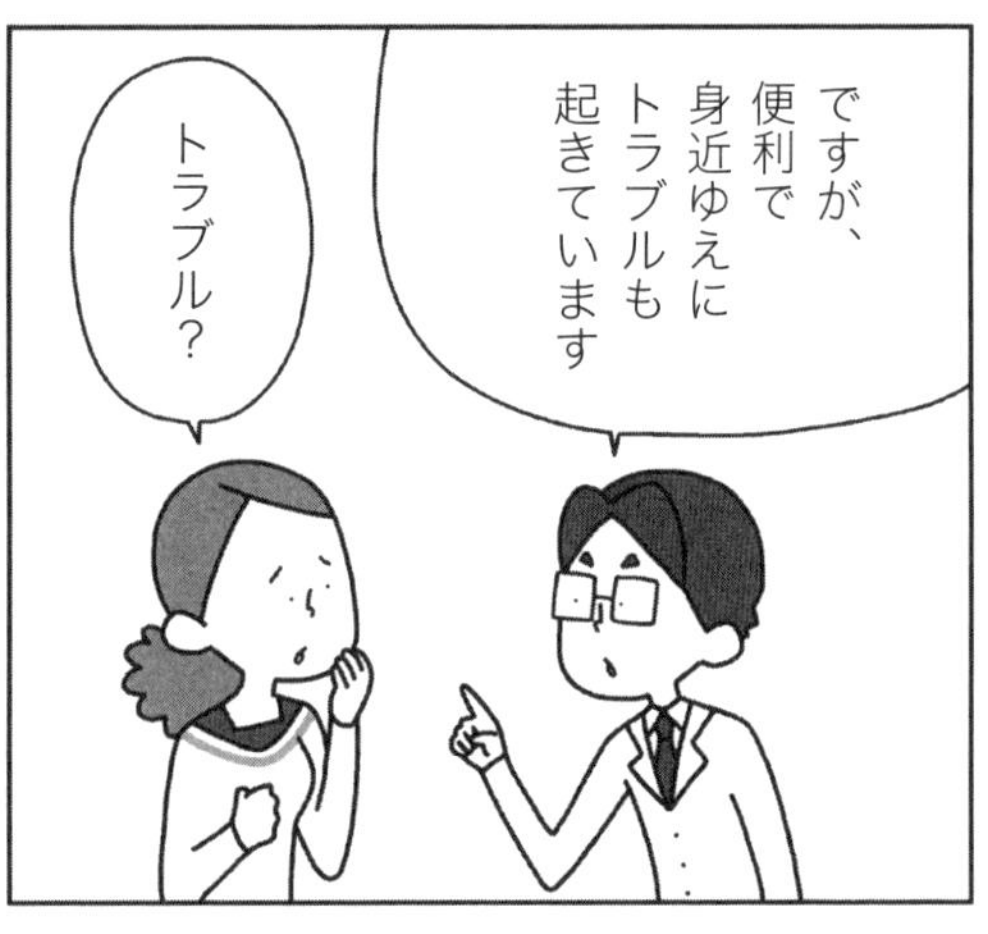
ですが、
便利で
身近ゆえに
トラブルも
起きています
トラブル?

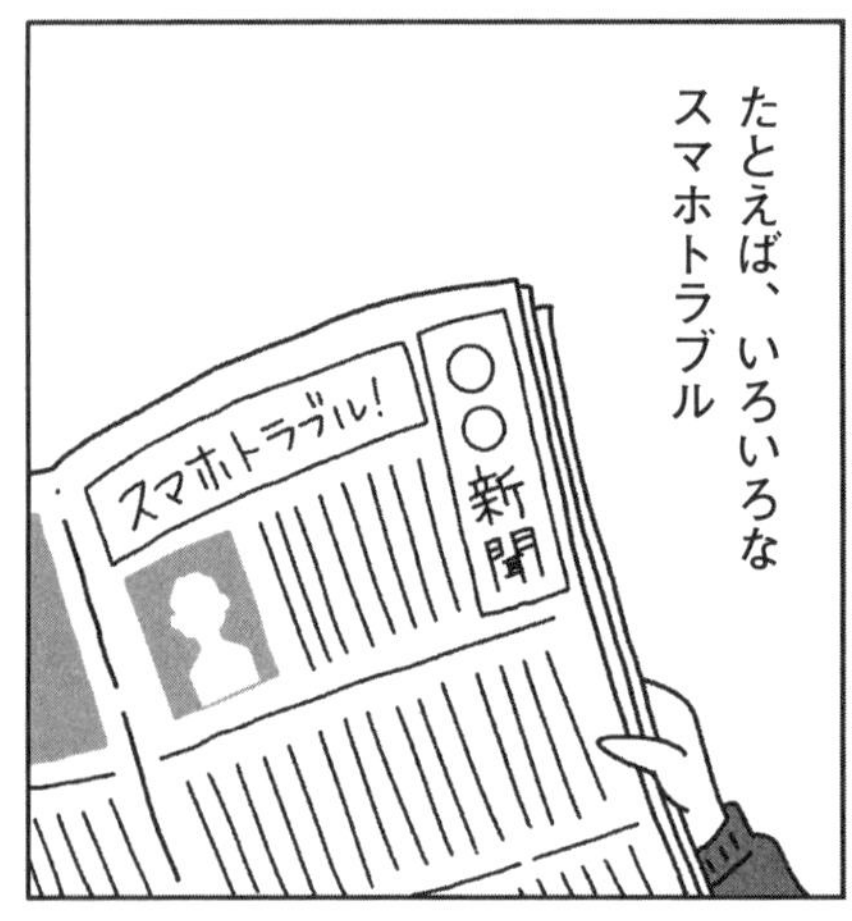
たとえば、いろいろな
スマホトラブル
○○新聞
スマホトラブル!

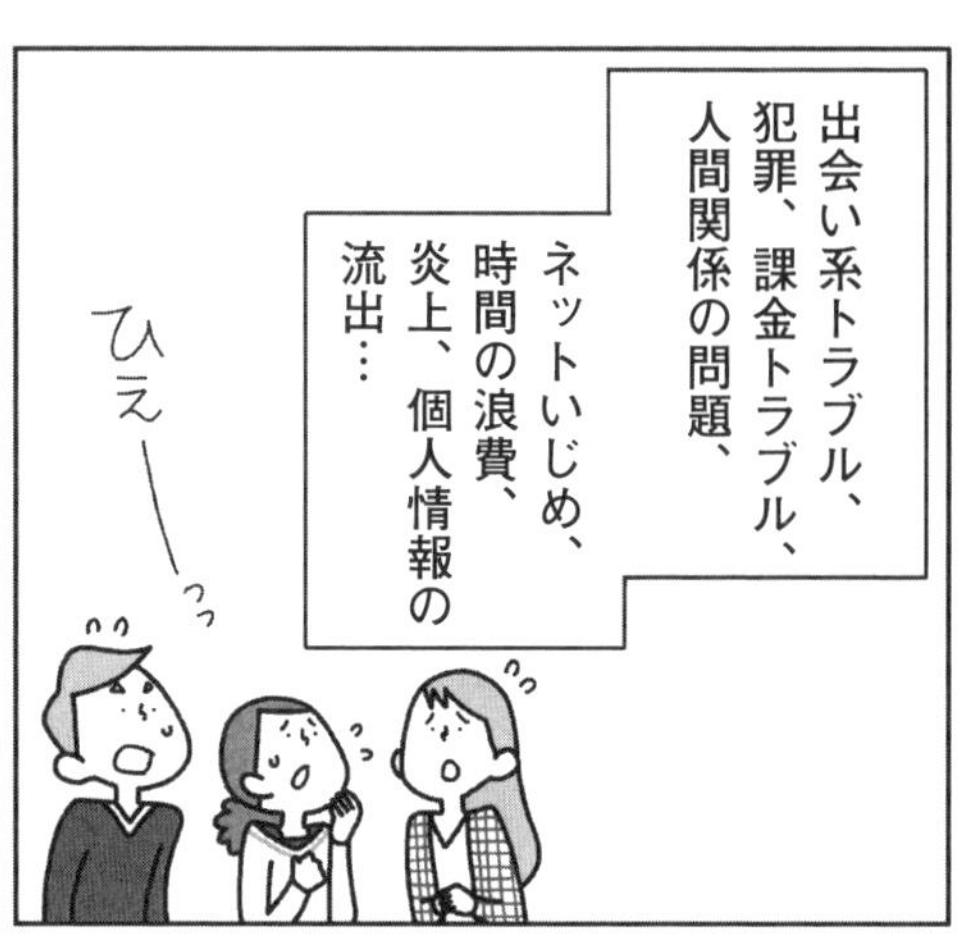
出会い系トラブル、
犯罪、課金トラブル、
人間関係の問題、
ネットいじめ、
時間の浪費、
炎上、個人情報の
流出…
ひえ——っ

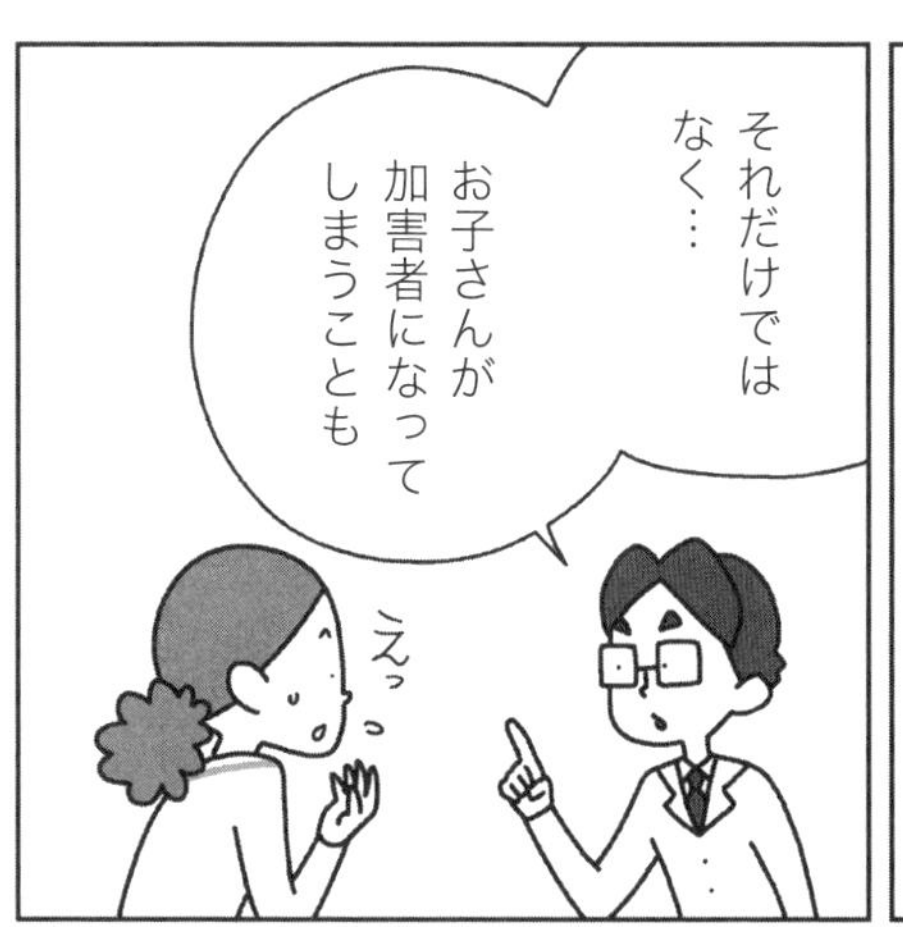
それだけではなく…
お子さんが加害者になってしまうことも
えっ

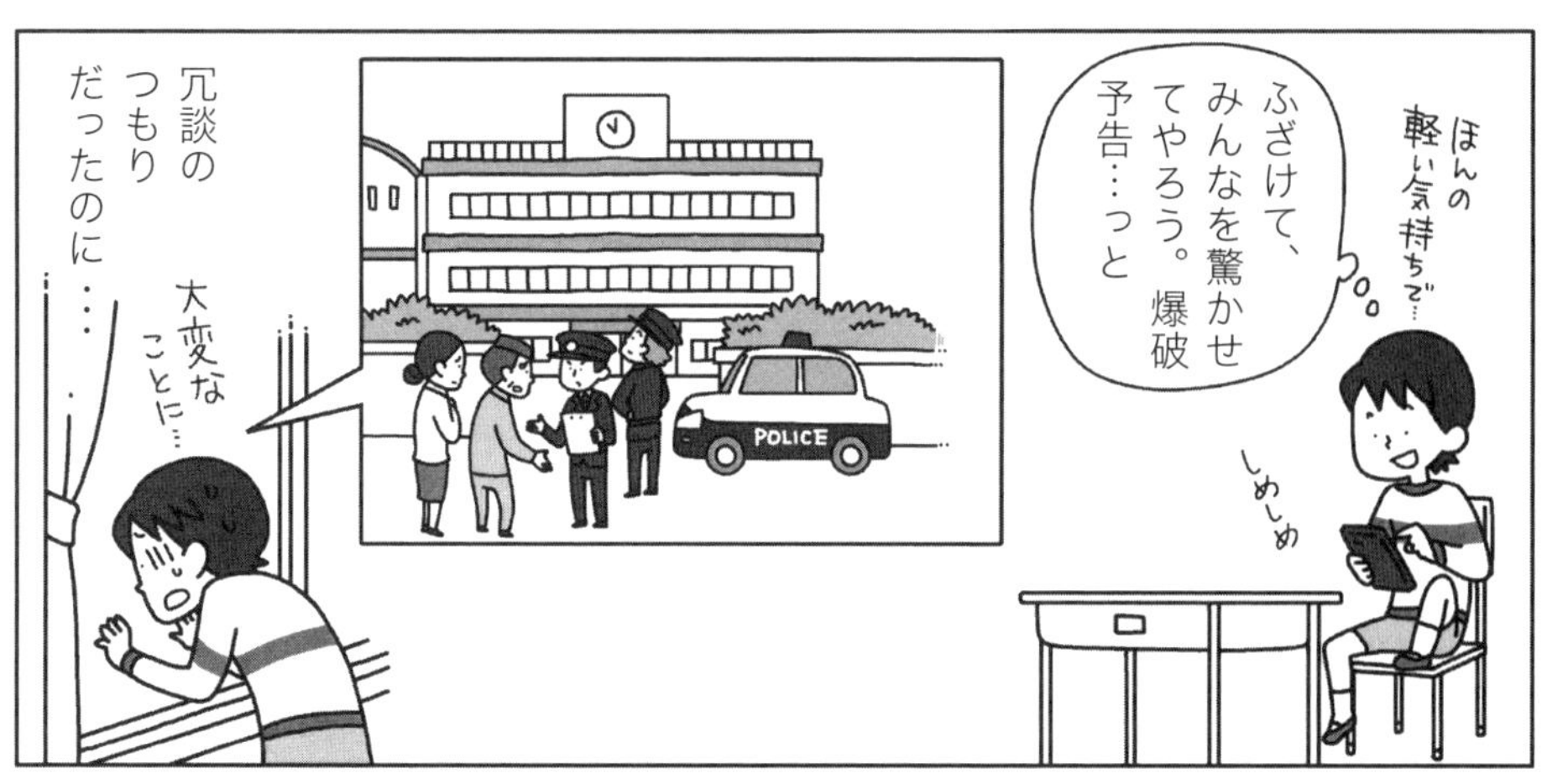
ほんの軽い気持ちで…
ふざけて、みんなを驚かせてやろう。爆破予告…っと
しめしめ
POLICE
大変なことに…
冗談のつもりだったのに…

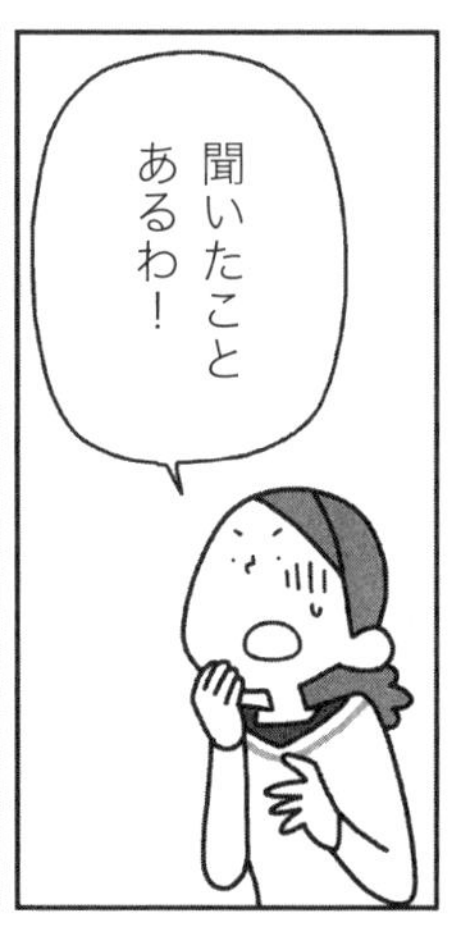
聞いたことあるわ！

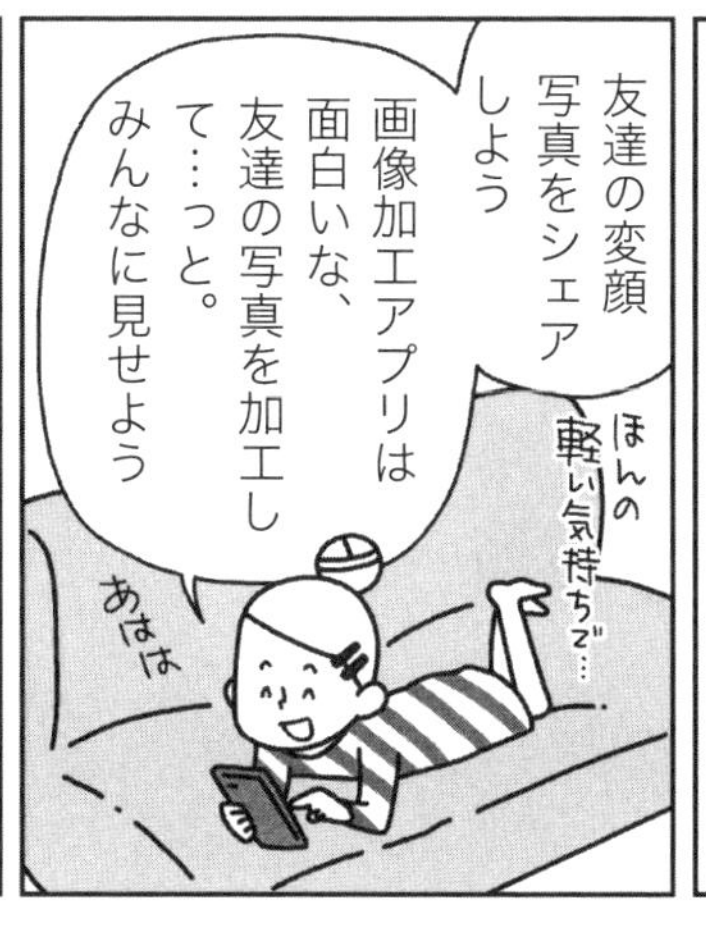
友達の変顔写真をシェアしよう
画像加工アプリは面白いな、友達の写真を加工して…っと。みんなに見せよう
ほんの軽い気持ちで…
あはは

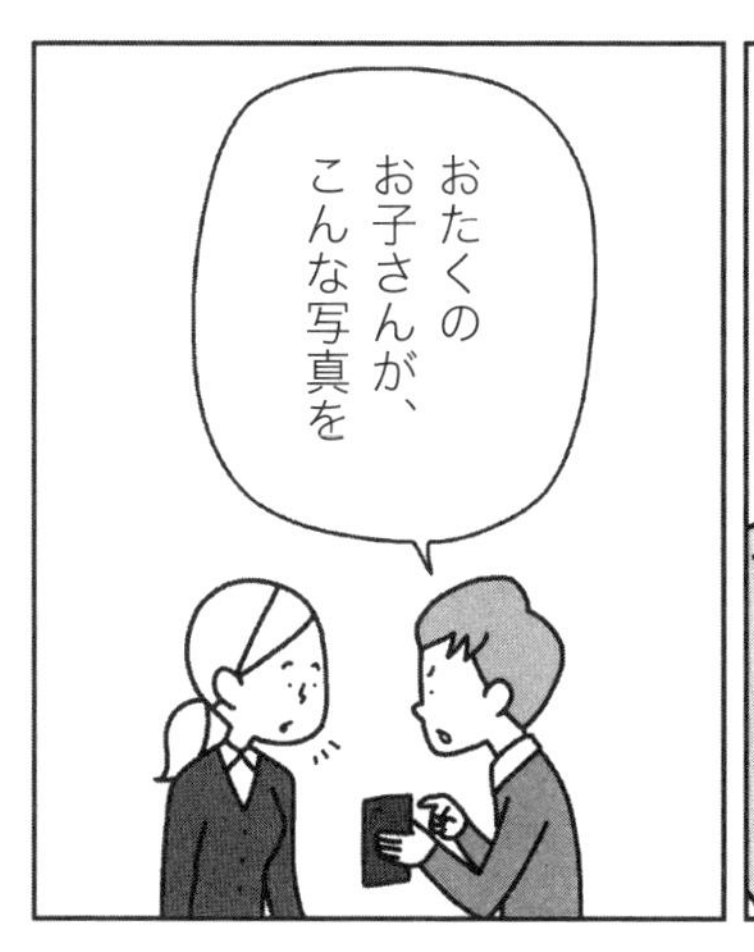
おたくのお子さんが、こんな写真を

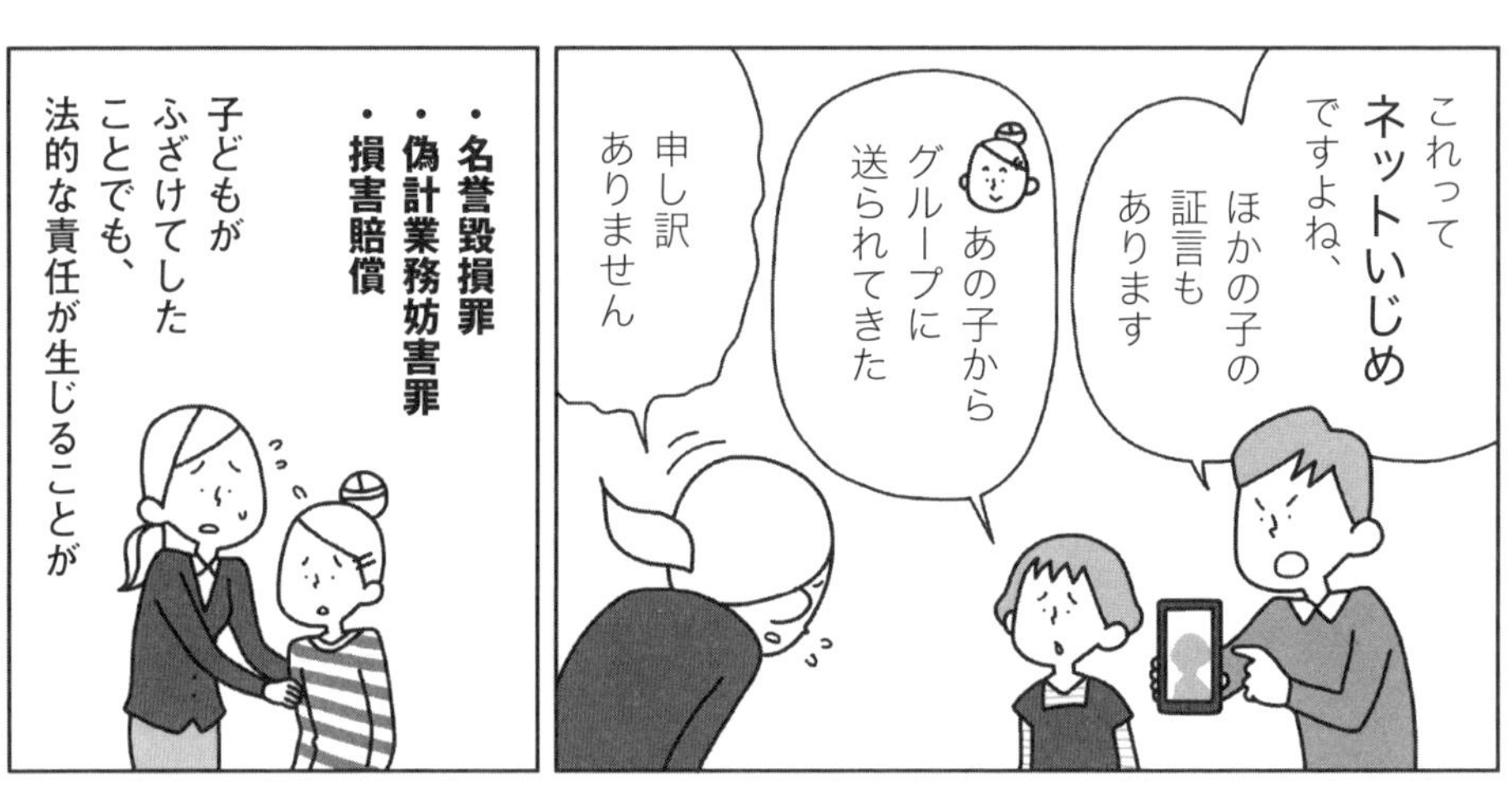

これって
ネットいじめ
ですよね、
ほかの子の
証言も
あります
あの子から
グループに
送られてきた
申し訳
ありません
・名誉毀損罪
・偽計業務妨害罪
・損害賠償
子どもが
ふざけてした
ことでも、
法的な責任が生じることが

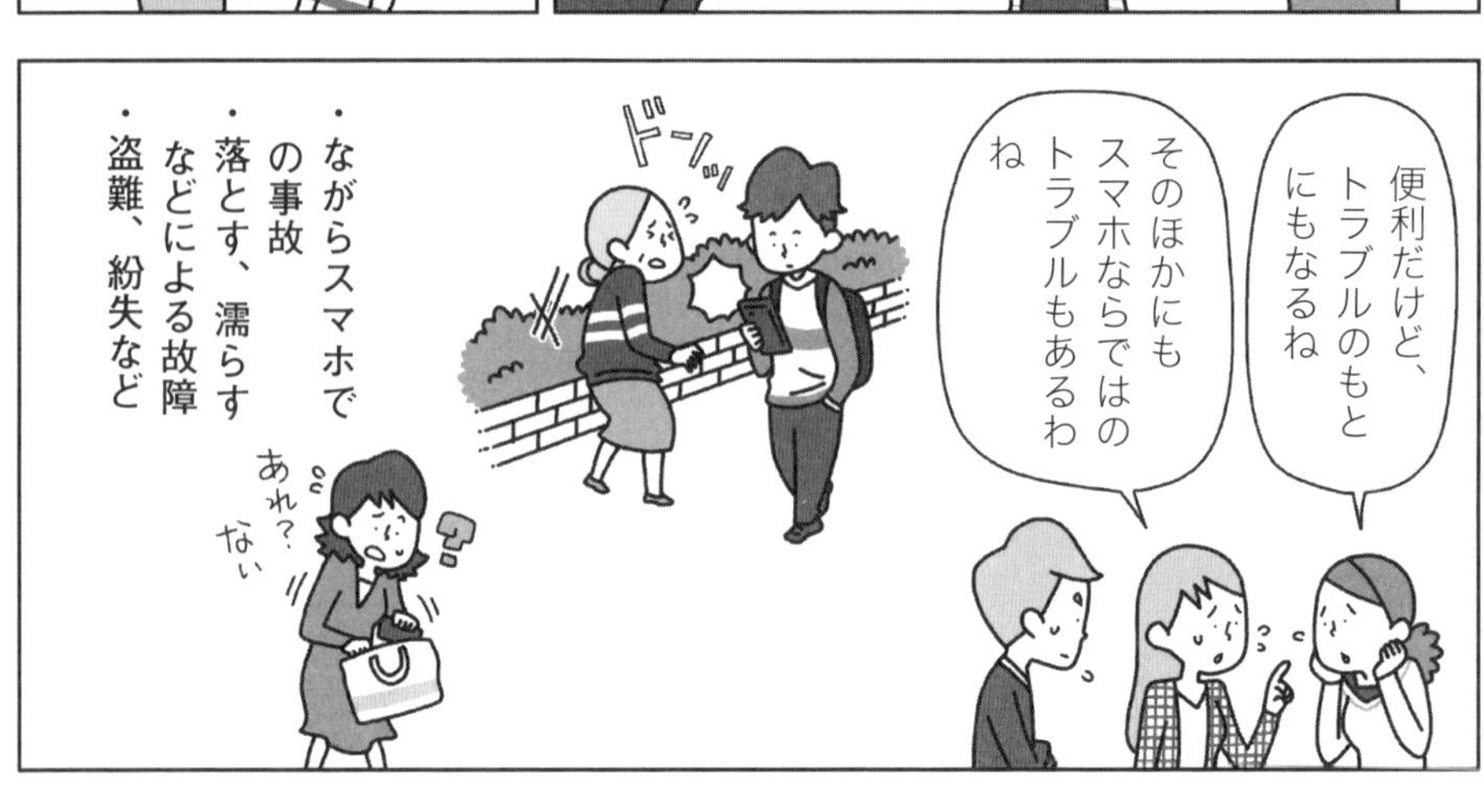

便利だけど、
トラブルのもと
にもなるね
そのほかにも
スマホならではの
トラブルもあるわ
ね
ドーン
・ながらスマホで
の事故
・落とす、濡らす
などによる故障
・盗難、紛失など
あれ？
ない

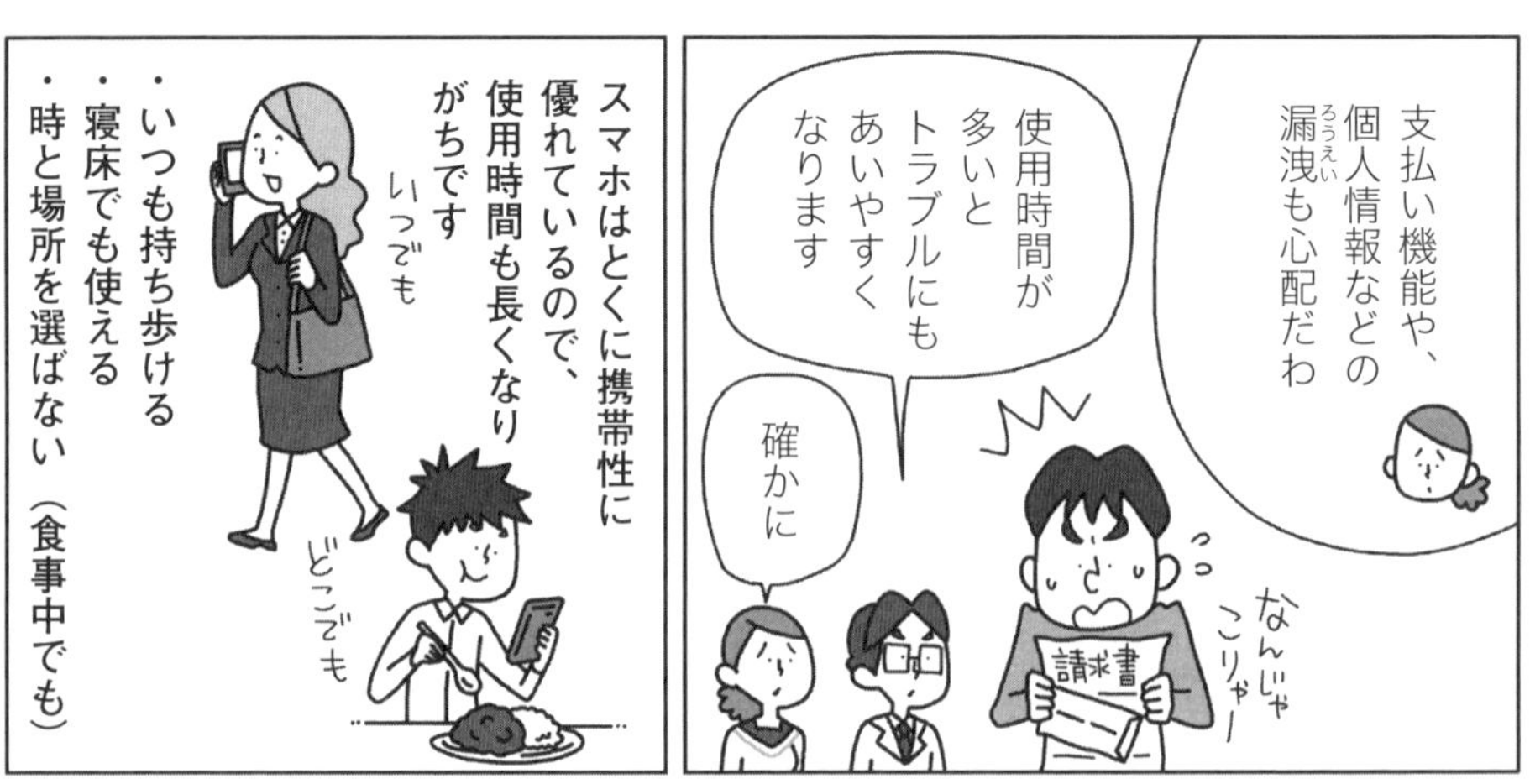

支払い機能や、
個人情報などの
漏洩も心配だわ
使用時間が
多いと
トラブルにも
あいやすく
なります
確かに
請求書
なんじゃ
こりゃー
スマホはとくに携帯性に
優れているので、
使用時間も長くなり
がちです
いつでも
どこでも
・いつも持ち歩ける
・寝床でも使える
・時と場所を選ばない（食事中でも）

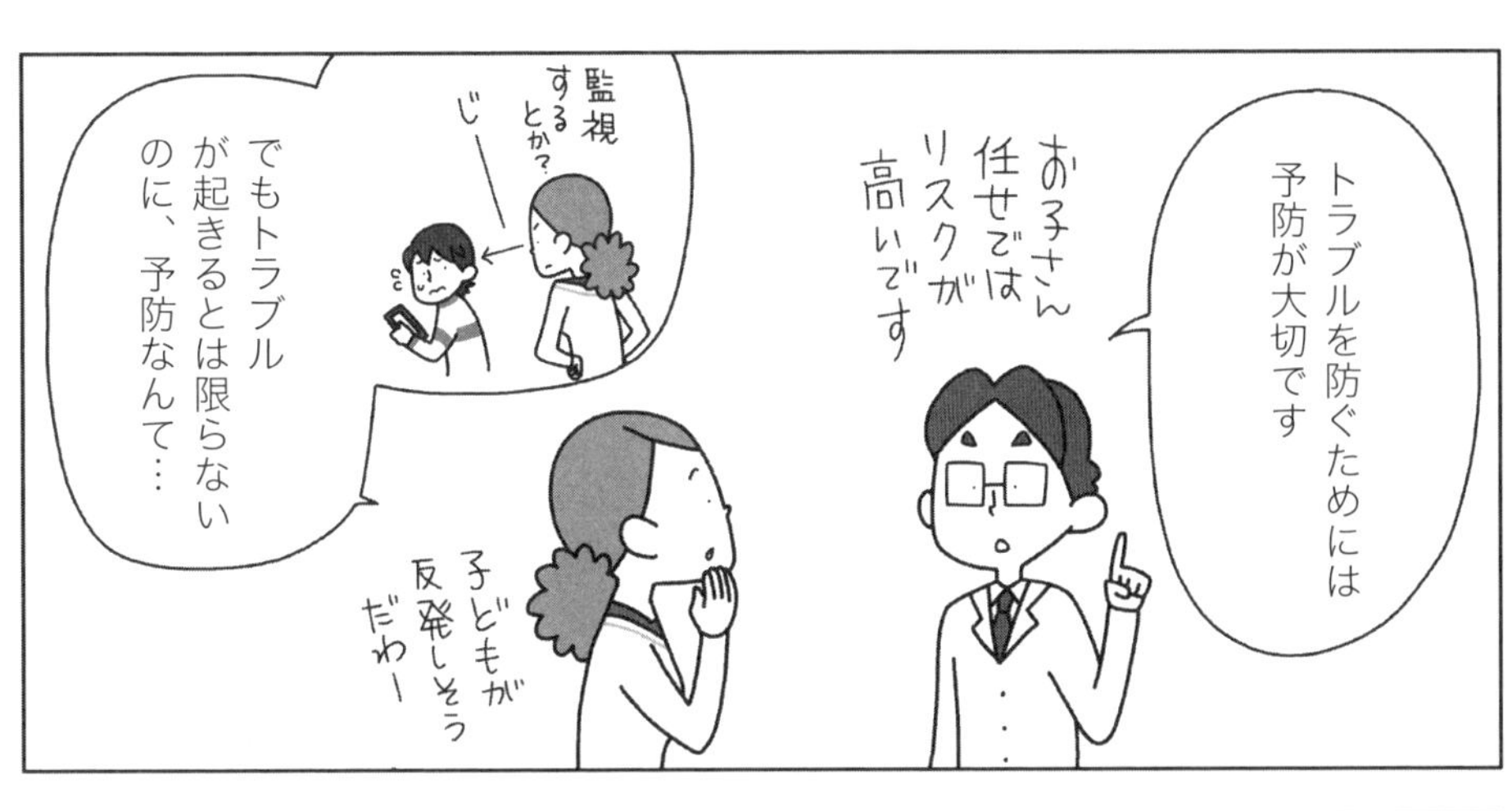
トラブルを防ぐためには予防が大切です
お子さん任せではリスクが高いです
でもトラブルが起きるとは限らないのに、予防なんて…
監視するとか？
じー
子どもが反発しそうだわー

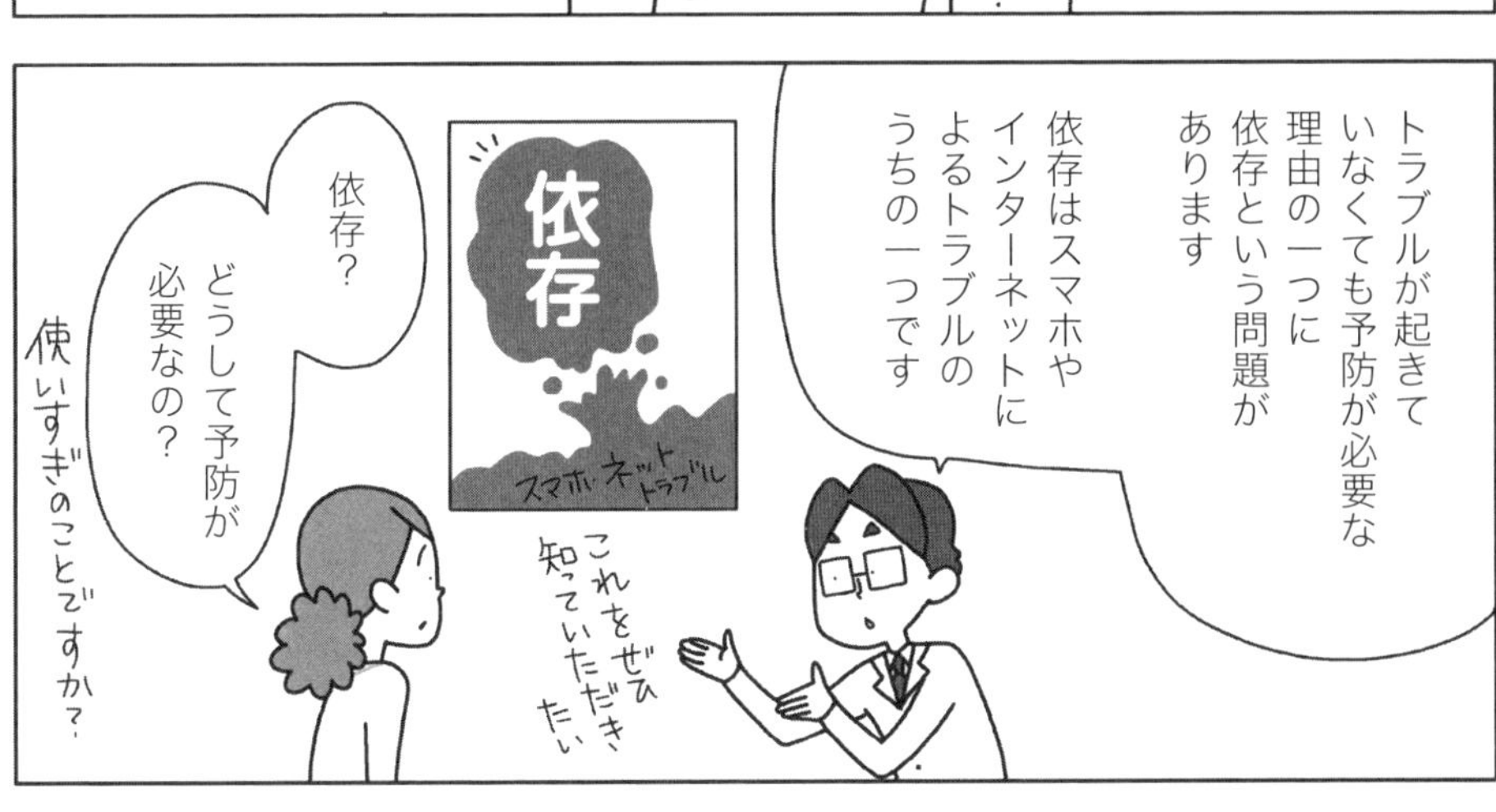
トラブルが起きていなくても予防が必要な理由の一つに依存という問題があります
依存はスマホやインターネットによるトラブルのうちの一つです
依存
スマホ・ネットトラブル
これをぜひ知っていただきたい
依存？
どうして予防が必要なの？
使いすぎのことですか？

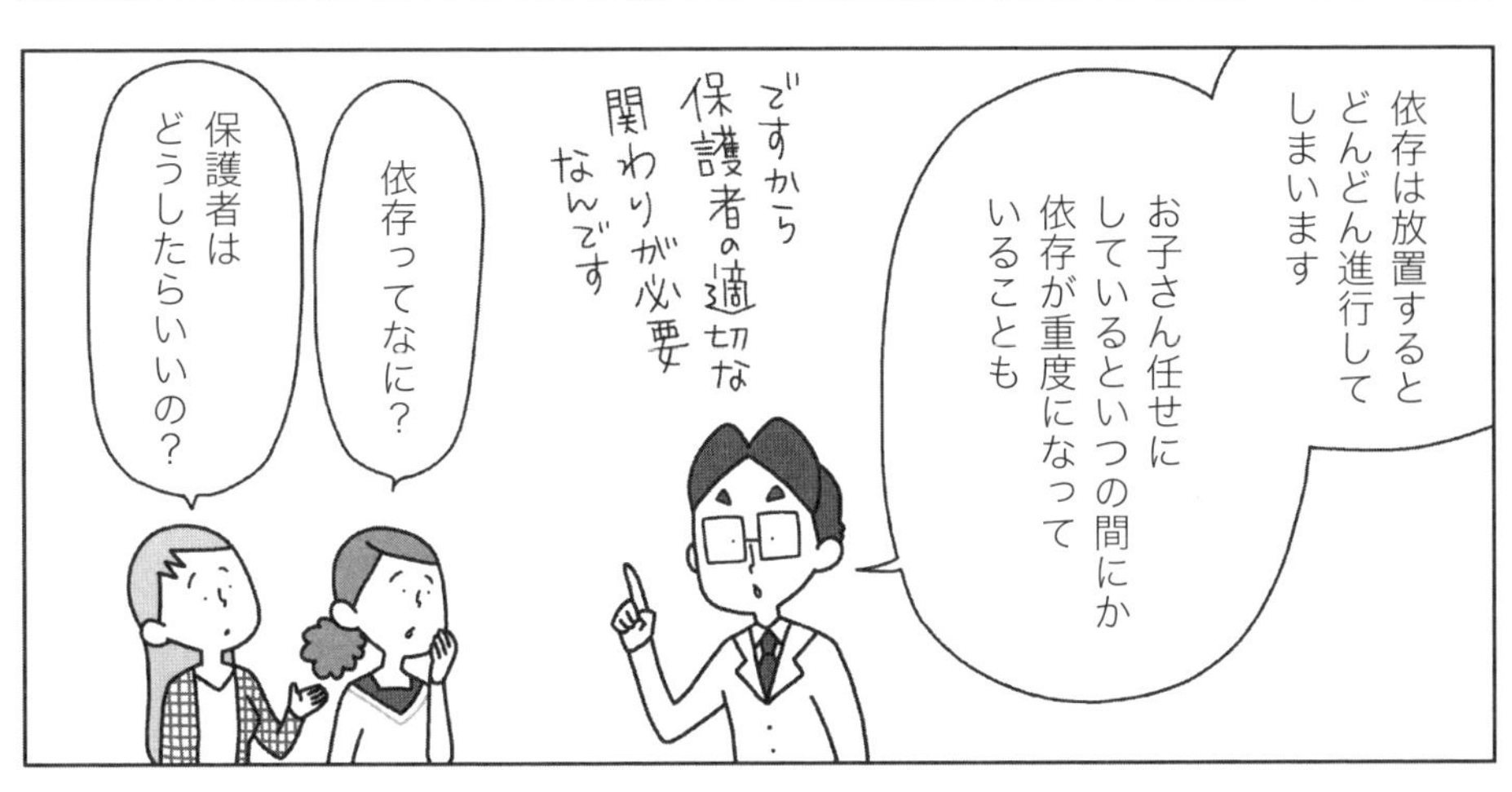
依存は放置するとどんどん進行してしまいます
お子さん任せにしているといつの間にか依存が重度になっていることも
ですから保護者の適切な関わりが必要なんです
依存ってなに？
保護者はどうしたらいいの？

はじめに

世界保健機関（WHO）は、2019年5月の総会でゲーム障害を治療の必要な病気として認定しました。適用は2022年からになります。

国立病院機構久里浜医療センターでは、2011年からインターネット依存の外来診療を行ってきました。その当時から患者さんの大半はオンライン・ゲームに依存していました。当初は患者さんの使用する機器としてはPCやゲーム専用機が主でしたが、徐々にスマートフォン（スマホ）が増え、現在ではさらに普及しています。

依存治療においては、依存対象を遠ざけることが基本ですが、スマホが媒介されることによってそれが難しくなります。

スマホは携帯電話の延長に留まらず、機能、性能の向上、社会全体の情報インフラの充実のなかで多岐に渡る役割を担うようになり、もはや生活必需品です。仕事や学習にもスマホやタブレットPCが使われることが増えてきています。2020年のコロナ禍はさらにこの傾向を高めました。このように、ほかの依存と違って避けて生活することが難しいということがゲーム・スマホ依存の特徴でもあります。

ですから、ゲーム・スマホ依存から若年者を守るためには、予防が第一となります。すでに不適切な使用に陥っているお子さんでも、予防策をしっかり講じたうえで依存状態からの脱出を支援することが必要でしょう。

ゲーム依存とギャンブル依存は似ているところがあります。まず、依存対象が物質ではなく行為そのものであること、また、依存に関係した脳のメカニズムがよく似通っていることです。ゲーム依存への対処方法を考えるとき、ギャンブル依存対処への知識も役立つでしょう。ただし、ゲーム依存は、ギャンブル依存と比にならないほど依存対象が身近で手に取りやすいものであることにも注意が必要です。

また、依存に陥りやすい「リスク要因」に対して、依存から患者を守る「保護要因（防御要因）」というものがあります。保護要因とは多くの場合、実生活の充実、置かれている環境に適応していることがカギとなります。

ゲーム・スマホ依存はまだ治療法も確立されておらず、世界各地で研究が進められている段階です。ですが、治療の決定打がないからと放置しておくことはできません。本書では現在わかっているさまざまな知見から患者さんの支援方法を講じる足掛かりを提供します。

本書が、ゲーム・スマホを適切に使用し、依存に悩む方が生活のコントロールを取り戻され、本来の自分らしく生活していくための方法を見出す一助となることを願っています。

国立病院機構久里浜医療センター院長　樋口 進

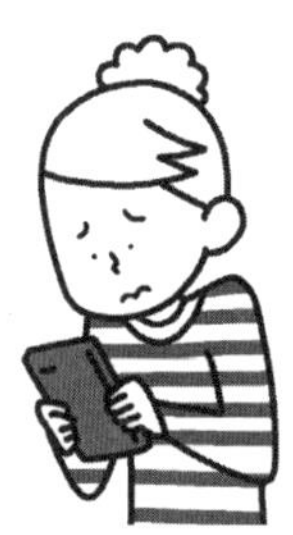

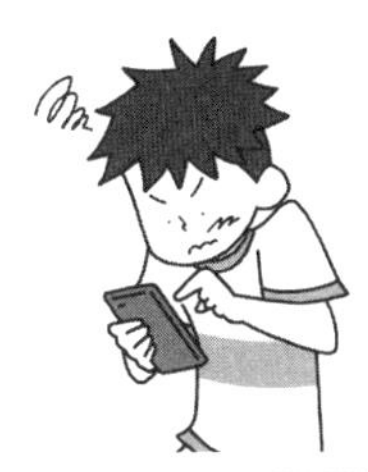

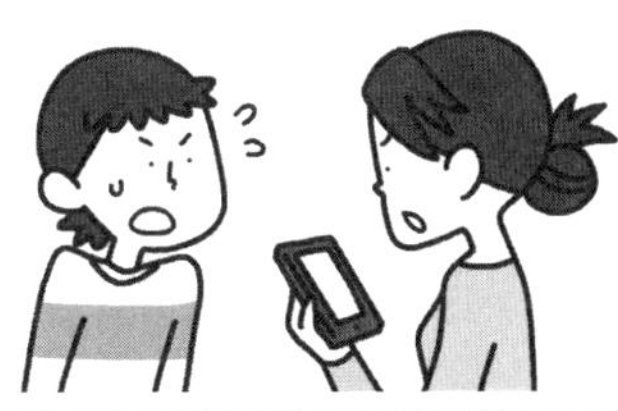

第2章

子どもとゲーム・スマホの関係

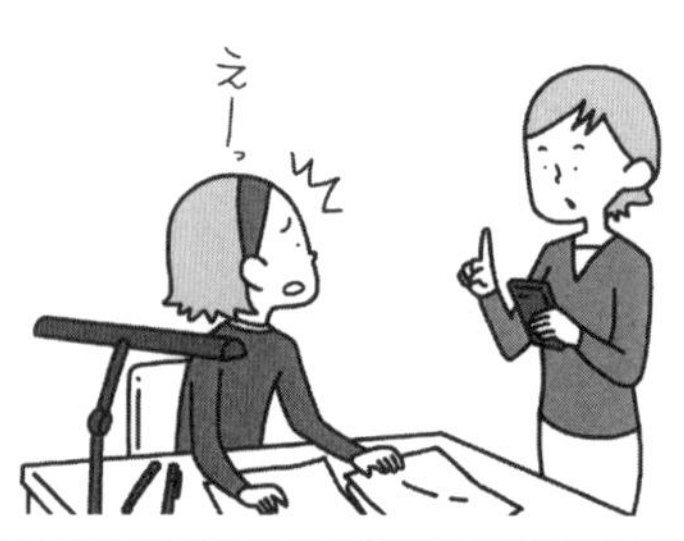

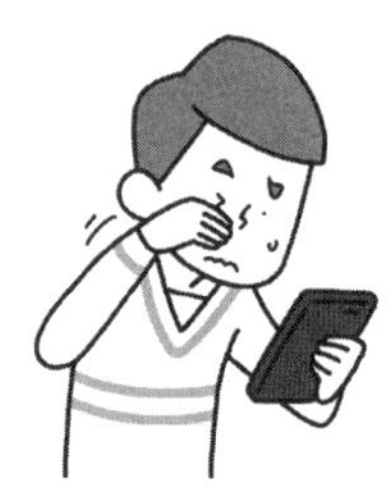

第3章 依存から子どもを守るには

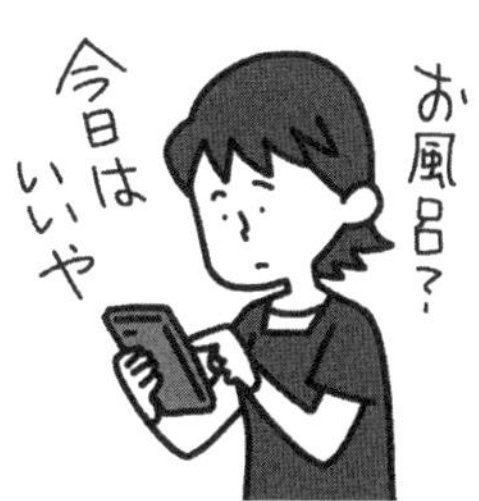
お風呂?
今日はいいや
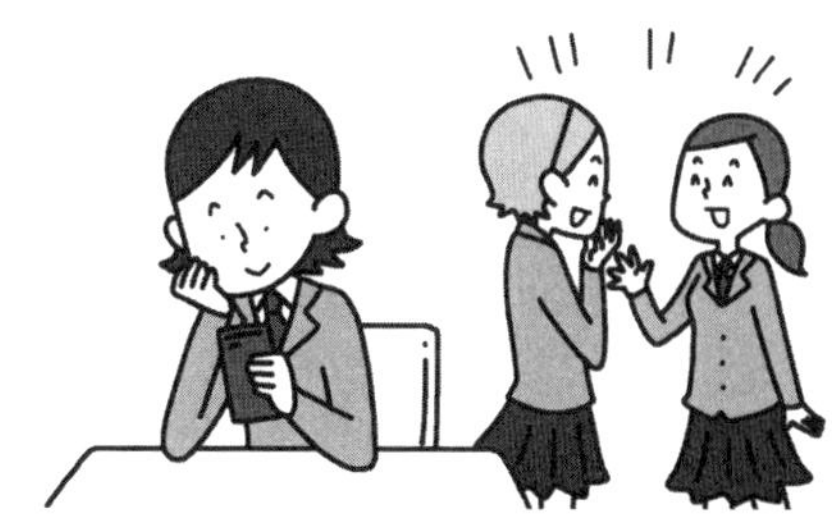

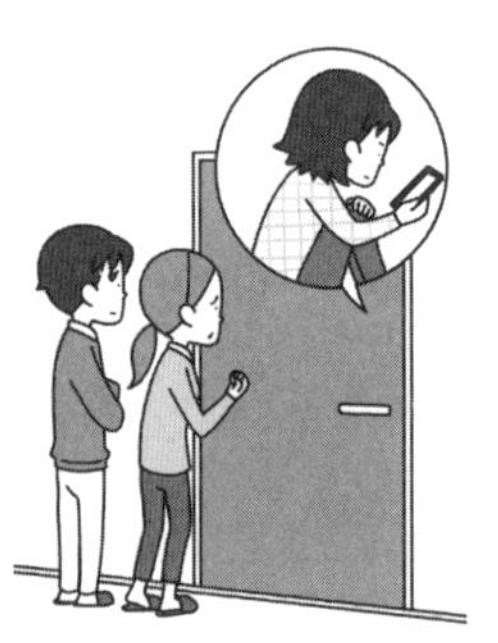
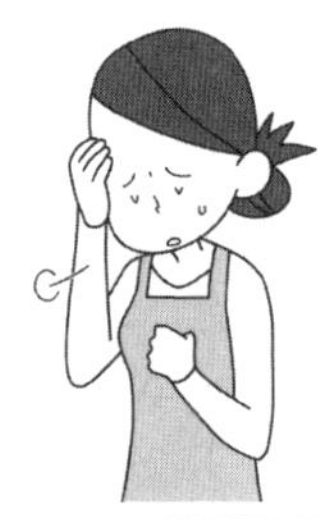

第4章

医療機関を受診しよう

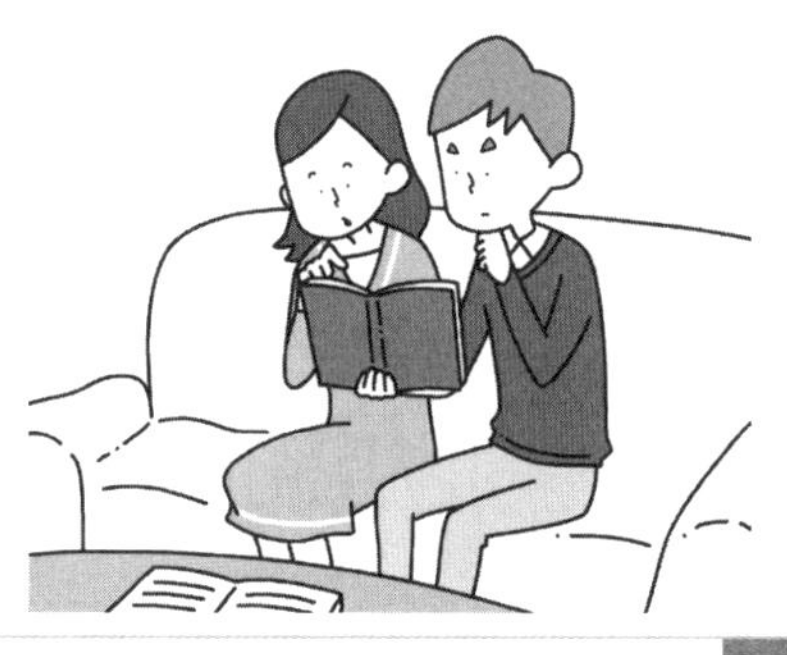

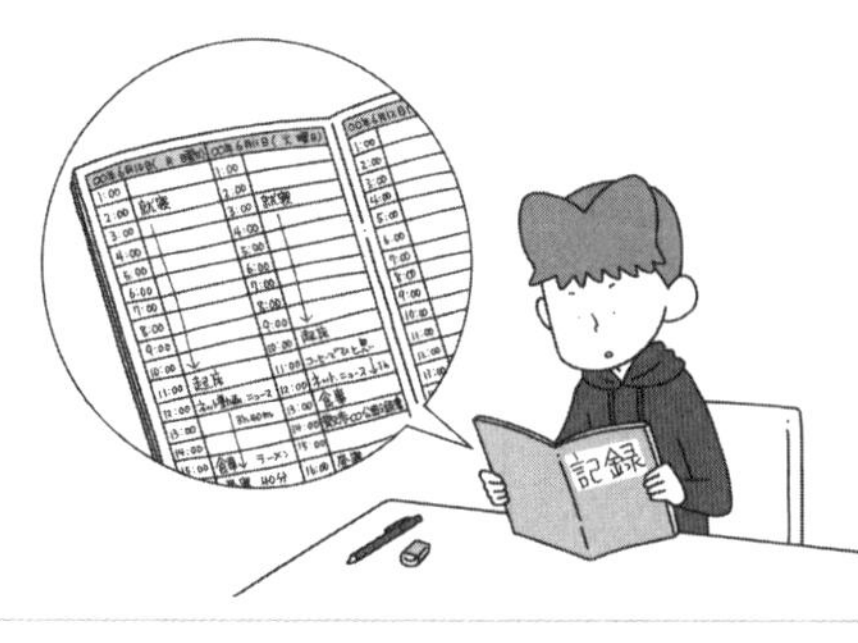

第5章 回復を支援するために家族ができること

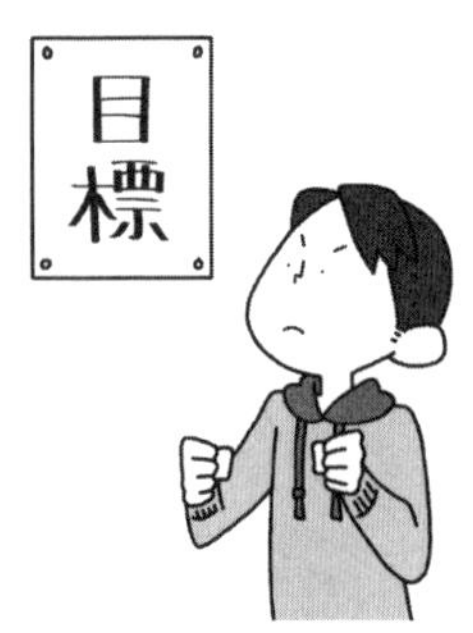
目標

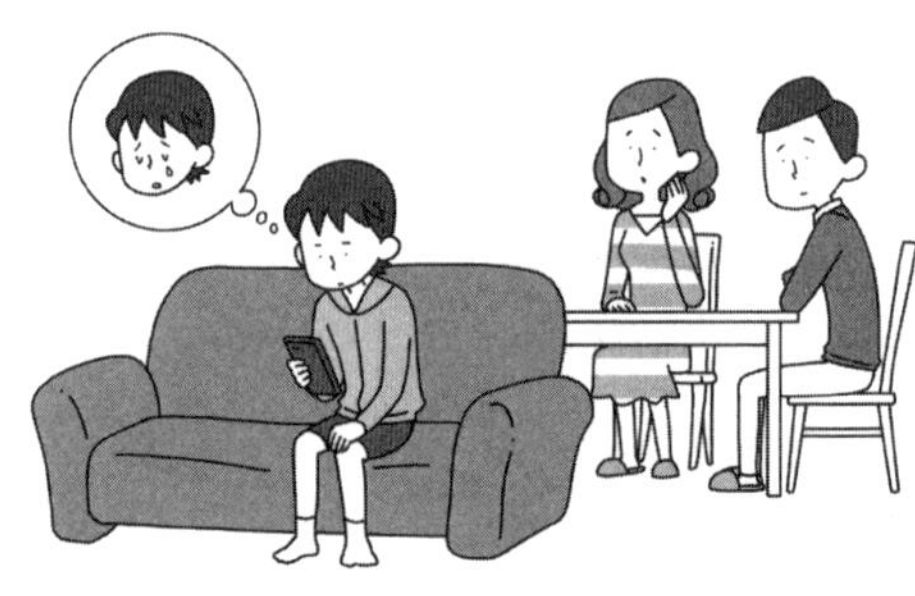

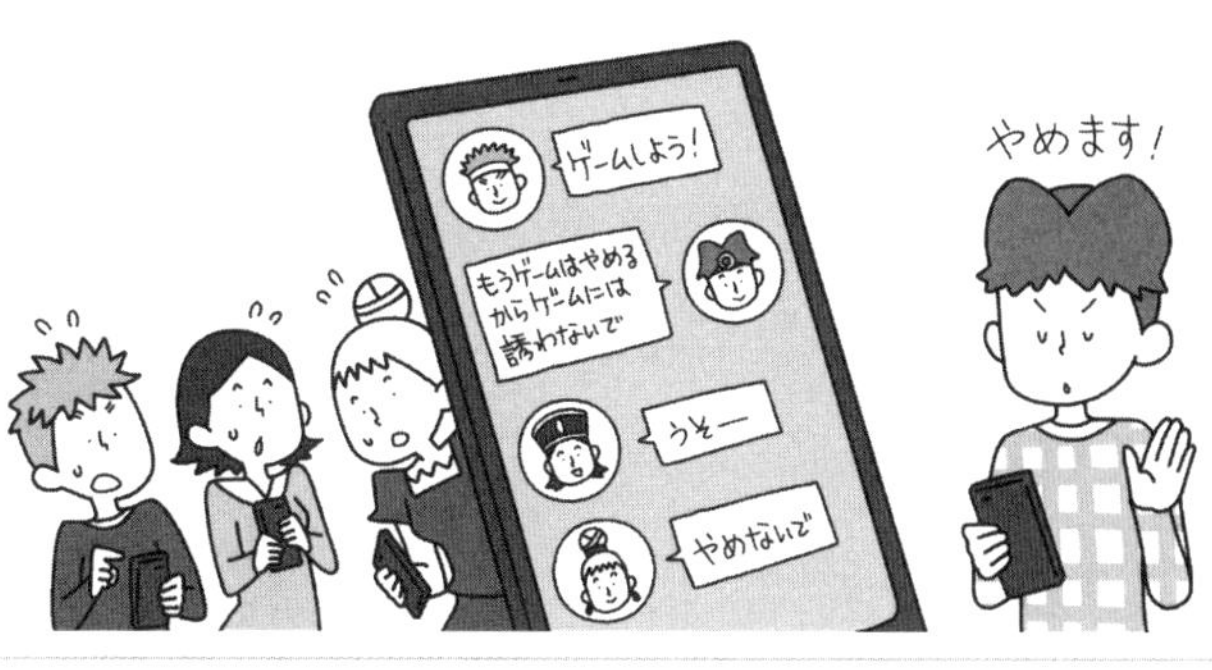
ゲームしよう!
もうゲームはやめるからゲームには誘わないで
うそー
やめないで
やめます!

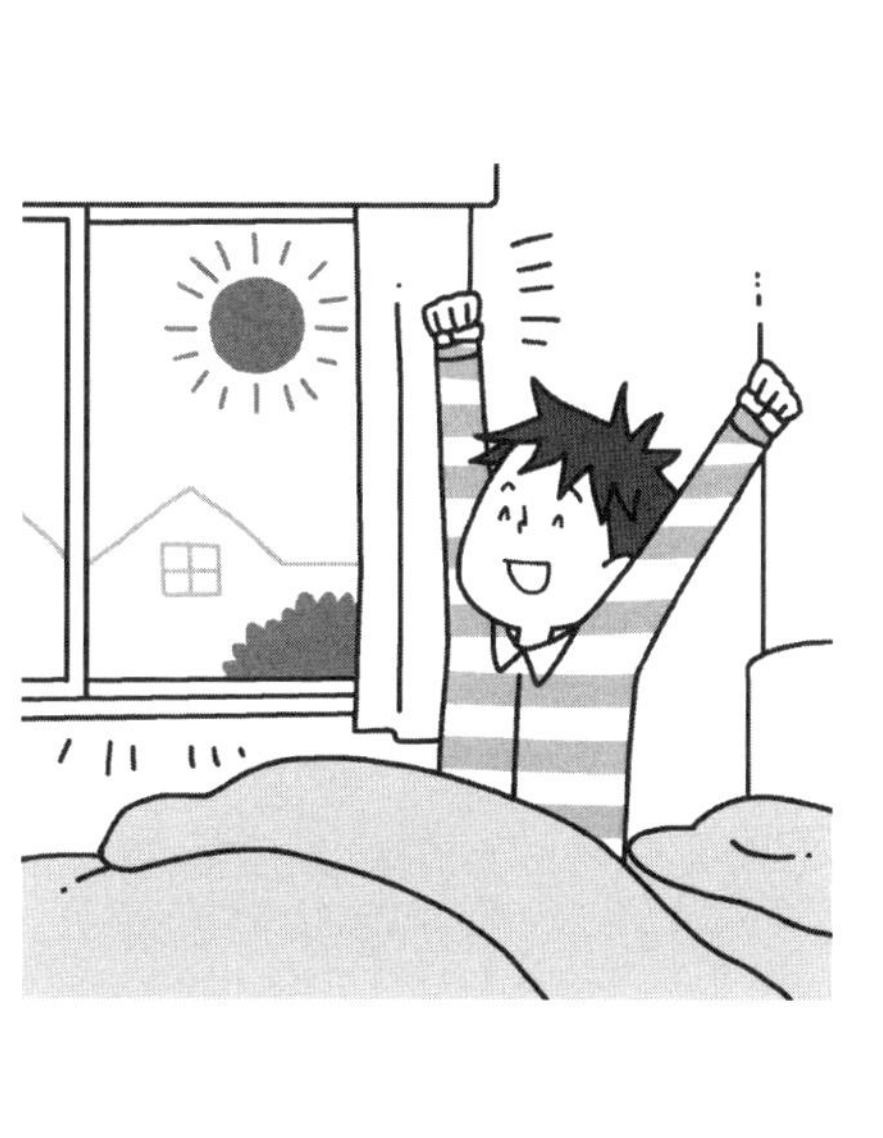

装丁　梅津 佳子
ＤＴＰ・本文デザイン　オズプランニング
イラスト　瀬戸 奈津子

第1章

ゲーム・スマホ依存とは？

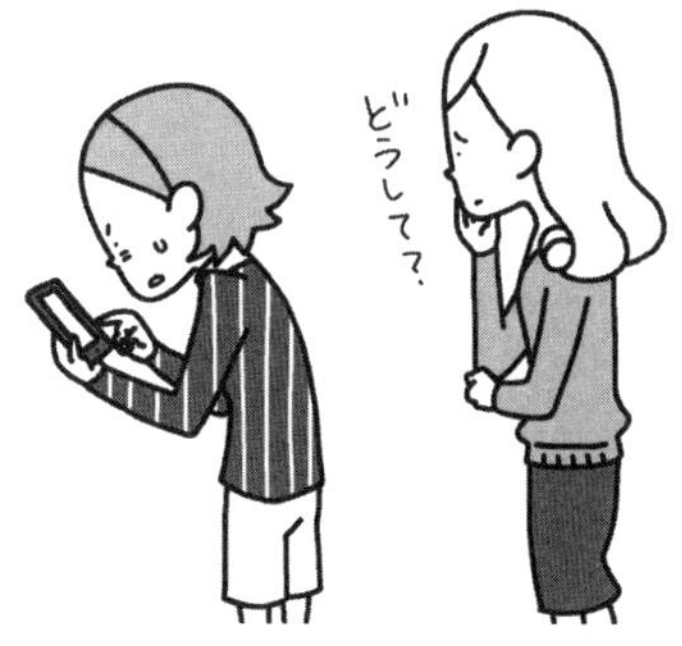

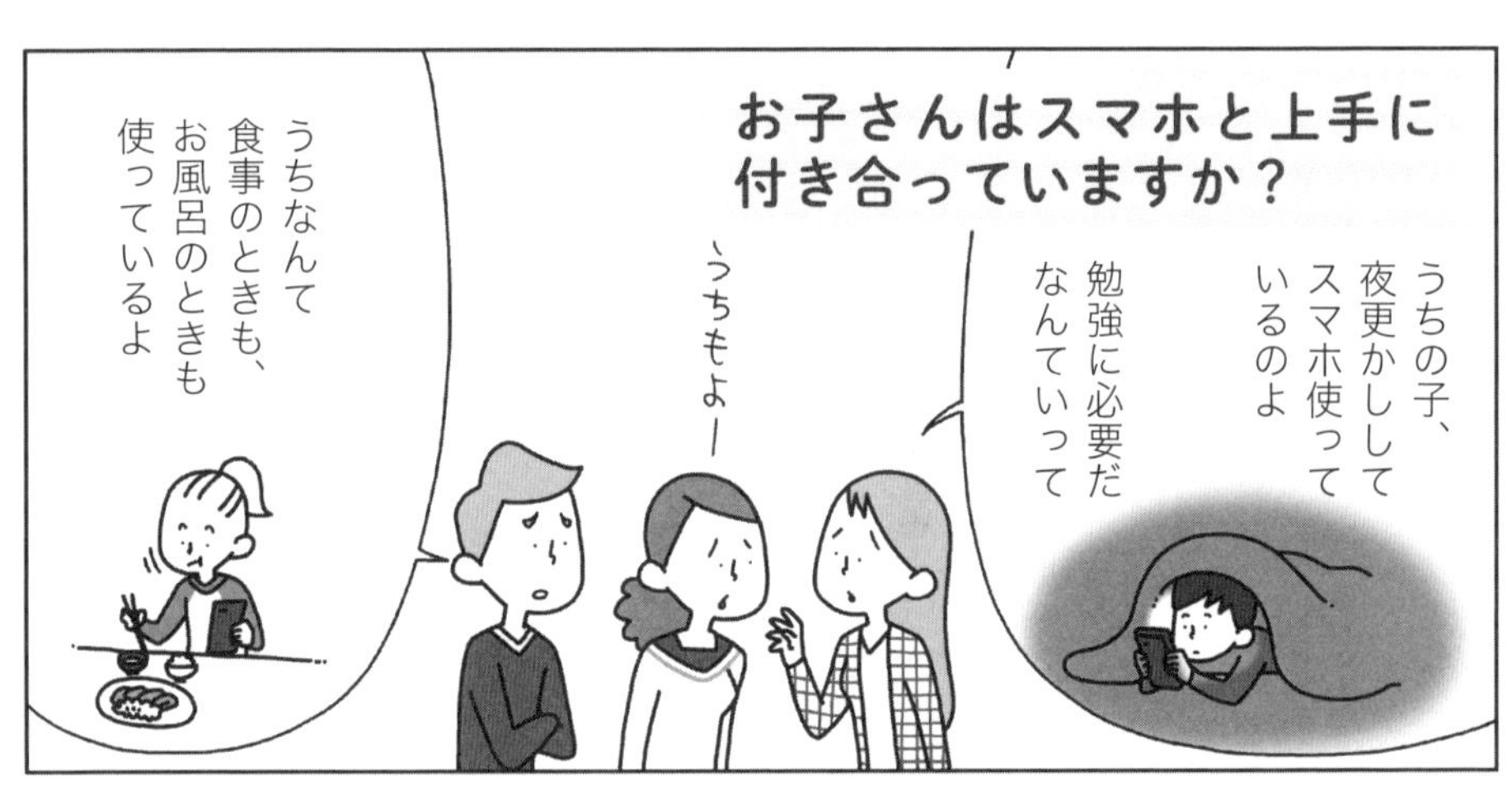
お子さんはスマホと上手に付き合っていますか？
うちの子、夜更かししてスマホ使っているのよ
勉強に必要だなんていって
うちもよー
うちなんて食事のときも、お風呂のときも使っているよ

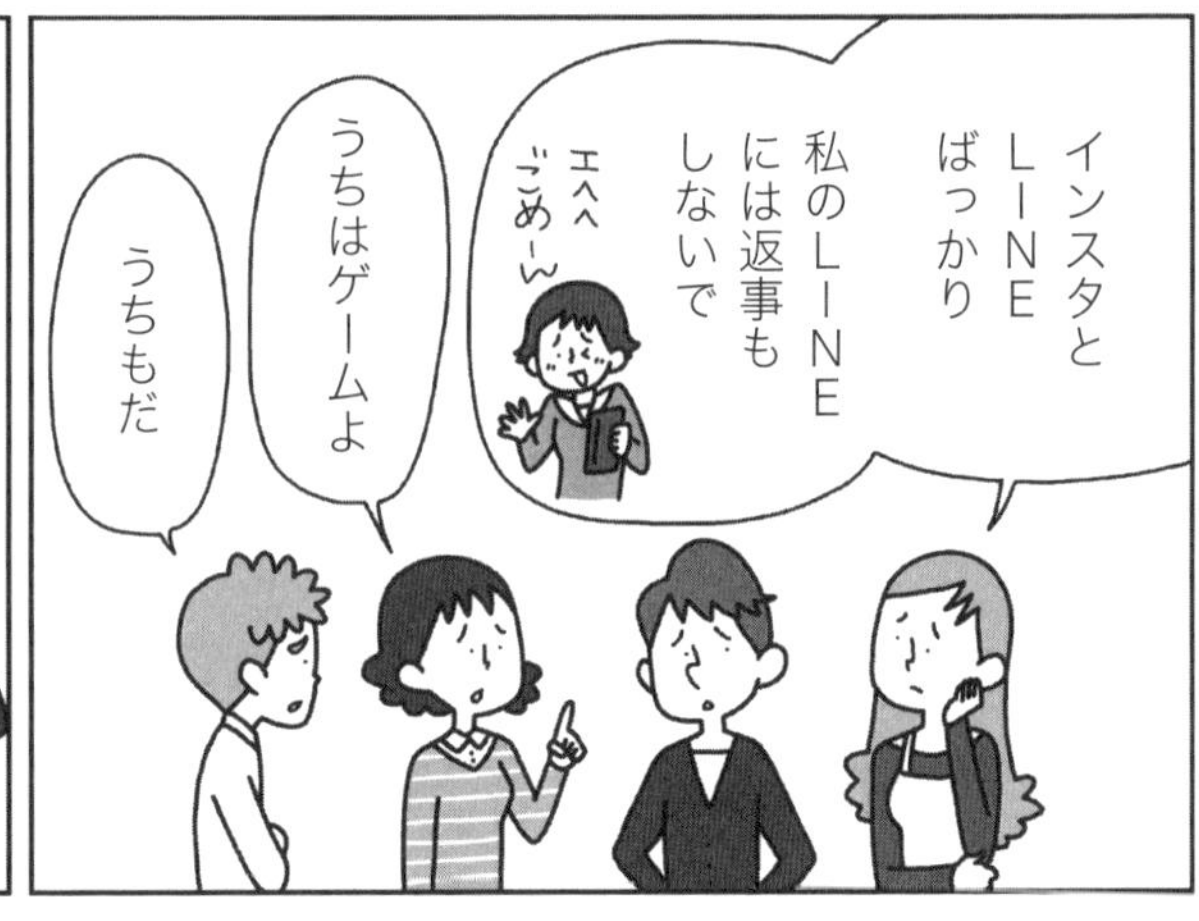
インスタとLINEばっかり
私のLINEには返事もしないで
エヘヘごめーん
うちはゲームよ
うちもだ

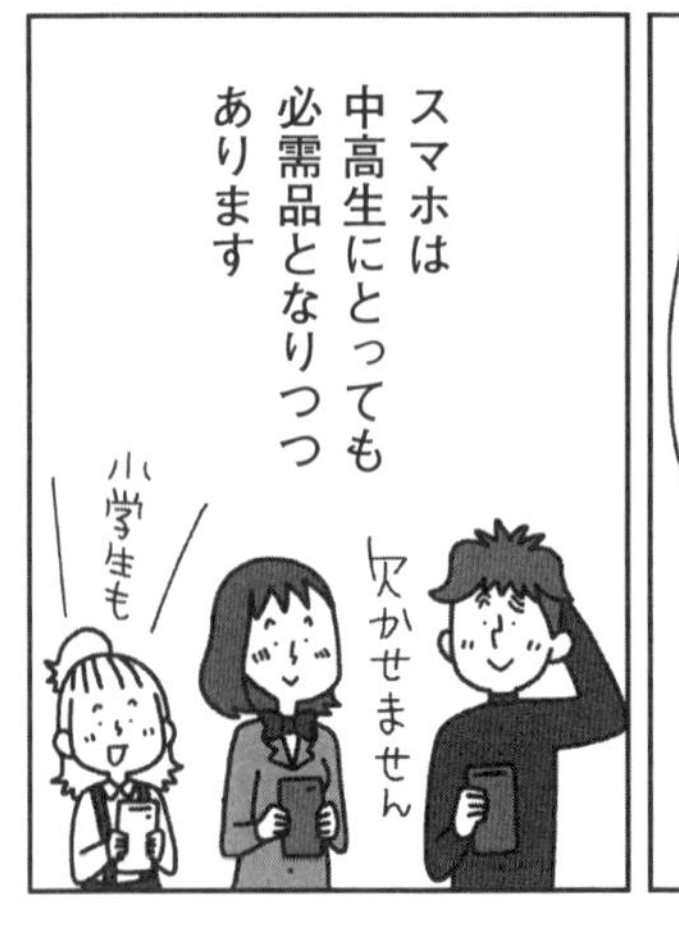
スマホは中高生にとっても必需品となりつつあります
欠かせません
小学生も

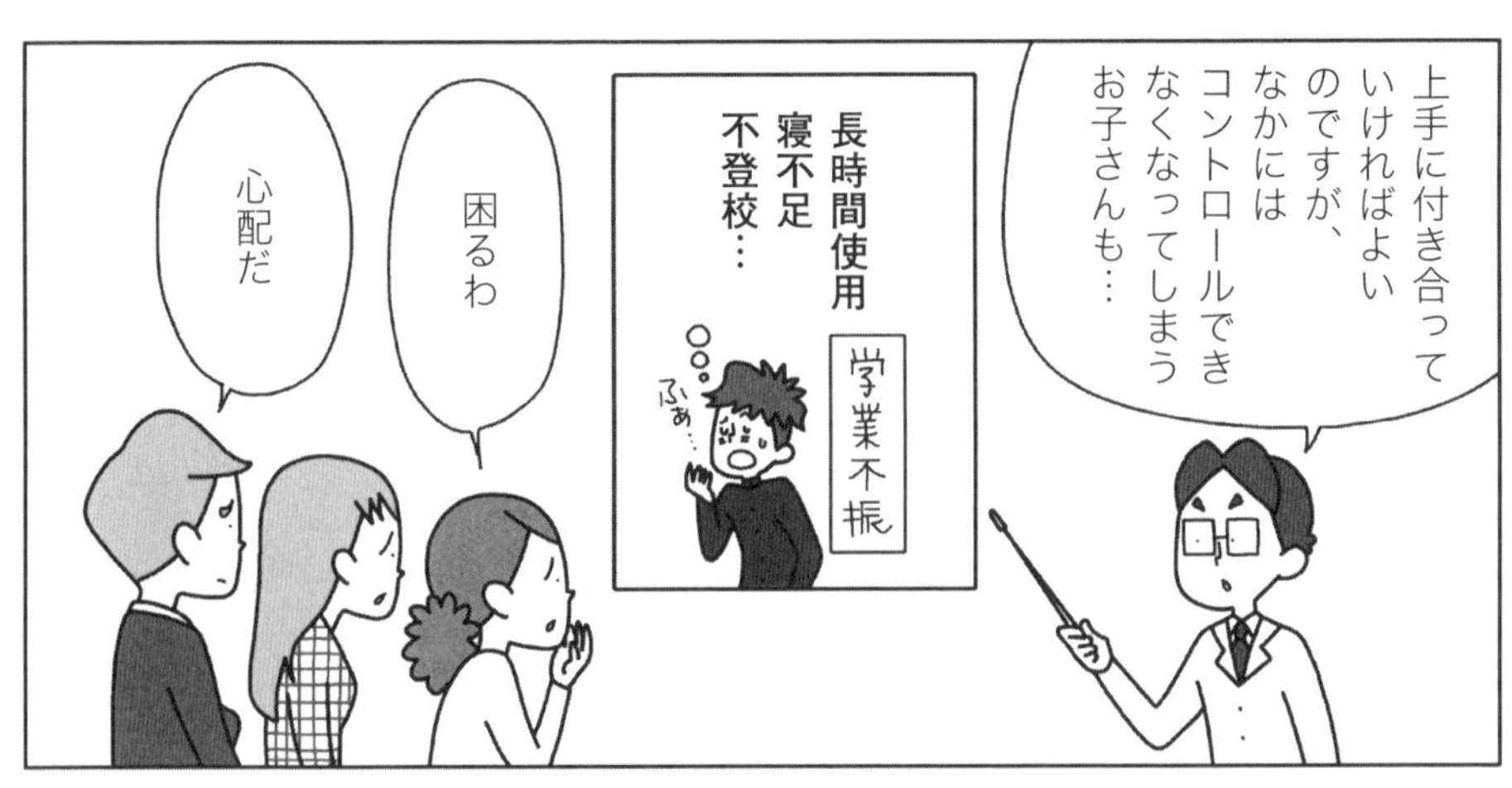
上手に付き合っていければよいのですが、なかにはコントロールできなくなってしまうお子さんも…
長時間使用
寝不足
不登校…
学業不振
ふぁ…
困るわ
心配だ

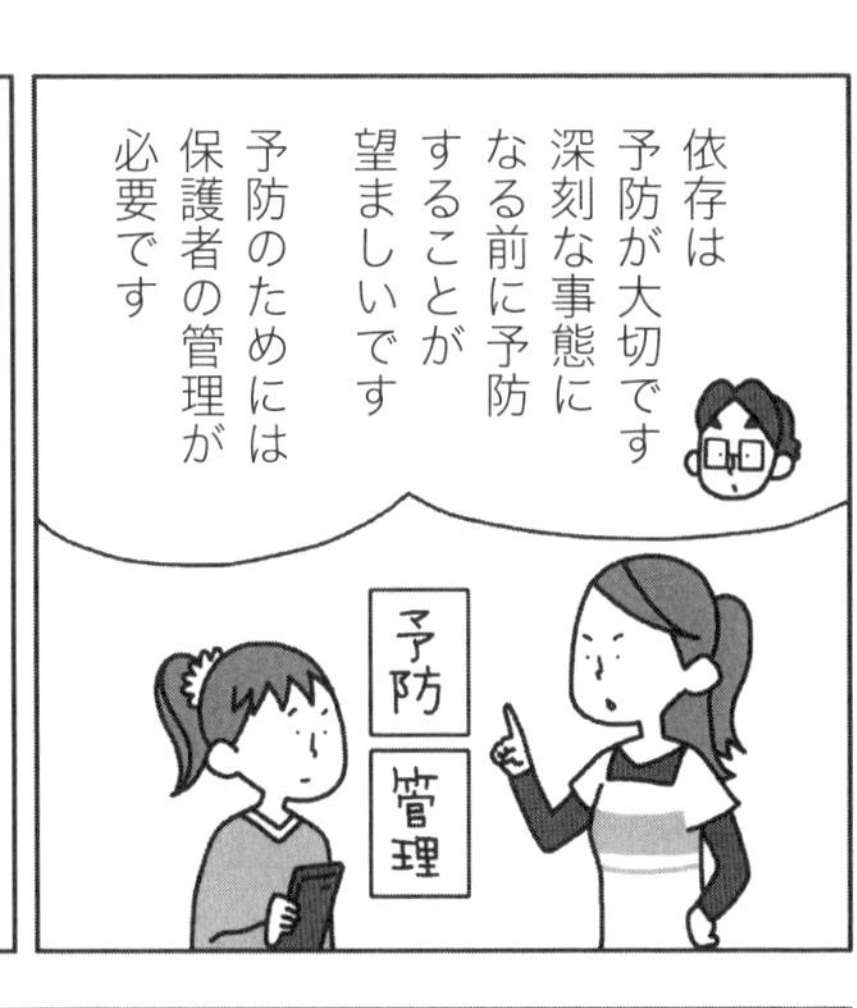
依存は
予防が大切です
深刻な事態になる前に予防することが
望ましいです
予防のためには
保護者の管理が
必要です
予防
管理

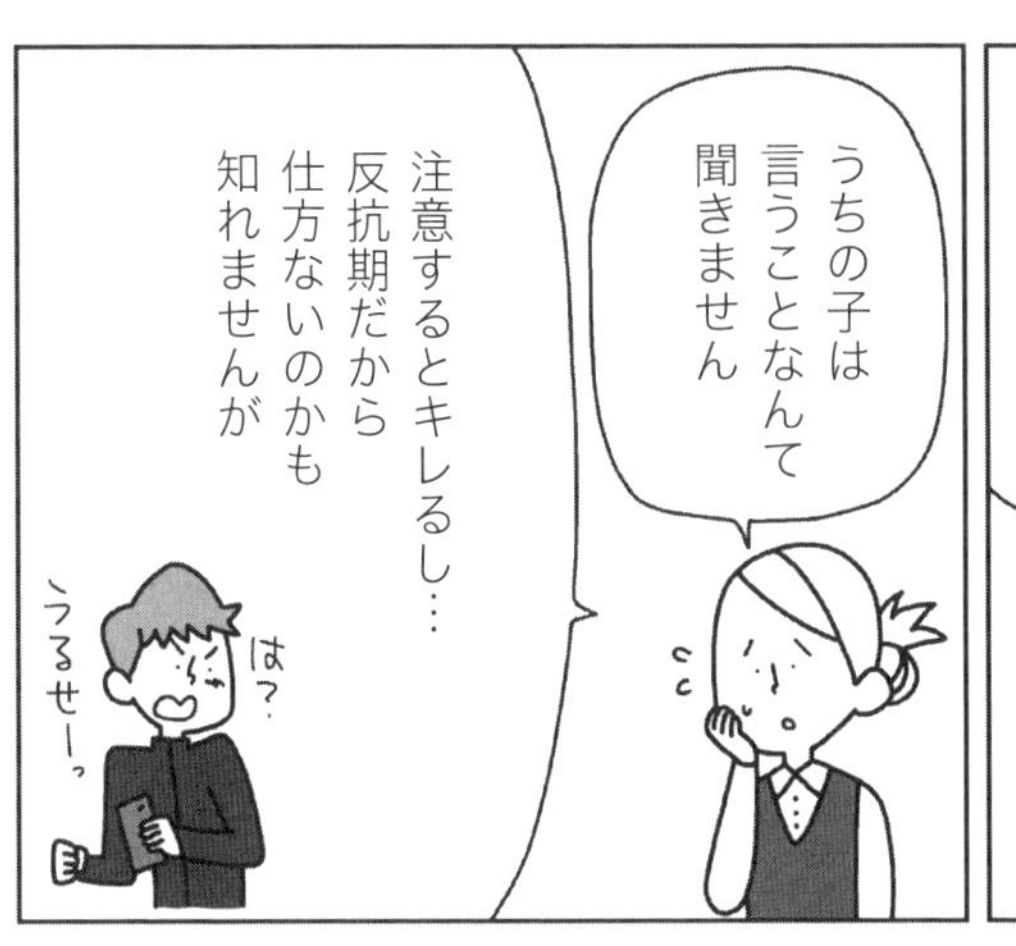
うちの子は
言うことなんて
聞きません
注意するとキレるし…
反抗期だから
仕方ないのかも
知れませんが
はァ?
うるせーっ

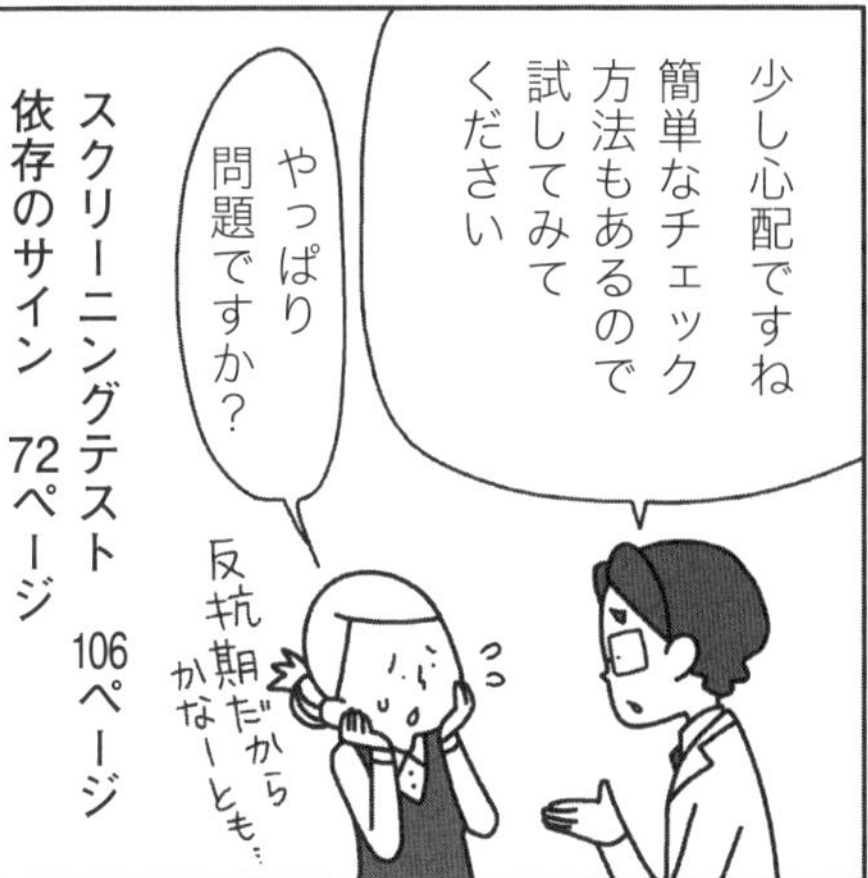
少し心配ですね
簡単なチェック
方法もあるので
試してみて
ください
やっぱり
問題ですか?
スクリーニングテスト 106ページ
依存のサイン 72ページ
反抗期だから
かなーとも…

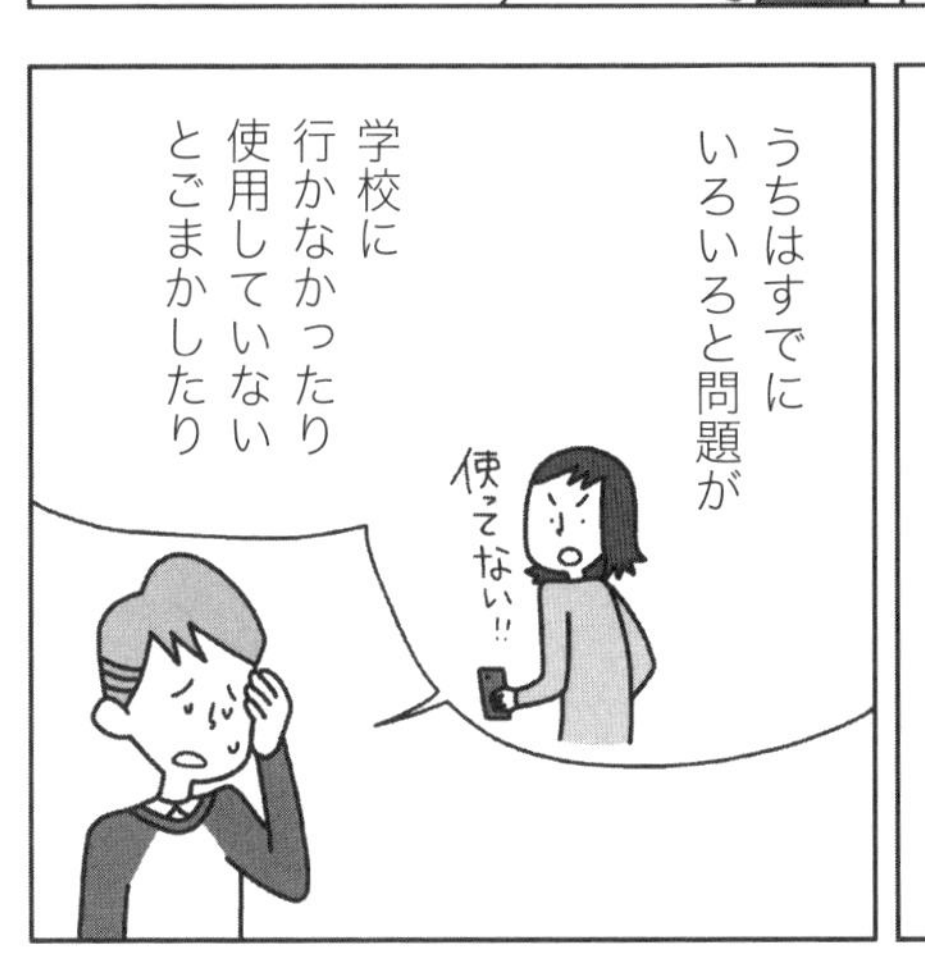
うちはすでに
いろいろと問題が
学校に
行かなかったり
使用していない
とごまかしたり
使ってない!!

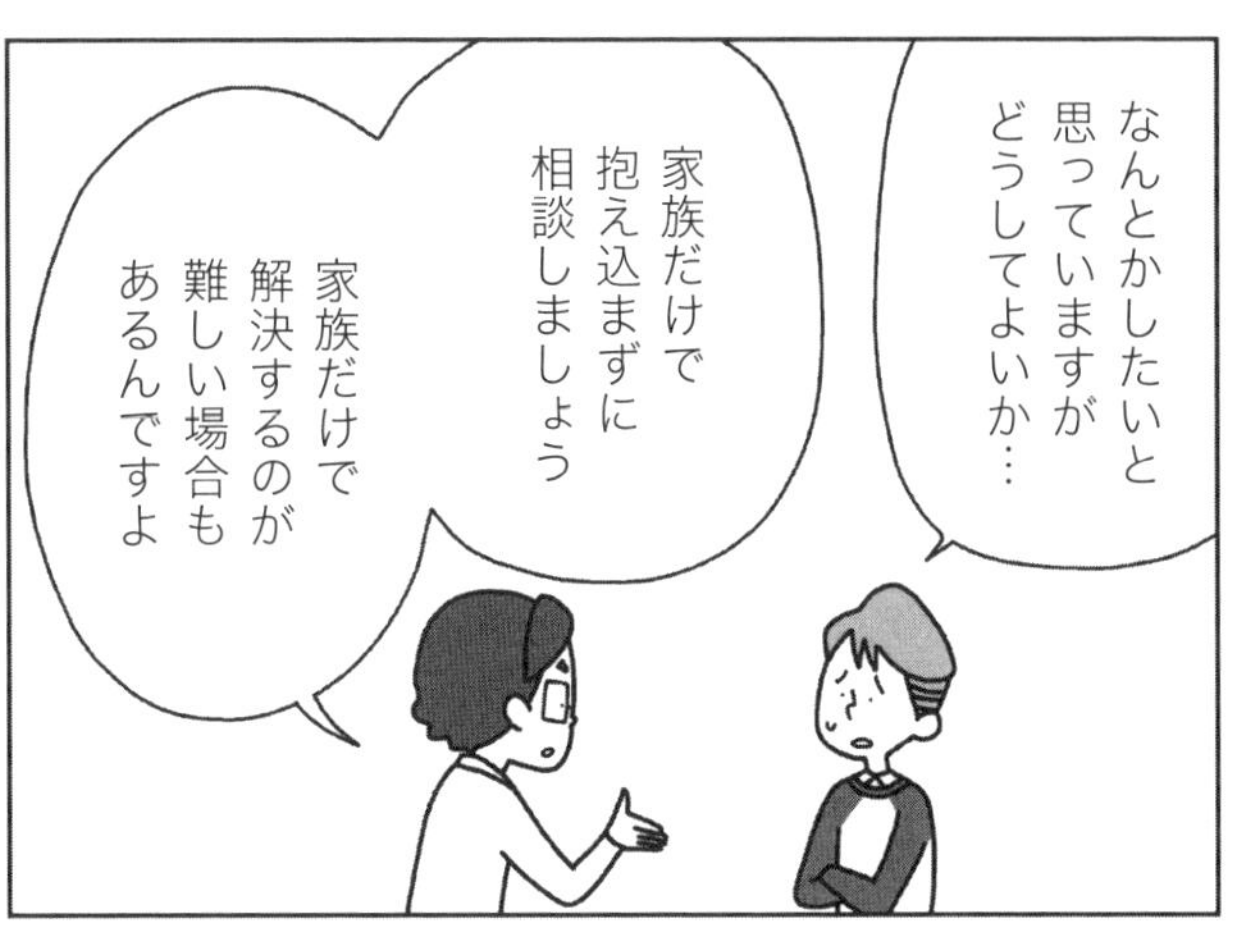
なんとかしたいと
思っていますが
どうしてよいか…
家族だけで
抱え込まずに
相談しましょう
家族だけで
解決するのが
難しい場合も
あるんですよ

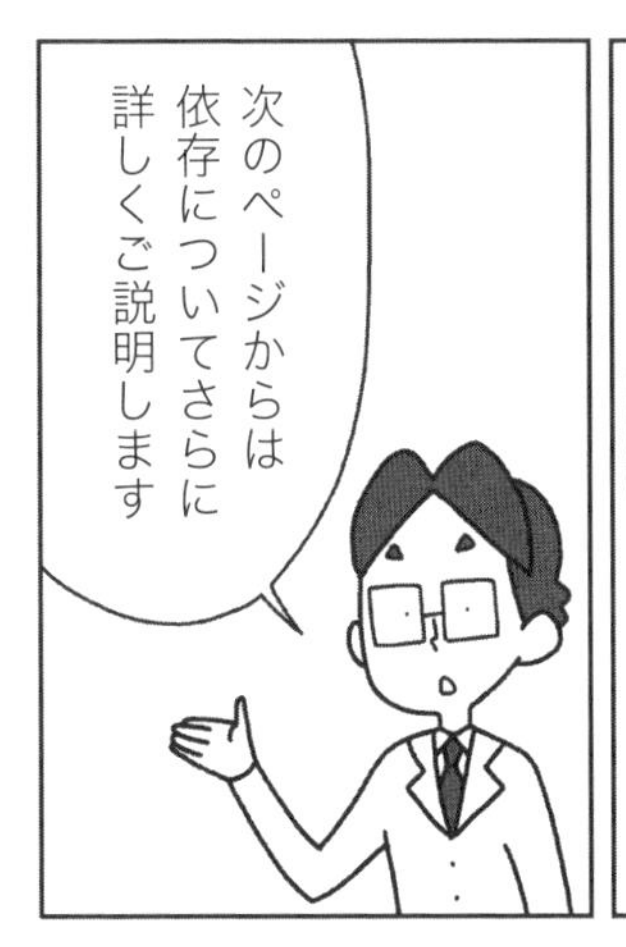
次のページからは
依存についてさらに
詳しくご説明します

みんな使っているのに

使いすぎて病院に？

久里浜医療センターでは、2011年7月からネット依存治療研究部門（TIAR）を開設しています。継続的に診察している患者数は年間延べ2300名程度です。開設以来、この数は年々増え続けています。それでもまだ受診していない患者さんのほうが多いとみられます。

インターネットは生活に深く浸透しています。そしてまたスマホも広く普及し、生活に欠かすことのできない道具です。ゲームも多くの人が楽しんでいます。みんなが使っている便利な道具なのに病気になってしまう人がいるのはなぜなのでしょうか？

中高生のネット依存者数は増加傾向

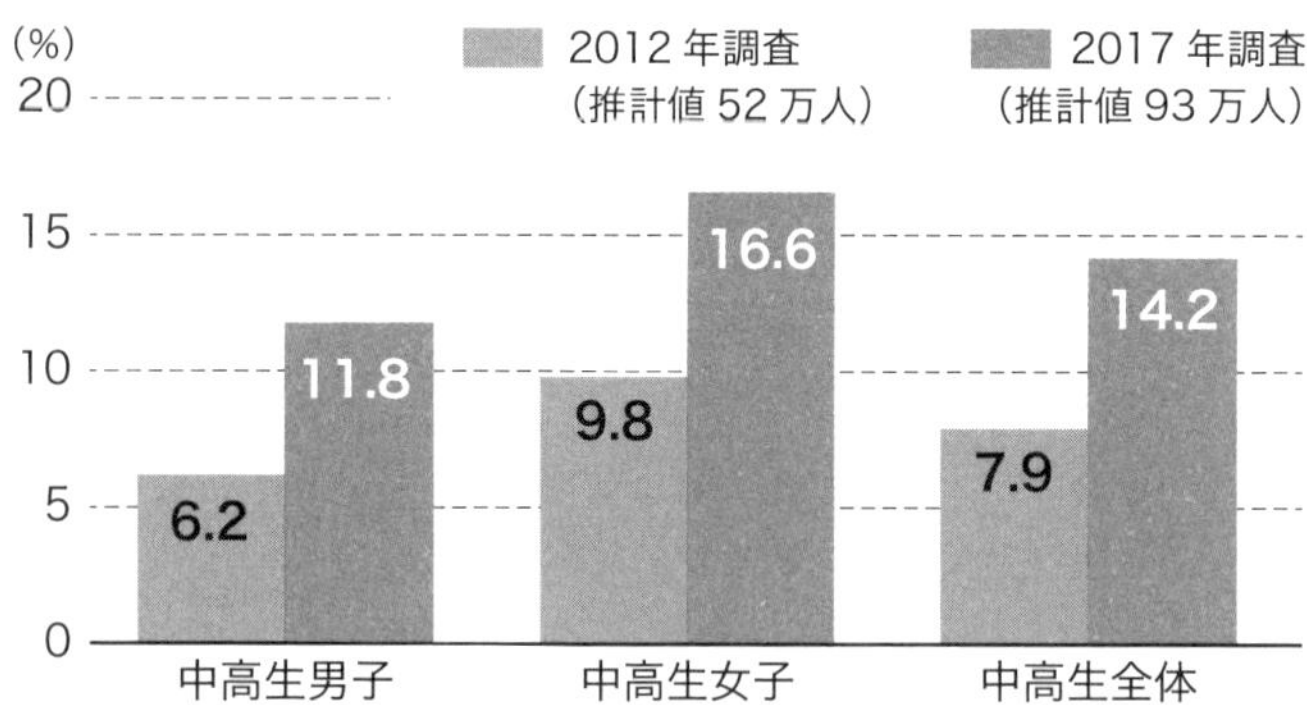

調査対象者: 100,500 名 (2012), 64,000 名（2017）
評価尺度： Diagnostic Questionnaire (Young K, の邦訳版)

Mihara S et al. Addictive Behaviors Reports, 2016.
尾崎米厚ほか. 厚労科研報告書 , 2019.

どの程度だと病気なの？

久里浜医療センターを訪れる患者さんは、なんらかの原因によりゲームやスマホの使用をコントロールできず生活に支障を来しています。不登校や学業の遅れなどにもつながっています。

ゲームが好きで、毎日のように楽しんでいるくらいでは依存とはいいません。たまにやりすぎてしまうという方も多いでしょう。

これが使用がどんどんエスカレートしていき、大切な用事があるときにもやめられない、睡眠不足が続いている、冷静な判断ができず高額課金をしてしまったり、トラブルが多くなっているのにやめられないという場合には問題です。こうした状態では「依存」が疑われます。

依存とは

快感、多幸感、ワクワク感、楽しさなどを追い求める行動がエスカレートし、やがてその行動のコントロールができなくなる状態。その行動の行きすぎに起因する健康問題、家族・社会的問題等をともなう。

- 依存する対象にはまってしまい抜け出せない
- 健康的な生活ができない
- 社会生活に支障を来している

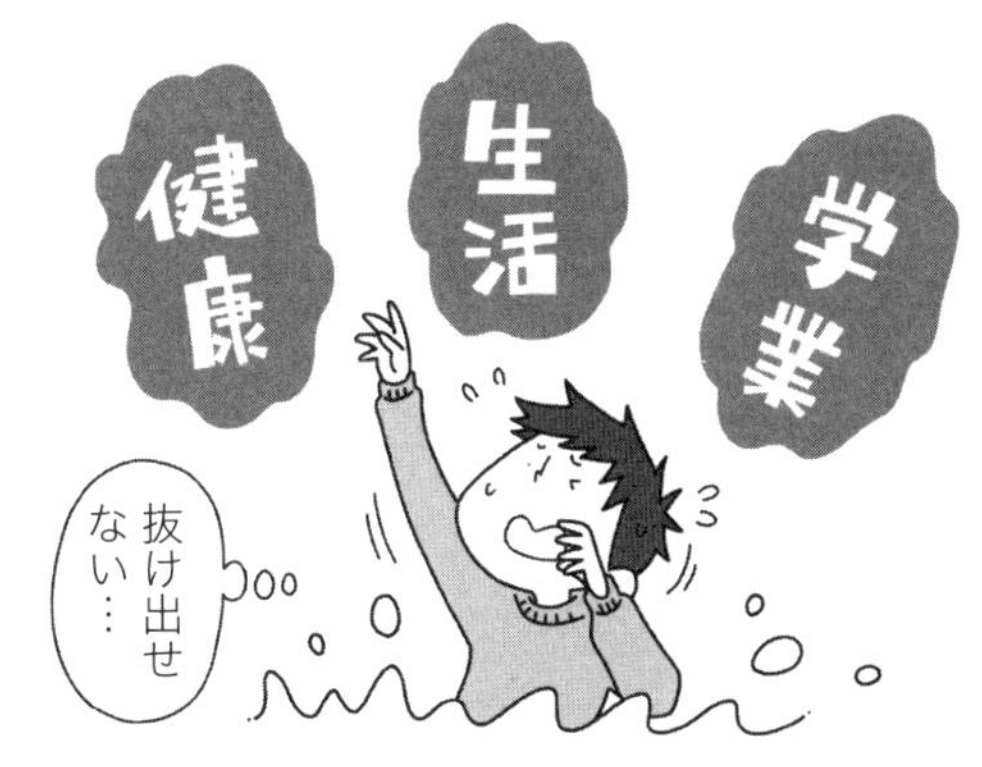

「ゲーム障害」とは？
便宜上、ネット依存やスマホ依存などいろいろな呼び方をしますが、医学上、正式な病名として存在するのは「ゲーム障害」のみです
ゲーム障害
一般にゲーム依存、ゲーム依存症などと呼ばれています

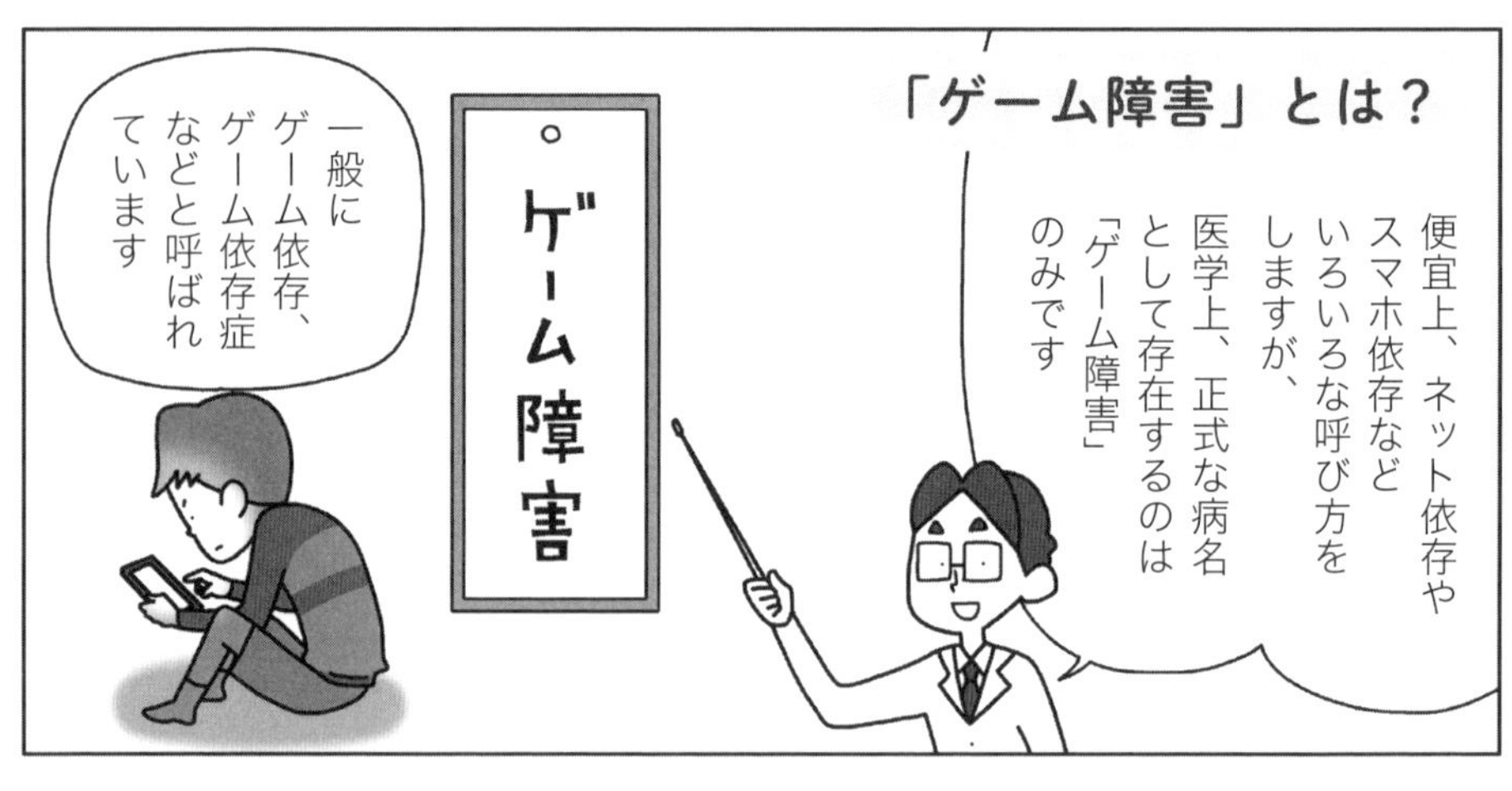

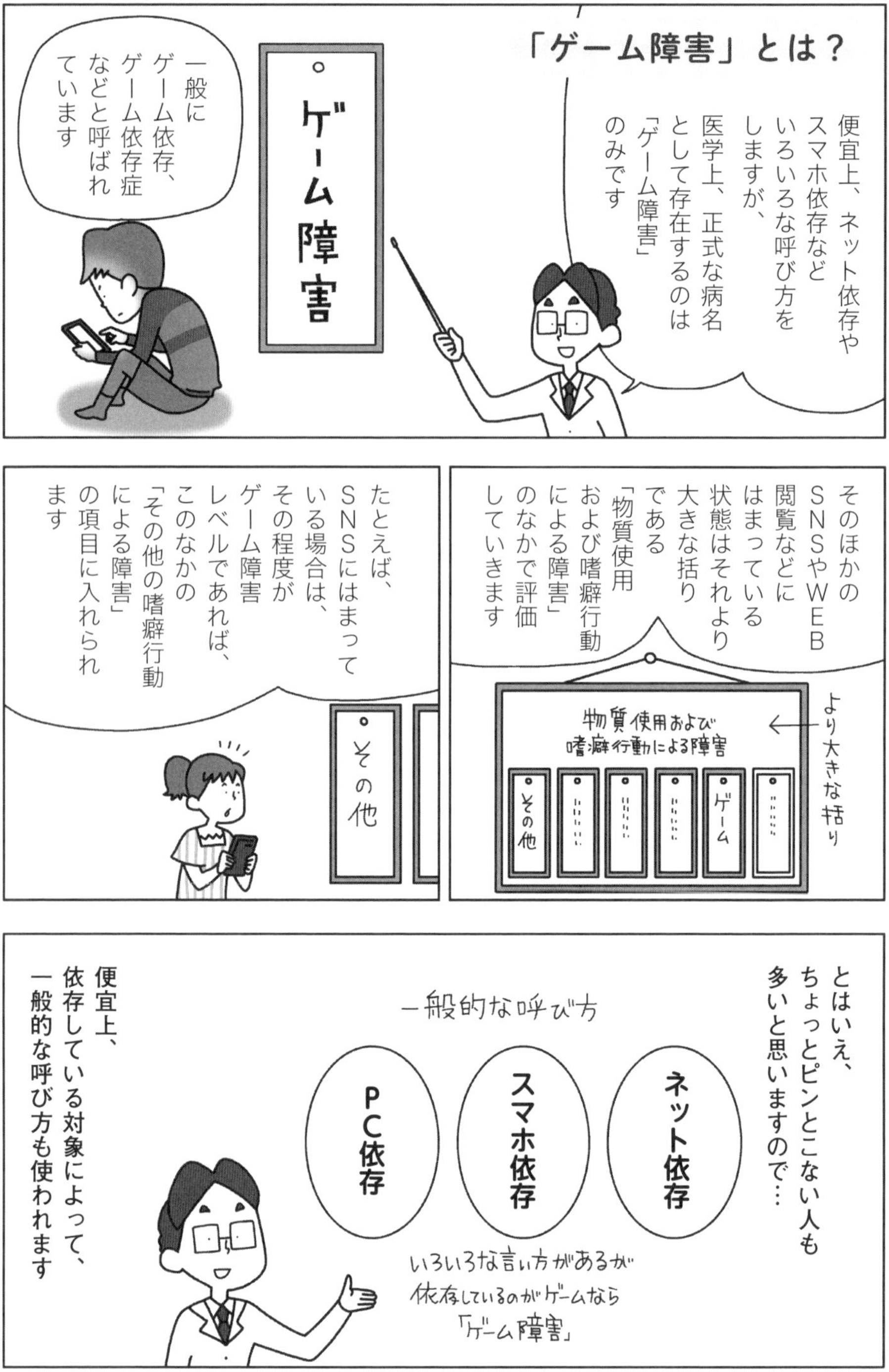

そのほかのSNSやWEB閲覧などにはまっている状態はそれより大きな括りである「物質使用および嗜癖行動による障害」のなかで評価していきます

物質使用および嗜癖行動による障害

より大きな括り

その他

ゲーム

たとえば、SNSにはまっている場合は、その程度がゲーム障害レベルであれば、このなかの「その他の嗜癖行動による障害」の項目に入れられます

その他

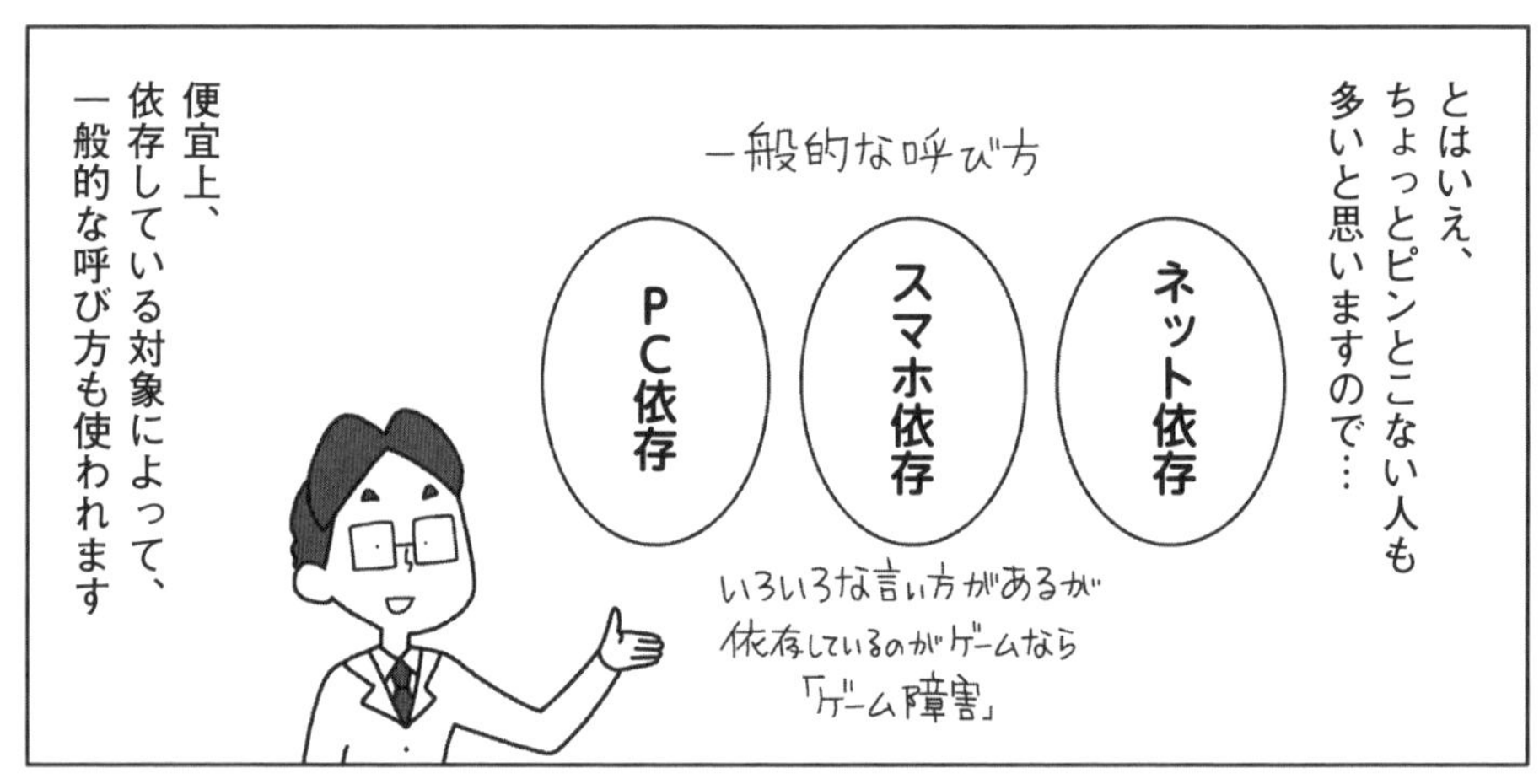

実は、スマホ依存も厳密にいうと、依存対象はスマホではなく個々のサービスやアプリであり…

スマホはあくまでもそれらを使うための道具です

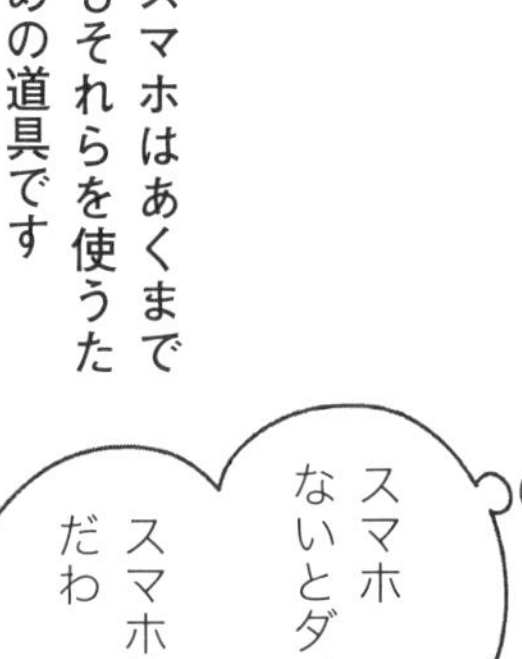

ですからスマホそのものに依存しているわけではないのですが

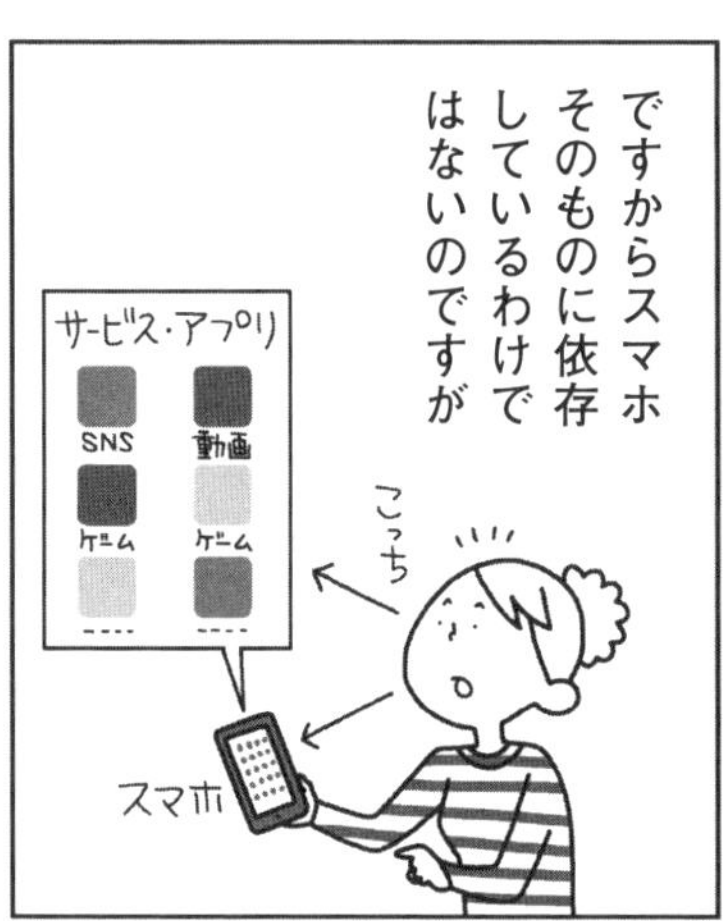

スマホによる個々のアプリやサービスへの依存をまとめて表すために、〝スマホ依存〟という俗称を使います

いつもスマホが気になる…という人は

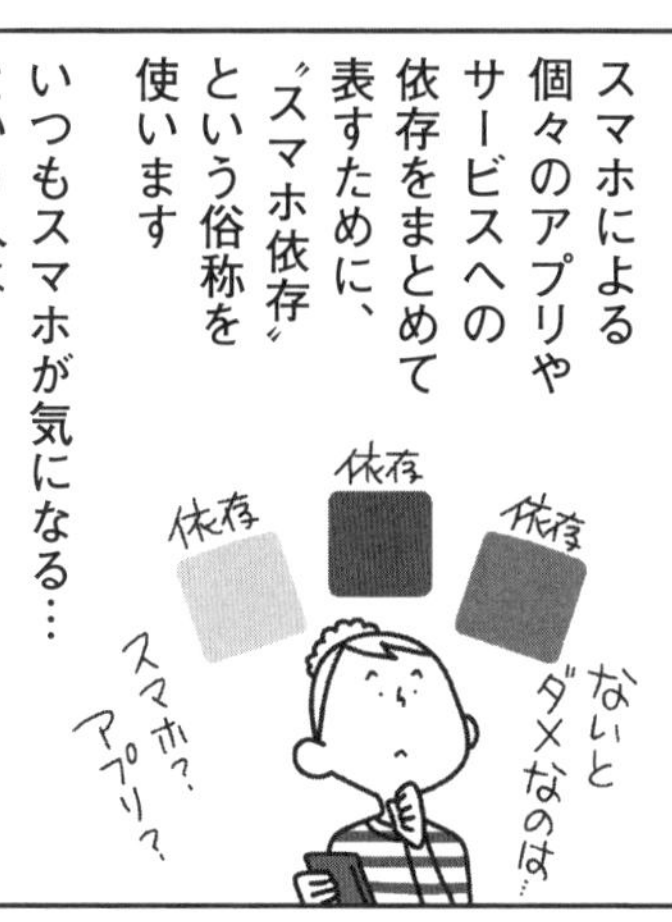

依存
依存
依存
ないとダメなのは…
スマホ？アプリ？

スマホが気になるのではなく、スマホを使って行う、ゲームやSNS、動画視聴などが気になっているのです
スマホならなんでもよいわけじゃないですもんね
金のスマホ銀のスマホ
それともあなたのスマホ？
え、私のスマホ返して

わかりやすい呼び方のほうがよいのですが、治療となると本質となる病態を見極めることが必要なので、医学的にはしっかり区別していきます
わかりやすい呼び方
正しい呼び方

「依存症」という言葉も、正式には現在「依存」といいます

依存
時代により変化する可能性もあります
依存している状態を表しています

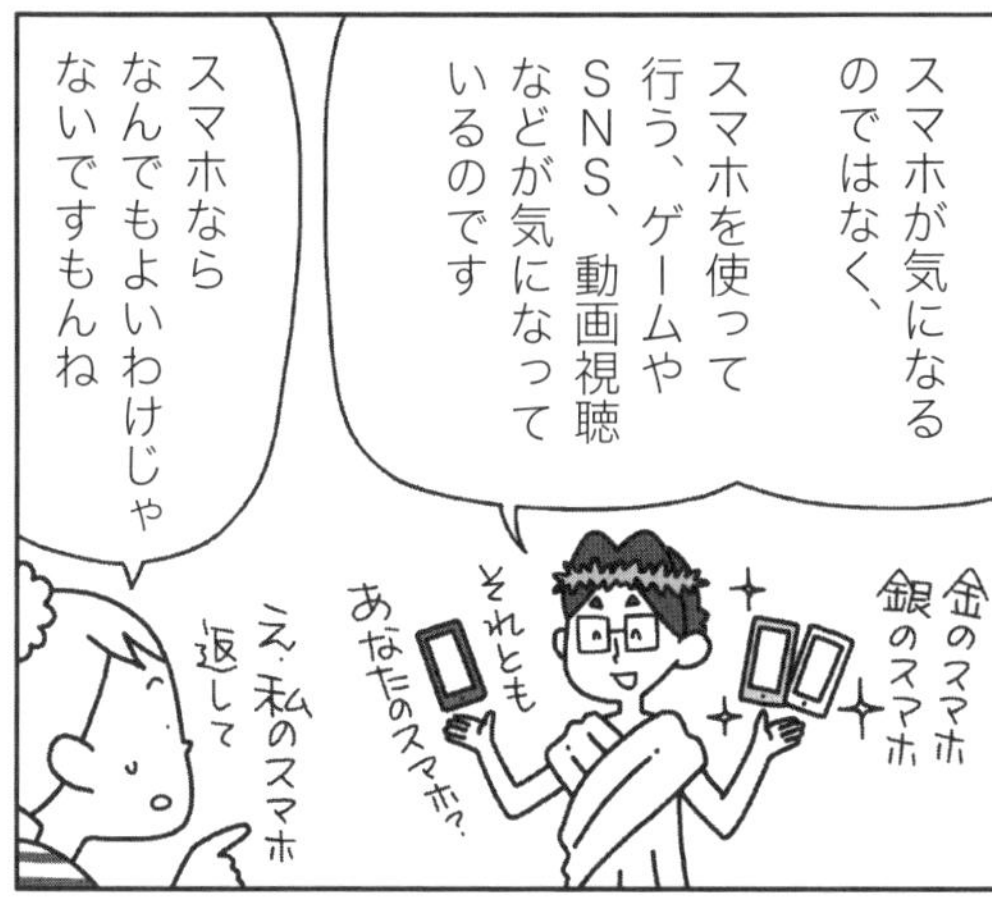

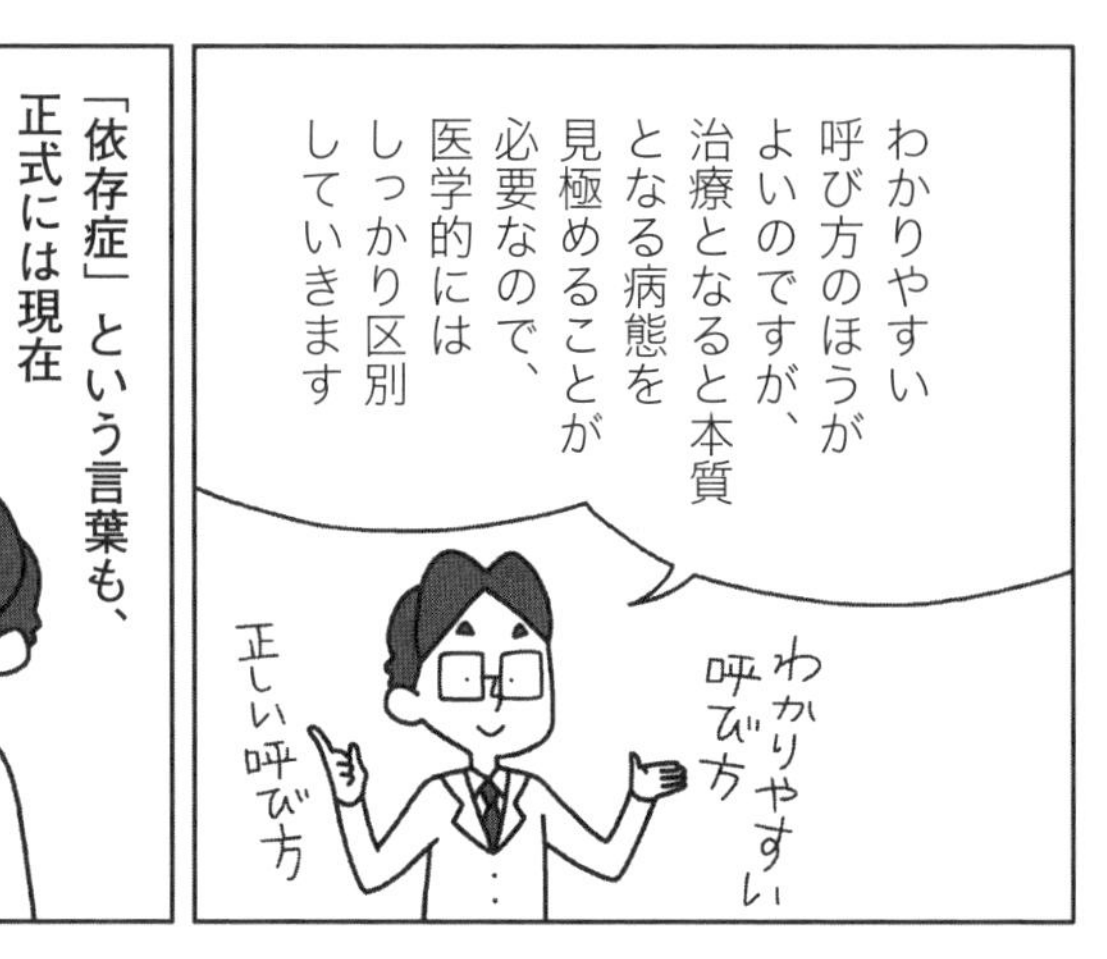

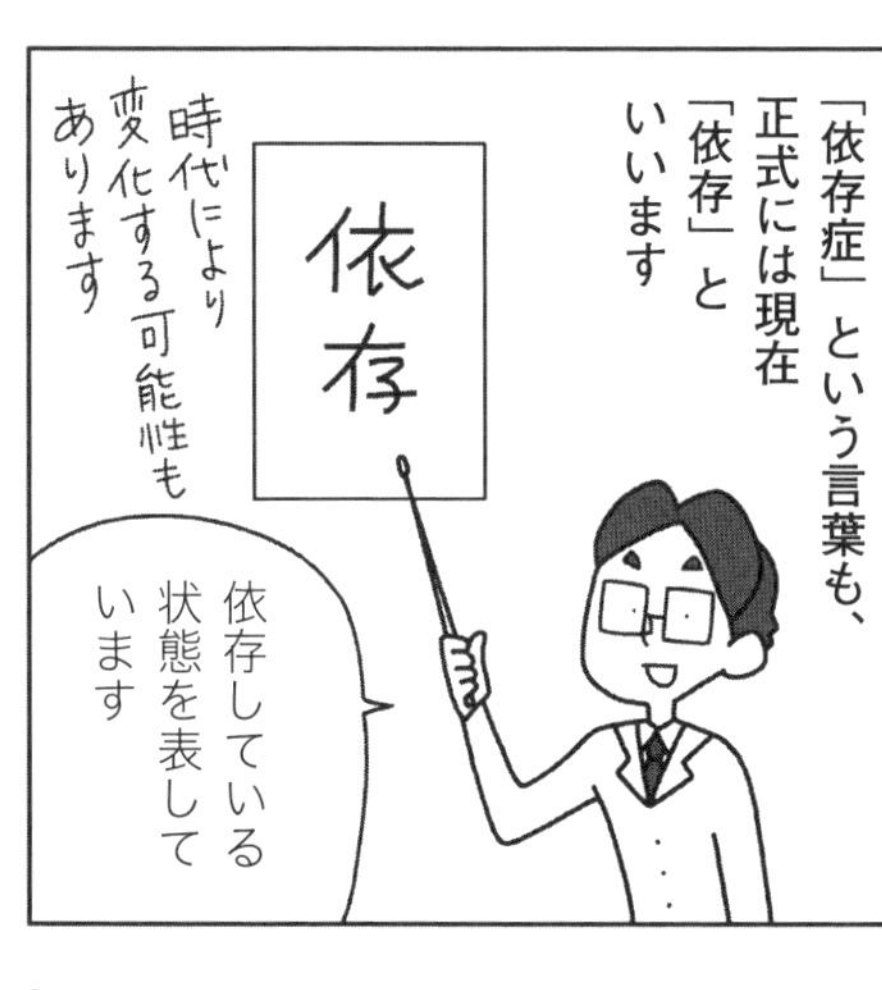

なぜ病気になってしまうのか

ゲームを楽しんでいる人は大勢いるのに、なぜそのなかで病気になってしまう人がいるのでしょう。

ゲームやスマホへ依存してしまう原因として、その人個人が持っているリスク要因、また環境による要因、ゲームが持つリスク要因が考えられています。また、依存の状態にあること自体も依存の進行に影響します（83ページ）。

リスクの高さは人によって違うので、あるお子さんが毎日好きなだけゲームをしながら、勉強も遅れず、学校も支障なく通い、ほかの遊びやスポーツを楽しんでいたとしても、別のお子さんは同じくらいのゲーム時間であっても依存に陥ってしまう可能性があり

ゲームの使用

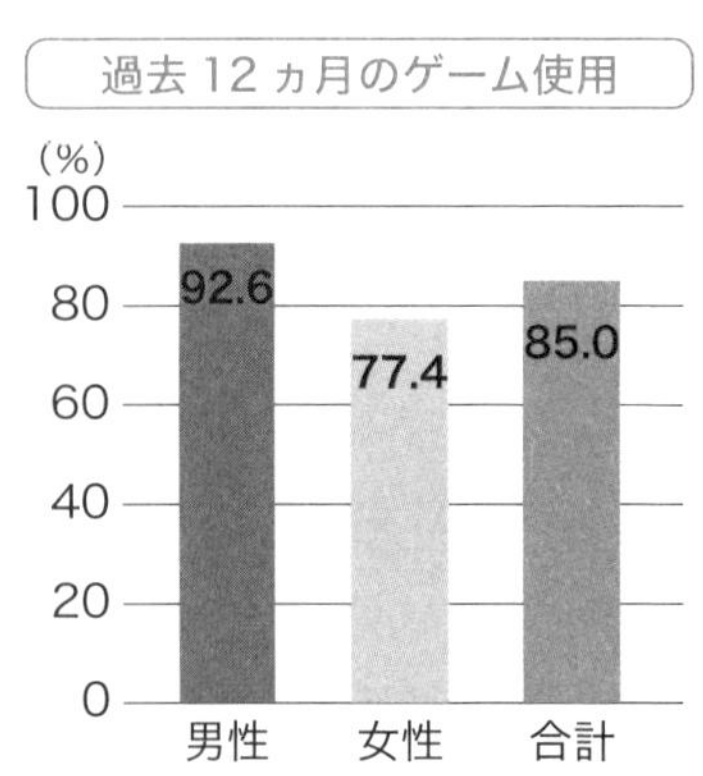

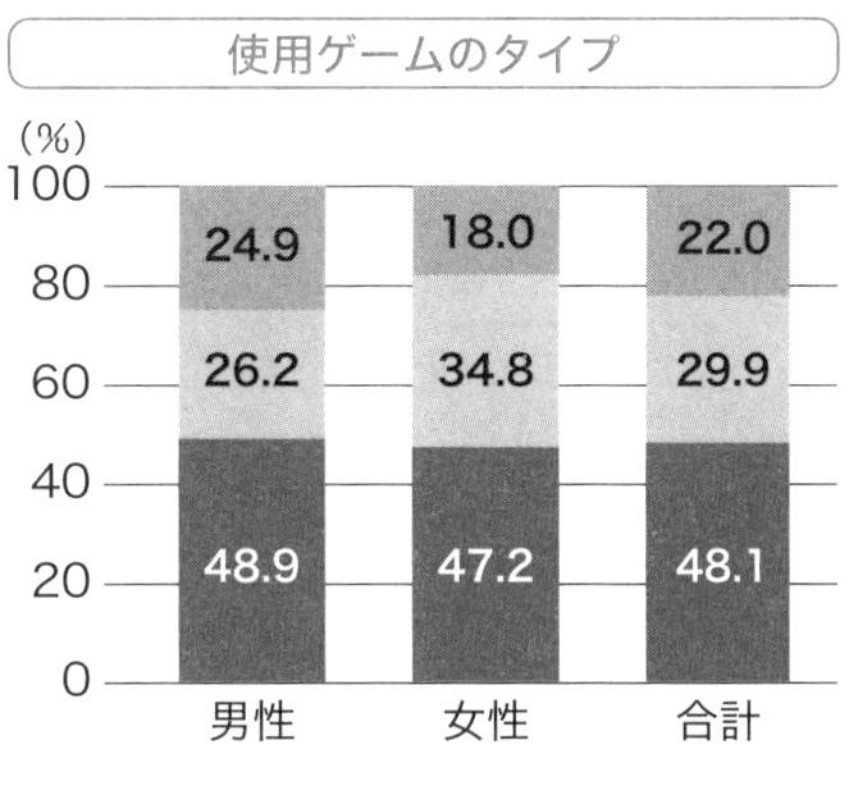

＊すべてのデータは性・年齢で補正。
Higuchi S et al. unpublished data.
※若者のゲーム行動に関する全国調査　10歳〜29歳5,096名

依存そのものによる影響

個人が持つリスク要因

外部の要因

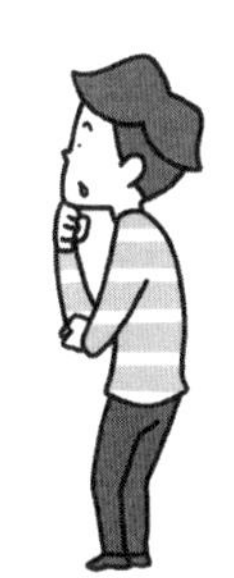

ます。

　ですからお子さんをゲームやスマホへの依存から守るためには、お子さんごとに個別的に対処法を考えていく必要があります。

　とはいえ、使用が長時間になれば、どんなお子さんでもリスクが高くなります。また、依存の状態になると、本人や保護者がゲームの使用をコントロールすることがどんどん難しくなります（71ページ）。

趣味
出かける時間よ
はーい

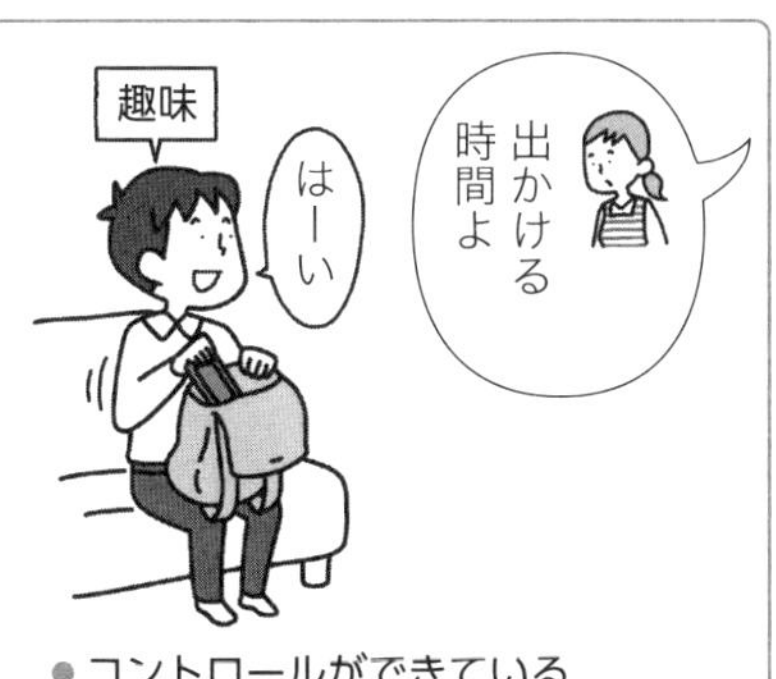

- コントロールができている
- ゲームをしていても大丈夫
  ただし長時間使用はリスクを高める

依存
出かける時間よ
大事な用でしょ？
……

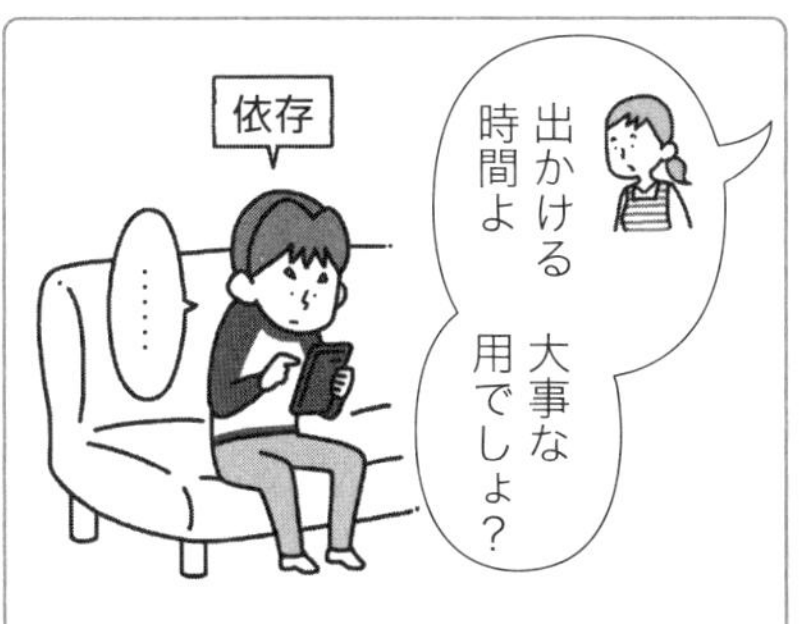

- ゲーム依存に陥って学業に支障が出てしまう
- なにもかもそっちのけでゲームだけにはまってしまう

同じように使用しているようでも…

依存に陥るメカニズム

依存は脳の病気

アルコールや薬物、ギャンブルなどの依存には脳の報酬系と呼ばれる神経回路が関わっています。ゲーム依存も同様です。この働きは行動や考え方にも強く影響し、依存対象から離れにくくします。

ですから、本人がなんとかしたいと思っても簡単にはコントロールできません。周囲からは「やめることができないのは本人にやめる気がないからだ」と思われがちですが、依存から抜けられずに苦しんでいる人には、「なんとかしたい」と心から思っている人が少なくありません。

ゲーム
ゲーム
ゲーム
ダメだ
言っても
きかない
反抗期じゃ
ないの?
どうして?
なぜ
やめられない
のだろう
依存は脳の
病気だから
BEER

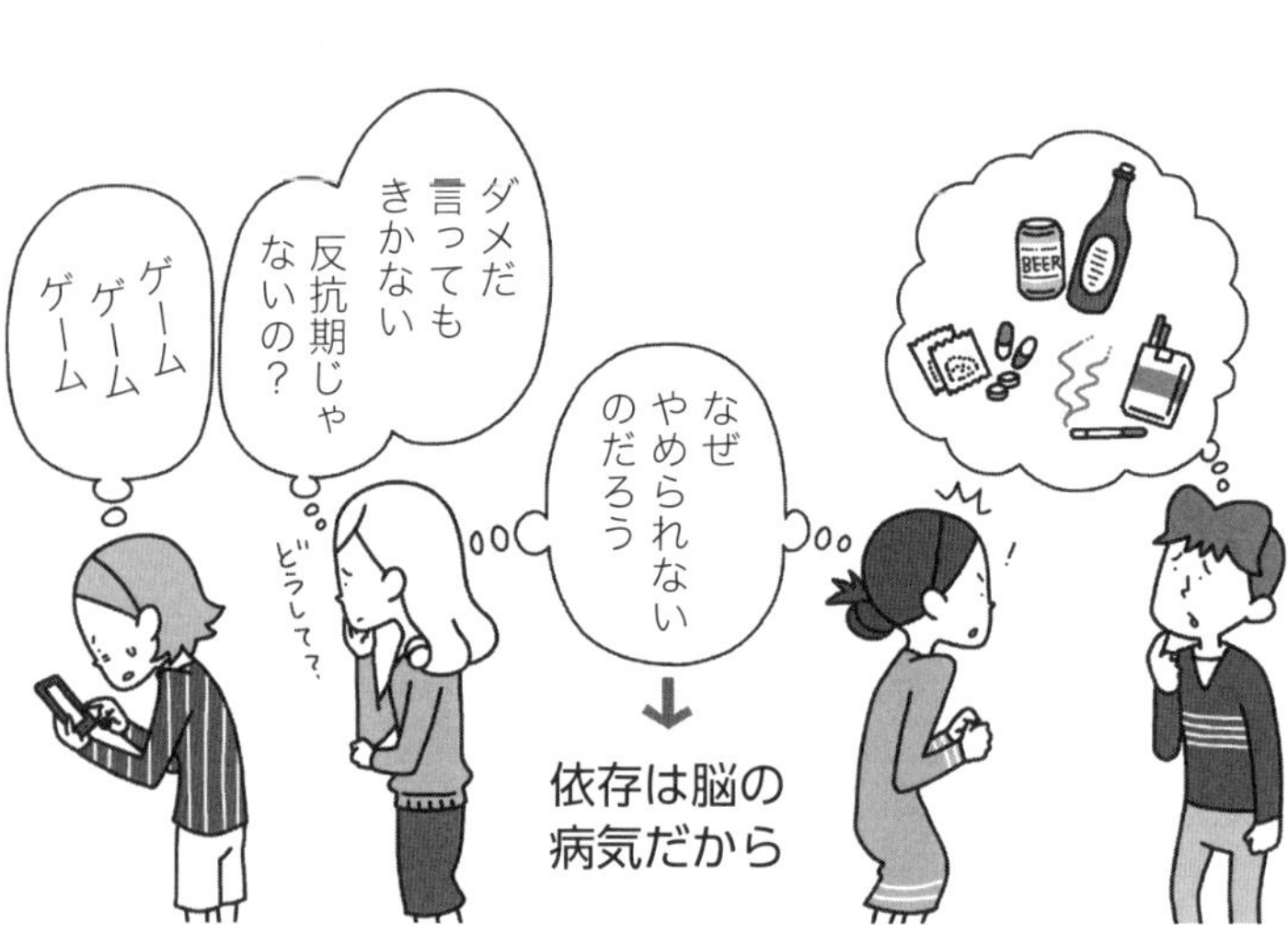

快感を記憶する

「嬉しい」「楽しい」「心地よい」と感じるような行為をしたとき、その刺激は脳の快感に関わる器官「快中枢」に伝えられます。そのとき脳の側坐核という部分に、ドーパミンという神経伝達物質が大量に放出され、脳の報酬系が活性化されます。報酬（快感）を感じる過程で快感が記憶されます。

これがくり返されると行為と快感が結びつき、「また快感を味わいたい」と行動が強化されます。つまり、その行動をくり返そうと強く思うようになるのです（渇望）。

使用はエスカレート

同時に耐性ができて、快感を味わうためにもっと強い刺激が必要になります。

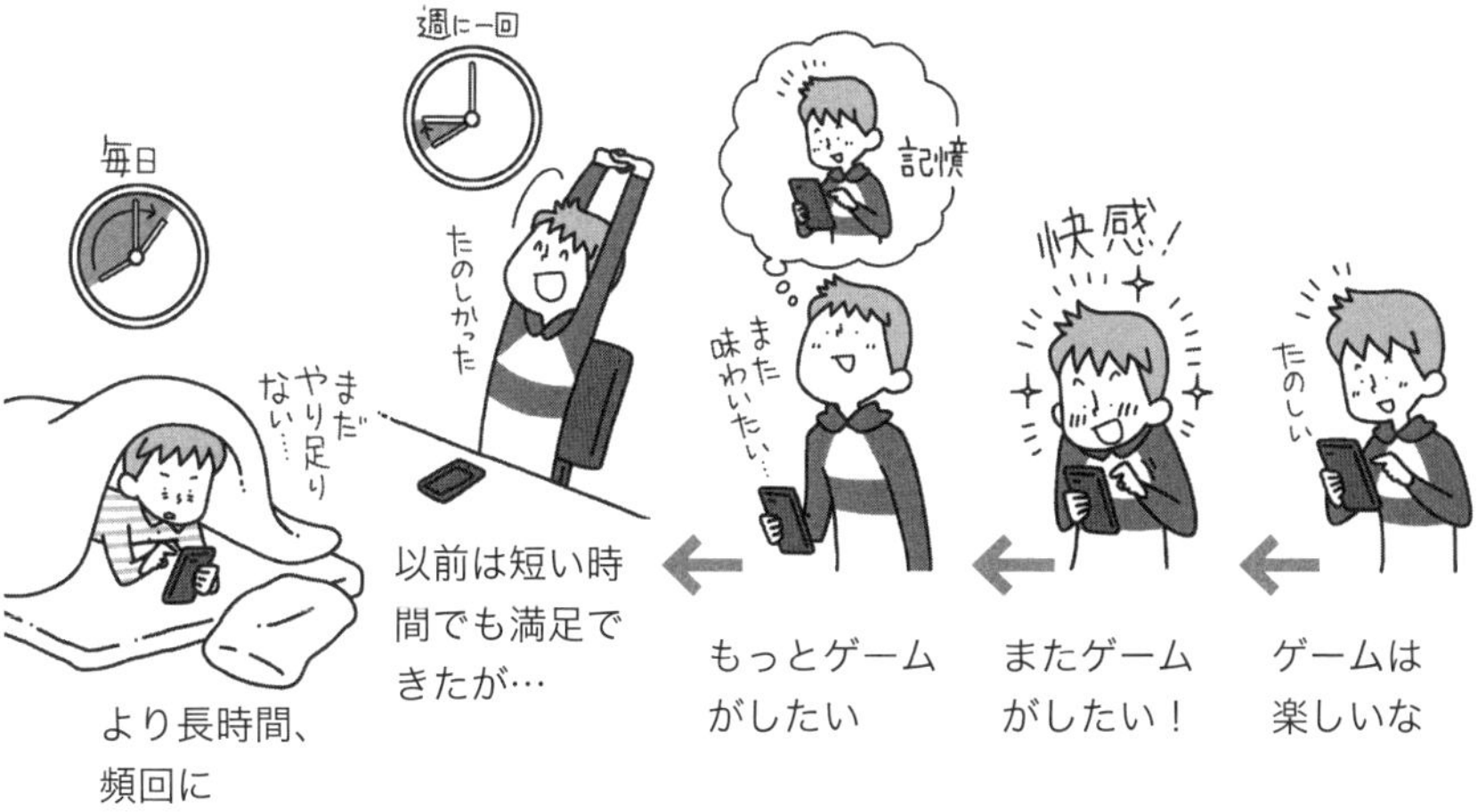

このようにして依存が形成されていく

たとえば、お酒を日常的に飲んでいると、耐性がついてだんだん同じ量では酔わなくなり、同じだけ酔っ払うためには以前よりも多い量のお酒を必要とするようになります。アルコール依存の人は健康によくないとわかっていても大量に飲酒してしまいます。

ゲーム依存も同様で、プレイする時間はどんどん延びていき、はじめは30分くらいで切り上げることができていたとしても、1時間、2時間プレイしても物足りなくなり、やがて際限なくゲームをし続けるようになります。

中断すると不快に

依存している行為を中断すると、快感は長くは続きません。すぐに快感が消えてしまいます。ゲームをして楽しいのはよいのですが、その後、ぼーっとして集中力がなくなったり、頭が疲れたように感じます。

離脱症状（禁断症状）といって、不安になったり、イライラしたり、意欲の低下などの症状が見られることもあります。

アルコール依存の人がお酒を断つと、手が震えたり、汗

疲れた…
ぼーっとする
何も楽しくない
ゲームしたいなぁ
ゲームしかしたくない
ゲームをしていないときは快感を感じにくい

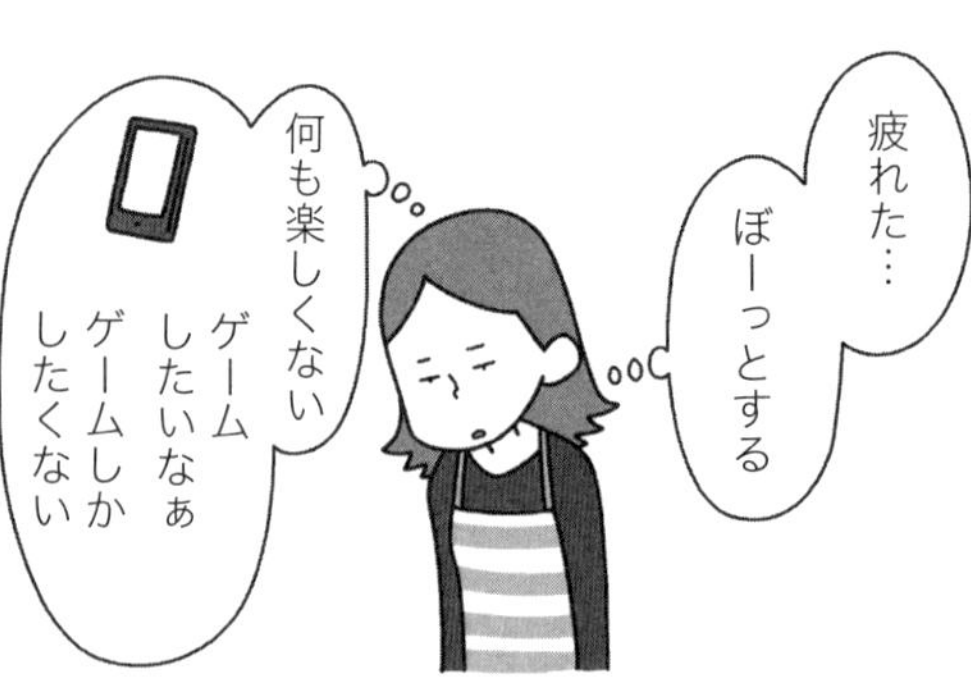

が止まらなくなるなどの離脱症状があらわれることがありますが、ゲーム依存では精神症状が主です。

ゲームをすればそれらの状態から一時的にでも逃れられると感じ「またゲームをしたい」と強く思います。

依存対象を味わいたい気持ちがどんどん強くなると同時に、不快な状態から脱したいがために、ますますやめられなくなり、依存が悪化していきます。これが依存の悪循環です。

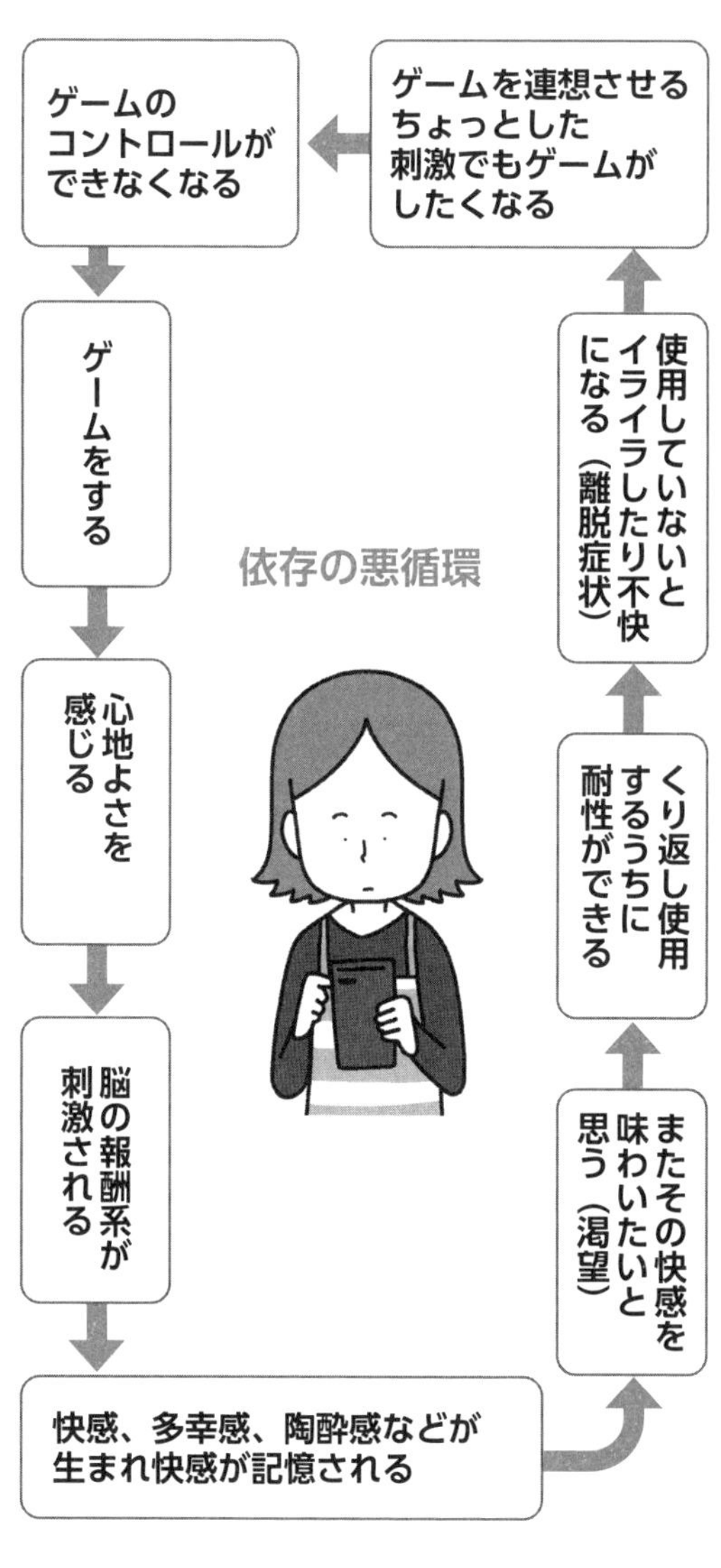

依存から抜け出すのは難しい

依存に陥ってしまうと

お子さんがゲームやスマホの使いすぎで生活に支障を来していたら、保護者の方は使用を制限しようと思うでしょう。

しかし、依存に陥っている人に声をかけても、素直にやめたり、使用を控えたりすることはありません。

過剰な使用を認めなかったり、反発したり、使用を正当化しようとしたり、ごまかしたり、隠れて使うようになります。この様子にショックを受けたり、怒りをおぼえるという保護者も少なくありません。しかし、これらは依存に陥っている人に見られる典型的な反応です。

依存に特有の症状

症状	あらわれる変化
渇望・とらわれ	ゲームのことがいつも頭にある。いかにゲームするかいつも考えている。
コントロール障害	ゲームを始めると、なかなかやめられない。ゲームを減らそうと思ってもできない。
耐性	以前よりもゲーム時間を増やさないと満足できない。ゲーム機器がより高度になる。
離脱症状	ゲームをできない状況、または減らさなければならない状況になると、イライラする、ソワソワする、気力がなくなる。
依存が最優先	ゲームが生活の最優先事項になる。ゲームを中心に生活が回っている。
問題にも関わらず継続	ゲームで明らかな問題が生じているが、ゲームを続ける、またはエスカレートさせる。
再発	ゲーム障害の人が、ゲームをやめ続けても、また、始めればすぐに元の状態に戻る。

依存の心理的特徴

否認

依存しているという現実を認めない。

「自分は依存ではない」

正当化する。

「ストレス解消のために必要だ」

依存？
ないない

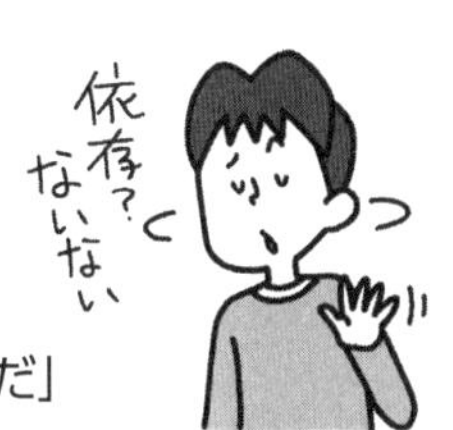

うそ

平然とうそをついたり芝居をしたりする。

ごまかし（「わかったよ」と言いながら隠れてゲーム）

調べものを
してるだけ

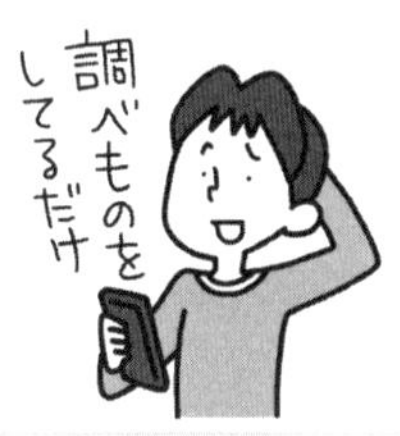

過小評価

依存の人のほとんどは、自分の問題を隠すか過小評価する。

「そんなに使っていない」

少ししか
やってないよ

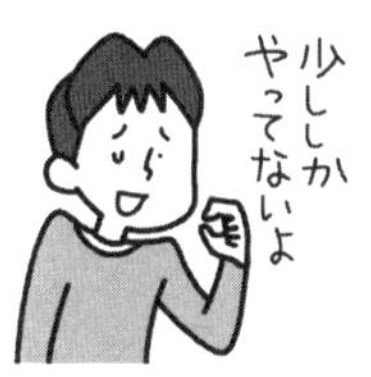

自己中心的

依存を続けたいために心がそのようになってしまう。

「いやだ、うるさい」

うるさい
なぁ

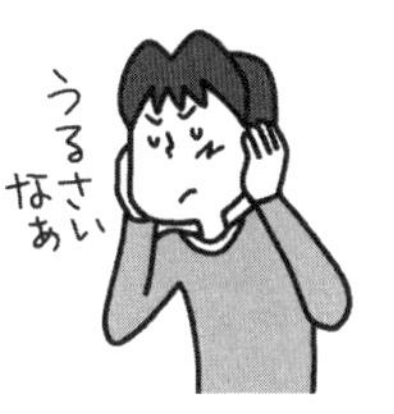

周囲の人は困惑しますが、これらは依存のせいです。依存のために性格が変わったように見えますが、依存から回復すれば、元の状態に戻ります。

子どもの行動に変化が・・・

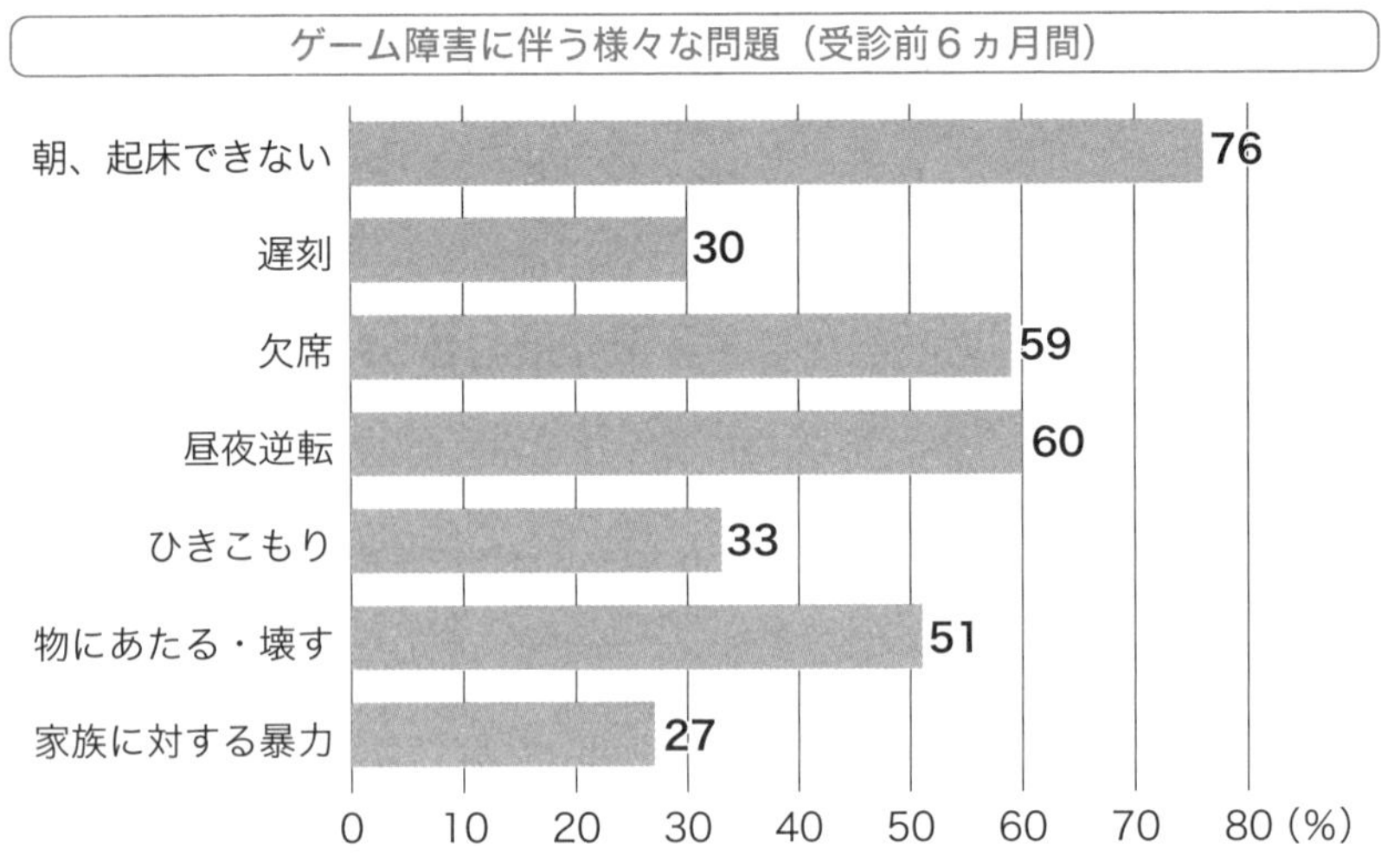

Higuchi S et al. unpublished data.
久里浜医療センター, 2016〜2017年に新規受診した120名のデータ

そのほかにもこんな変化が…

- イライラする
- 嘘をつく
- 攻撃的になる
- ごまかす
- お金を盗む
- 友達を利用する
- クレジットカードを勝手に使う

兄弟姉妹に影響が及ぶことも・・・

理性が低下している

本人のためを思って注意しているのに反発されてしまうのはとてもつらいことです。素直にやめられないのはなぜでしょうか。

通常、私たちの行動は、「本能」を司る大脳辺縁系と「理性」を司る前頭前野によってコントロールされています。

理性的に行動できれば、やりすぎだと注意される前に自分から「宿題をしなくてはいけない」「早く寝なくてはいけない」と使用をほどよくコントロールできるでしょう。

依存の状態では前頭前野の働きは低下し、理性的な行動がしづらくなります。同時に大脳辺縁系は活性化し、本能的な行動をする衝動が強くなっています。

ゲーム依存でも脳内では同じことが起きて

ゲーム依存の脳内変化

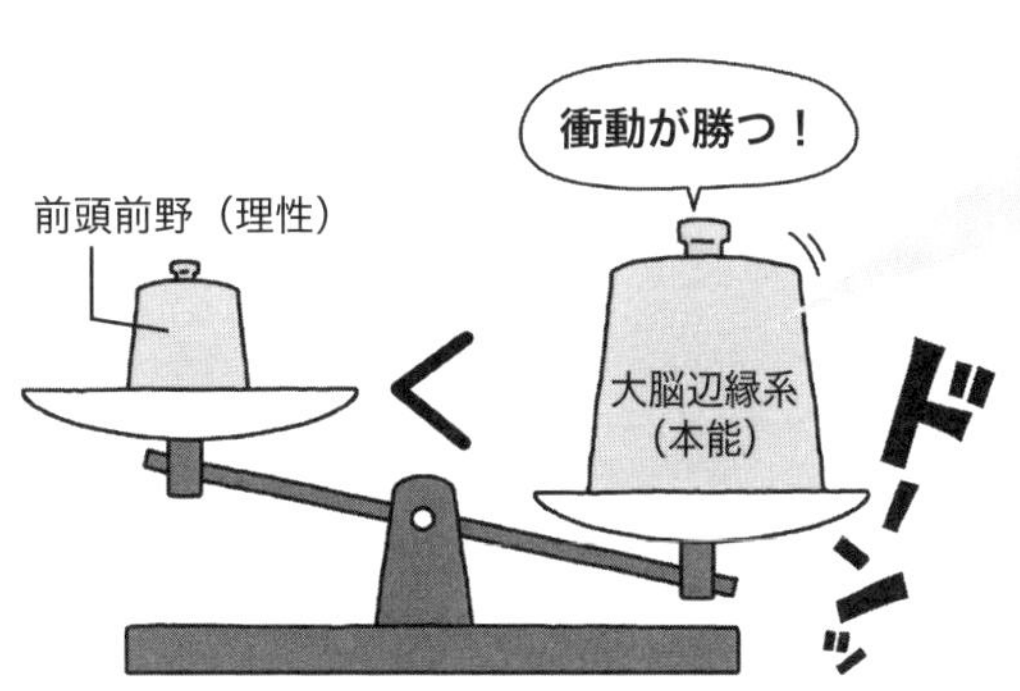

大脳辺縁系が優勢だと、コントロールしにくい

- 前頭前野（理性の脳）の働きが悪くなる
- ゲームのキュー（引き金：たとえばゲームの写真）に対する過剰な脳内の反応
- ゲーム報酬に対する低反応（報酬欠乏状態）
- ゲームの勝ちに高反応、負けに低反応

Yvonne H.C.Yau,et al. Harvard review of psychiatry, 2015.
Mira Fauth-Bühler,et al. Addictive behaviors, 2015.

います。依存によって快感とゲーム使用が結びつき、行動が強化されているうえに、ほかのことへの意欲が減退しています。また、ゲームをしないでいると不快感があらわれます。そのうえ理性が低下しているのですから「ゲームは控えましょう」と言われても、やめることは難しいのです。

なお、大脳辺縁系は子どもではもともと大人より優勢になっています。また、子どもは大人ほど長期的な見通しも持っていないことも多く、「このままではいけない」などとは考えられないケースもあります。ですから幼いうちの方が「ゲームをしたい」という衝動のままに行動しやすく、より依存に陥りやすいと考えられます。

もう夜遅いし
この辺で
やめないと…
そうだよ
もう夜中
だよ？
やりたいからやる！
あとさき考えない！
楽しければいい！
まあいいか
本能
理性
明日は
学校でしょ！
平気だよ

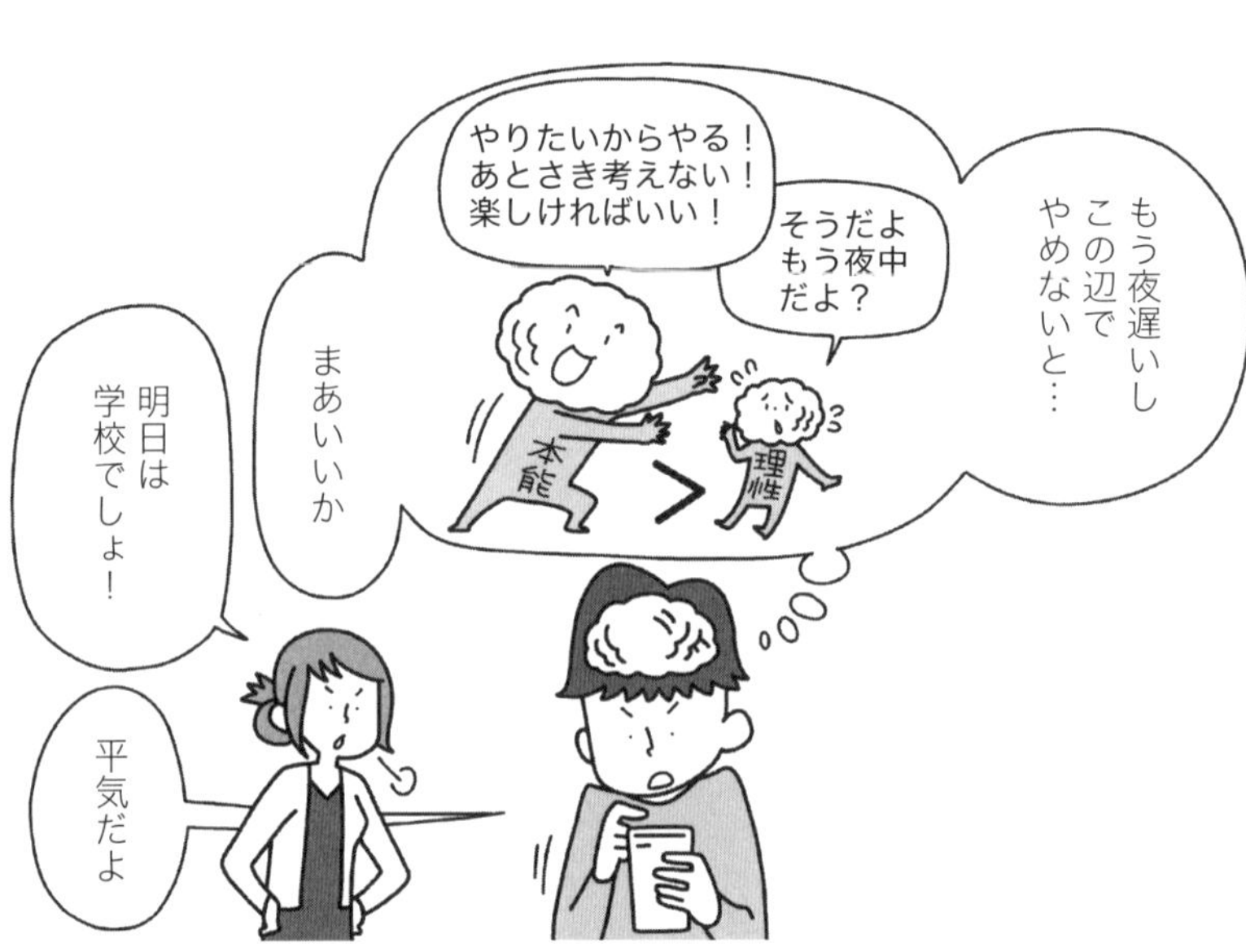

ほかのことに興味がなくなる

ゲームやスマホへの依存でとくに心配されるのは、ほかのことがおろそかになってしまうことです。長時間使用によりほかのことをする時間が減ることもありますが、依存状態では「とらわれ」といって、依存対象だけに関心が向き、ほかのことに興味を持てなくなることがあります。

ゲーム依存になると、外遊びやスポーツなどがもともと好きだった子どもでも、家でゲームをすることを優先させるようになります。ゲームをするために外出を渋る面もありますが、同時にゲーム以外のことにそもそも興味が持てない、意欲がわかないというケースも多いのです。

勉強は？
友達と遊ばないの？
ゲームやりたい…
むしろゲームしかしたくない
ぼー
ガチャ祭り!!
CM
大チャンス!
○日まで!
ハッ
●使用していないときに無気力
●ほかのことをしようという意欲がなくなる
●会話をしても上の空
●TVのCMなどゲームに関わることには関心を示す

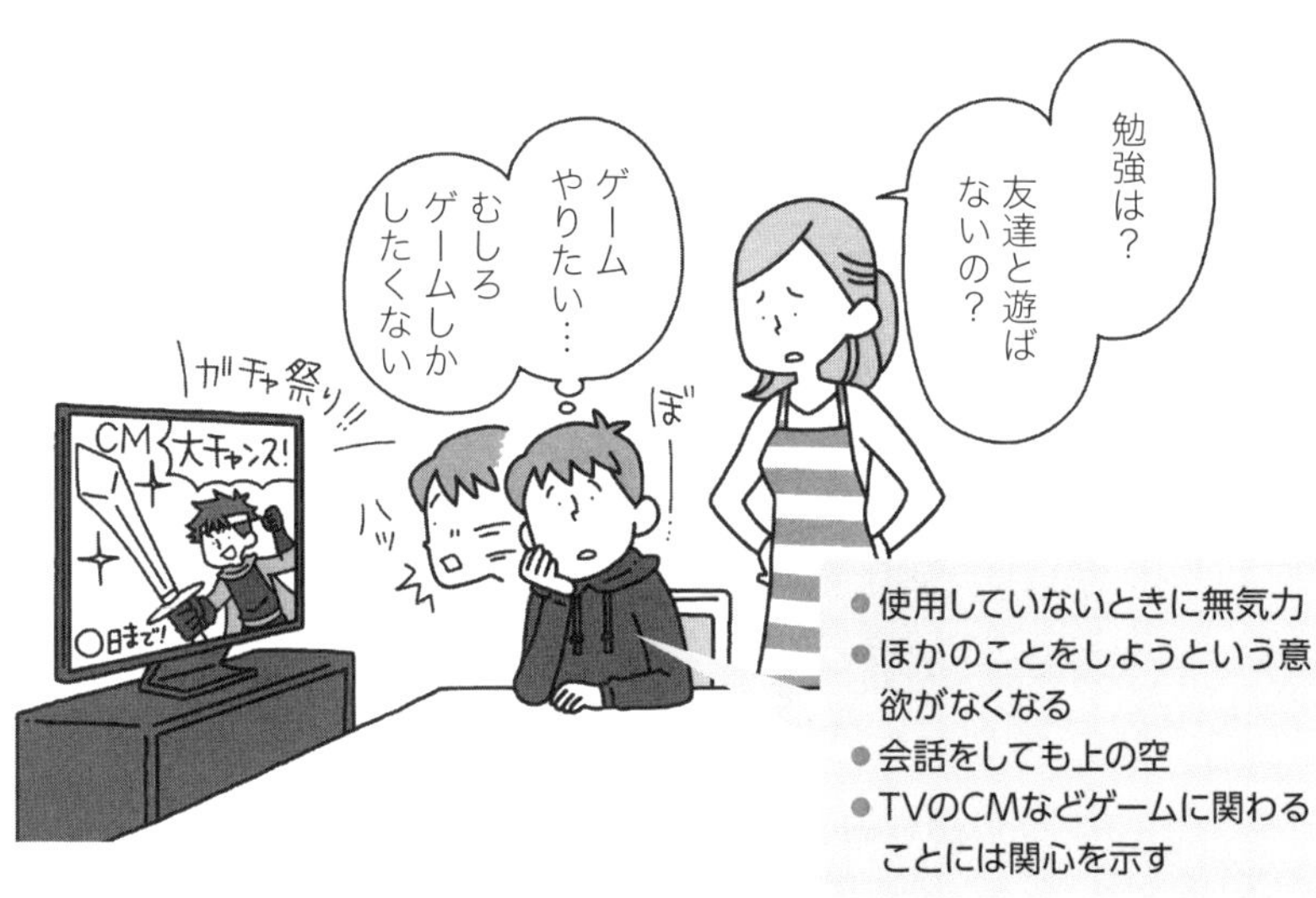

依存が進行すると登校や社会参加にも影響が出てきます。学業に遅れが出たり、部活動などに支障が出たりすると、ますます依存対象にのめり込むようになってしまいます。

一方で依存対象には強い執着を見せます。ゲームの話にだけ高い関心を示したり、ゲームができるとなれば意欲を見せたりします。家族がゲーム機などを片付けて使いにくくしても、執念深く探し出して使用したりします（探索行動）。保護者が見ていないすきに保護者のスマホを使用したり、パスワードを解除しようとあの手この手を使います。ゲームがしたいがために電器店までわざわざ出かけて試用機でゲームをしようとしたり、ほかのことでは見られないほどの行動力を示すこともあります。

強い執着

あれ どこいった？
……
いつの間に!!
いつもそんなに行動的じゃないのに
野菜
ネギ
大根
キャベツ
新作
スマホ お試しコーナー
じっ

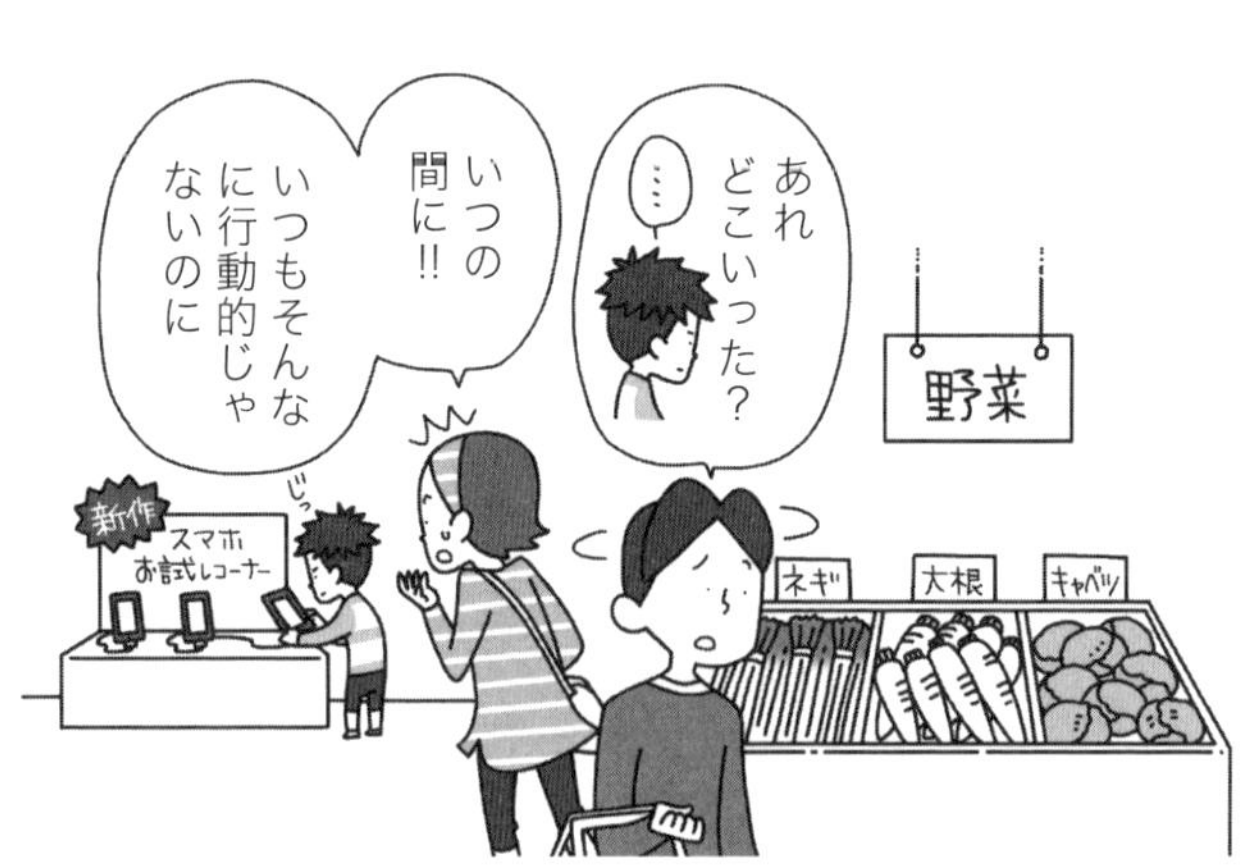

依存対象だけに強い関心を見せる

家庭内のトラブルも増える

保護者が困ってしまうのが、家庭内のトラブルが増えがちになることです。

ゲーム依存の状態ではゲームができないとイライラし、不機嫌になります。保護者が注意したり、禁止すると言うことを聞かず衝突が多くなります。反発して大声を出したり、暴れることさえあります。もともと穏やかな性格の子でもこのようになることは少なくありません。まるで人格が変わってしまったようです。

一見言うことを聞いているように見える子でも、こっそり隠れてゲームをしたり、より厳しい制限を免れるためにその場だけ従順なふりをしているという場合もあります。そのうえ、過剰な使用により高額課金や犯罪に巻

その場だけ従順なふりをしているのかも

やめなさい
ハーイ
厄介なことにならないように返事だけしておこう

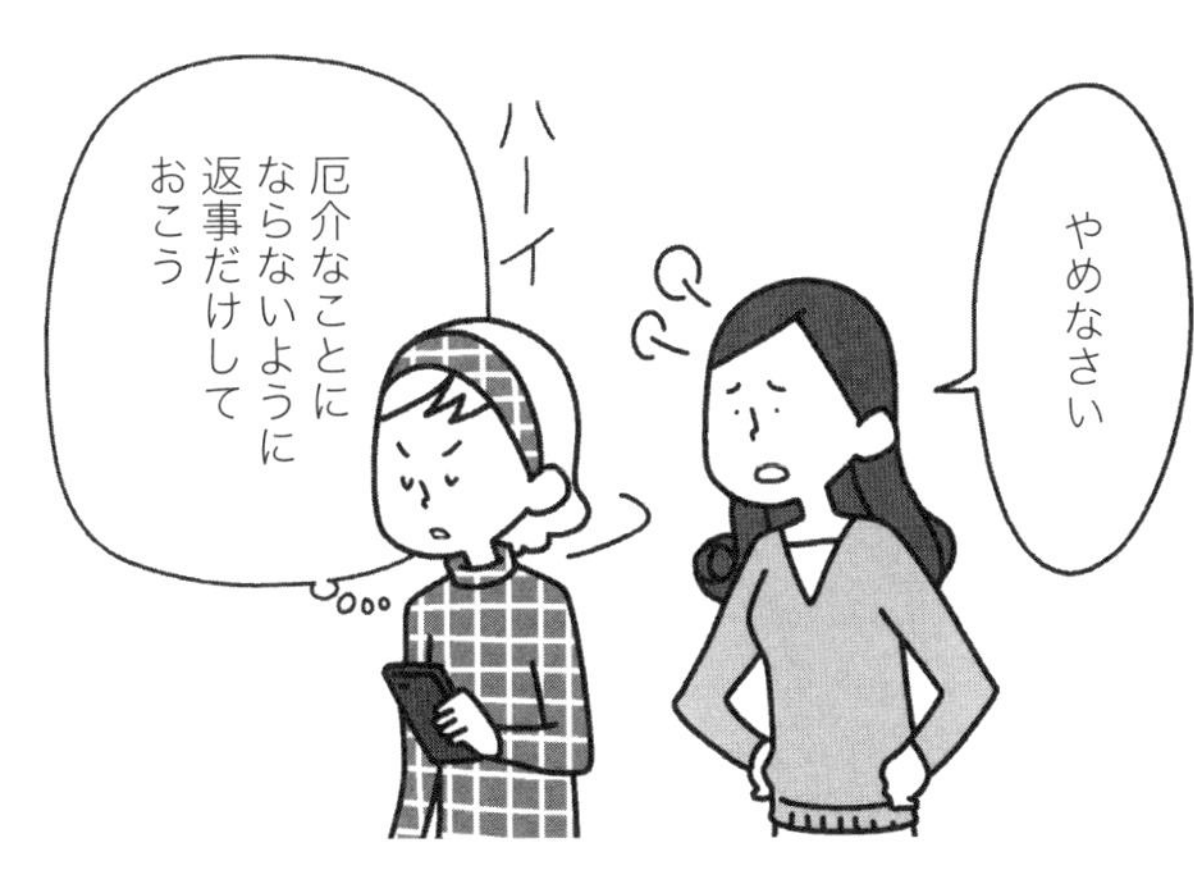

き込まれるなど、より深刻なトラブルを招くこともあります。
　ほかの兄弟にも影響が出たり、家族関係が悪くなることで、身の置き場がなくなり、ますますゲームに逃げたくなってしまいます。

　これまで見てきたように、ひとたび依存状態になってしまうと、なかなか本人の意思や家族の働きかけだけでは、使用をコントロールできなくなってしまいます。
　ですが、これらのことが依存という病気が原因だと知らないままお互いに接していると、人間関係が悪くなったり、誤った対処をしてしまったりしがちです。依存が原因だと知っておくことで、対策を講じる足掛かりにもなります。

このままではいけない
でもやめられない
ぼくなんか…
…依存？
依存の裏に悩みや生きづらさがあるかもしれない
そうかやめられないのは依存のせいなんだ
依存から抜けられるような対策を考えよう
依存について正しく理解する

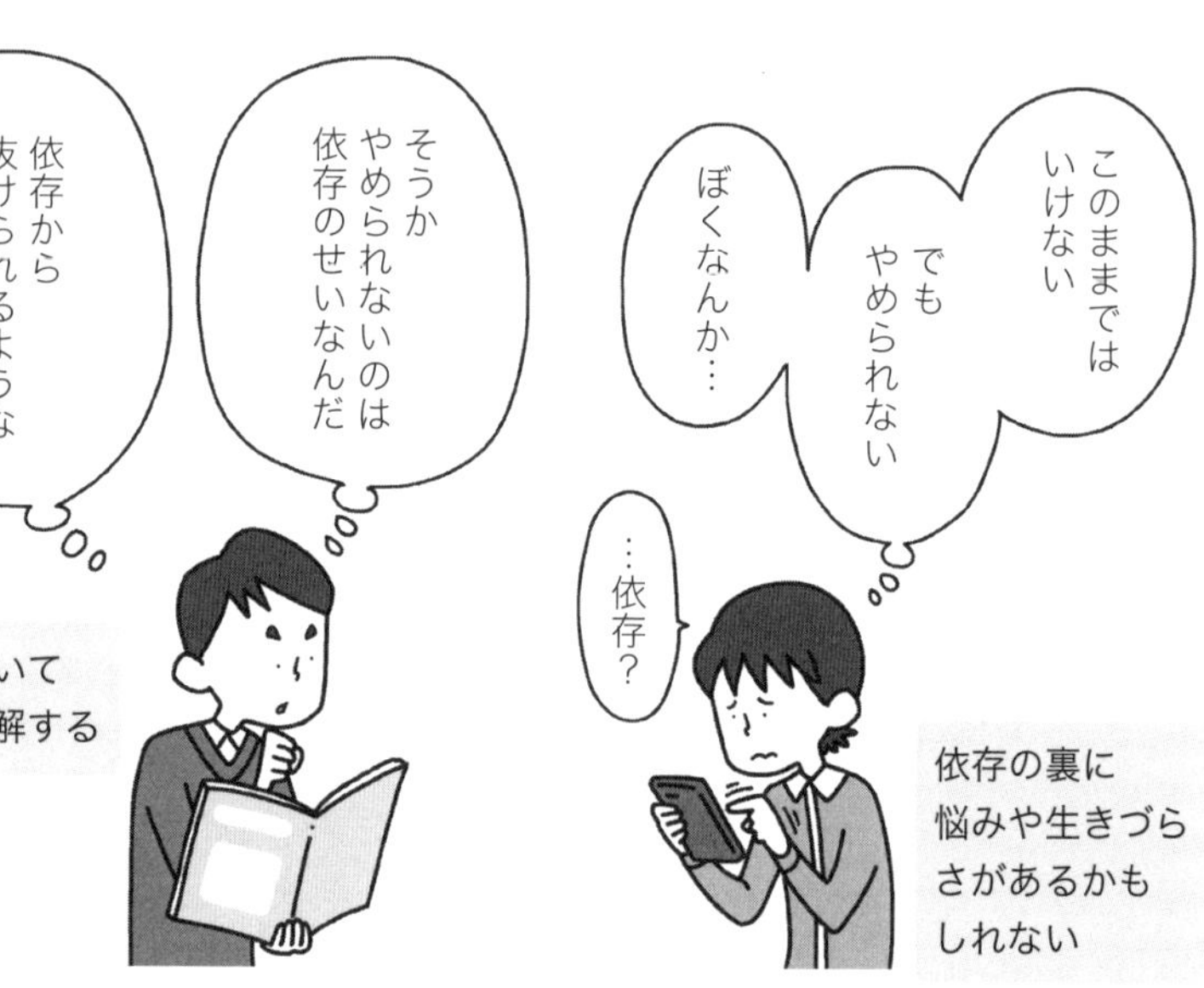

第2章

子どもとゲーム・スマホの関係

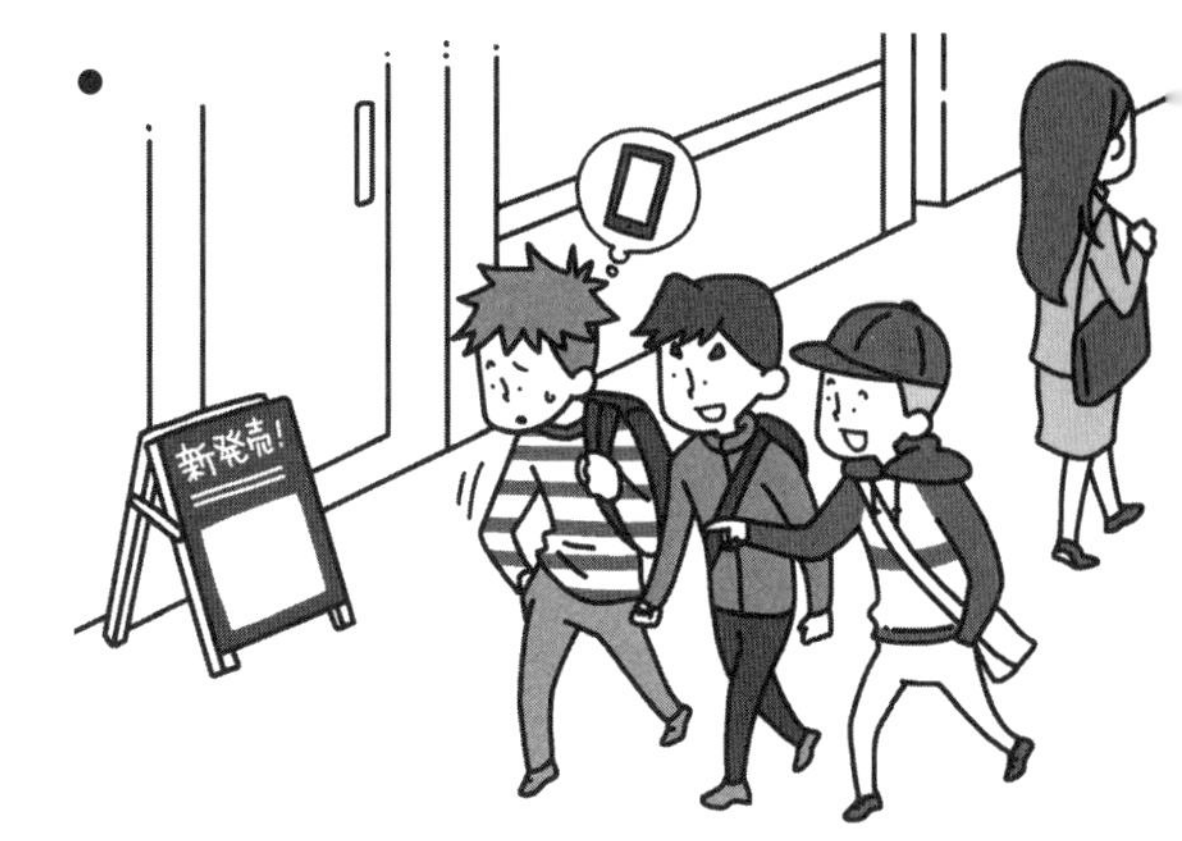

スマホはとくに注意が必要

スマホはとくに依存しやすい

以前はパソコンやゲーム専用機を使ったゲームに依存する患者さんが多かったのですが、スマホが普及してからはスマホのゲームに依存する患者さんが多数となりました。いつでもどこでもできるスマホはとくに依存リスクが高いと考えられます。

パソコンでのゲーム依存は、パソコンのある部屋から出てこなくなるなど早期に気づきやすいのですが、スマホの場合はどこにでも持ち運べるため、適正な使用なのか区別がつかなくなりがちで、保護者も管理しづらい面があります。

目の届かないところで使用していることが

スマホが身近すぎる

はまって抜け出せないのかな？
用事があるのかな？
いい加減にしなさい！
ねむいけど…

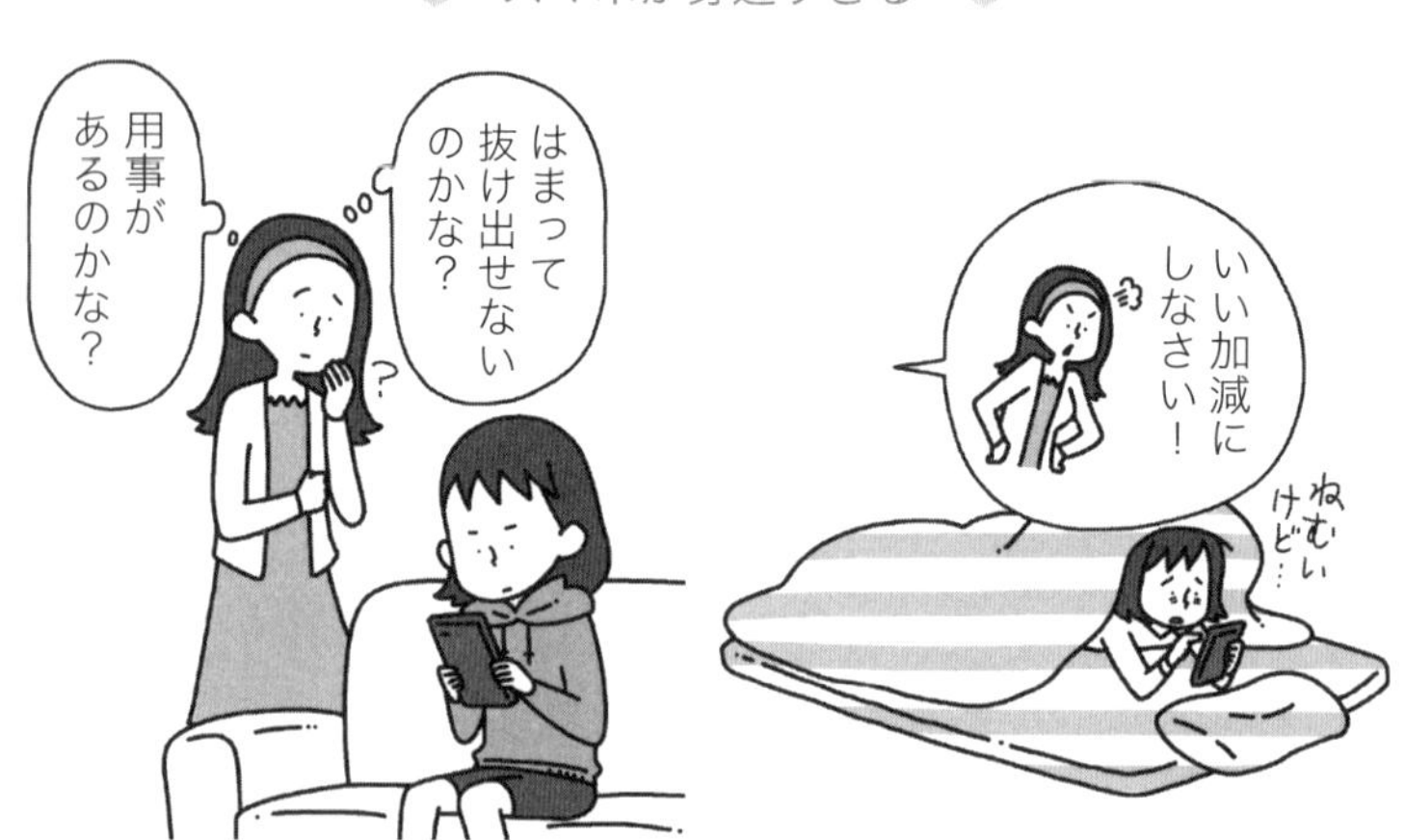

身近すぎて遠ざけにくいうえに、保護者からは依存なのか通常使用の範囲なのか見分けにくい

多いので、子どもがスマホをどのくらい使用しているのか、何をしているのか把握していないという家庭も少なくありません。

本人もいつも身近に置いているため、よりコントロールしにくくなります。外出中も、夜布団に入った後も、トイレでさえも使えてしまうのです。

また、注意が必要なのが通知です。スマホは通信機能が優れているため、ほかのことをしていても通知が来てゲームに誘われてしまいます。依存リスクの高い人ほど、こうした機能の影響を強く受けるでしょう。

ここでは、最近の子どもとゲームやスマホの使用傾向について見てみましょう。

通知がどんどんくるので気になる

「今夜イベント開催！
盛り上がろう」
ピロリン♪
「今がチャンス！
ログインでボーナス」
あっ 通知だ
ぎゅんっ
低
高
衝動メーター

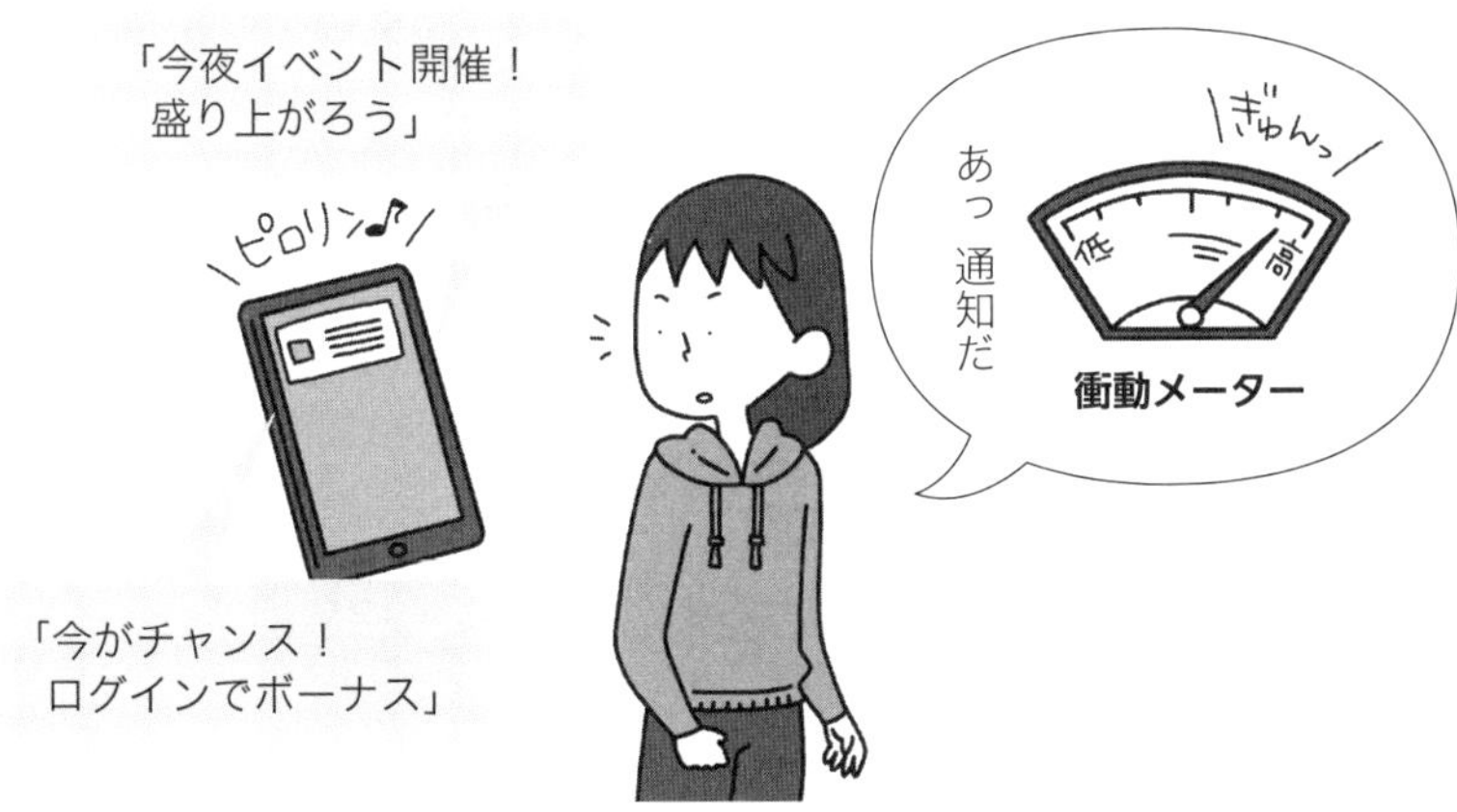

キュー（153ページ）によって衝動が惹起される

学習能力にも影響

スマホやゲームの使用と学習能力の関係についての調査で、使用する時間が増えるほど学力が低下する傾向があるという報告が出ています。

機器の使用時間が増えることで学習時間が減ること、また子どもの教育に関心の高い家庭では子どもの機器使用になんらかの制限を設けているケースが多い、といったことが関連しているかもしれません。

一方で、子どもの成長や長時間画面を見続けることで脳が疲労するなどの脳機能への影響も考えられます。

また、ゲーム依存の若者の脳には、神経細胞が傷つくことによる部分的な萎縮が見られるという研究もあります。※

学業成績の低下や仕事のパフォーマンスの低下

平日のゲーム使用時間	あてはまる	あてはまらない
1時間未満	5.0%	95.0%
1時間以上2時間未満	11.9%	88.1%
2時間以上3時間未満	20.4%	79.6%
3時間以上4時間未満	20.3%	79.7%
4時間以上5時間未満	22.4%	77.6%
5時間以上6時間未満	23.6%	76.4%
6時間以上	29.8%	70.2%

ネット・ゲーム使用と生活習慣についてのアンケート
「ゲームのために、過去12カ月間に生じた問題」

長時間使用している人ほど低下が多く見られる。

※Yao et al. Neuroscience & Biobehavioral Reviews, 2017.

　また、音楽を聴いたりメッセージを待ち受けたり、スマホを手元において勉強するような「ながらスマホ」状態では勉強の効率も悪く、集中力も低下しがちという指摘もあります。

　アプリなどで脳が活性化されるなどのよい面が強調された時代もありましたが、トータルで見ると中高生の学習に関してはむしろ妨げとなっている面のほうが多いでしょう。

健康にも深刻な影響が

　ゲームやスマホへの依存は健康に影響があるのでしょうか。アルコールやタバコと違って直接的な体への悪影響は少なそうに思えます。しかし、実際はそうではありません。久里浜医療センターを受診してくる患者さんのなかにも身体的な症状が出ている人が見られ

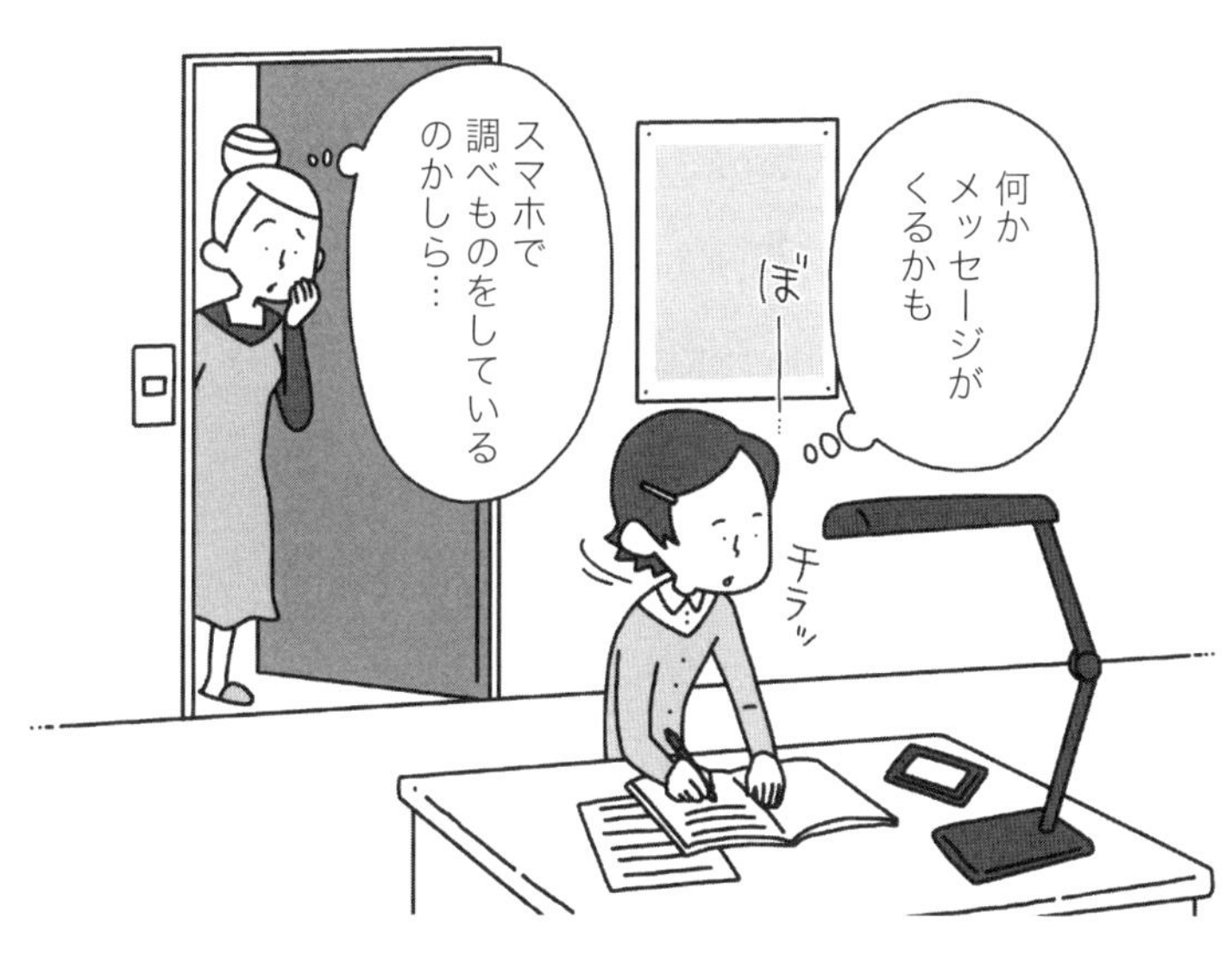

ます。

まず、長時間画面を見つめることによる眼精疲労、仮性近視、頭痛、めまい、吐き気、肩こり、腱鞘炎などの訴えが多く見られます。

運動不足により筋力や運動能力が著しく低下します。依存になる前は運動部で活躍していたという子どもでも、持久力や瞬発力、柔軟性、握力など、いろいろな能力がその年代の子どもの平均値以下になってしまうケースもあるのです。

ゲームにとらわれた生活では食生活がおろそかになることも多く、栄養失調になったり、成長にも影響を及ぼします。逆に手軽なジャンクフードなどを食べすぎることで肥満や糖尿病なども心配されます。栄養失調と運動不足から骨粗鬆症になるリスクも高くなります。睡眠不足や昼夜逆転など睡眠の乱れも起こりがちです。海外の重症の例では、まともに水分も食事もとらずにパソコンの前に座り続けたことで、血栓によりエコノミークラス症候群を発症した死亡例もあります。

また、ゲーム・スマホへの依存は精神疾患との関連が指摘されています。依存の陰にほかの精神疾患が隠れていることもありますし、逆に依存がそれらを増悪させてしまうこともあります。合併しやすい精神疾患については第4章でもお話しします。

健康への影響

●眼精疲労、視力障害
（仮性近視/スマホ老眼）

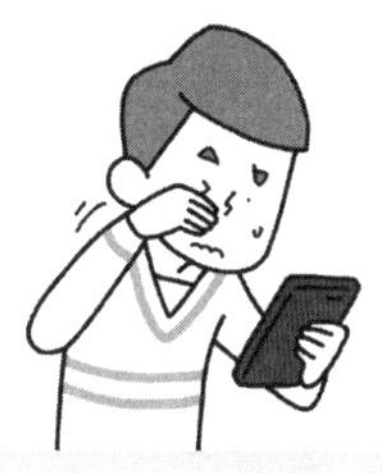

●運動不足

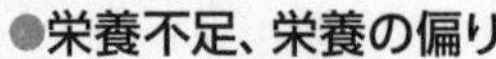

●栄養不足、栄養の偏り

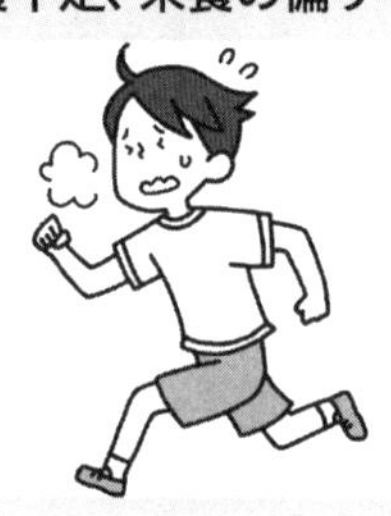

●脳への影響

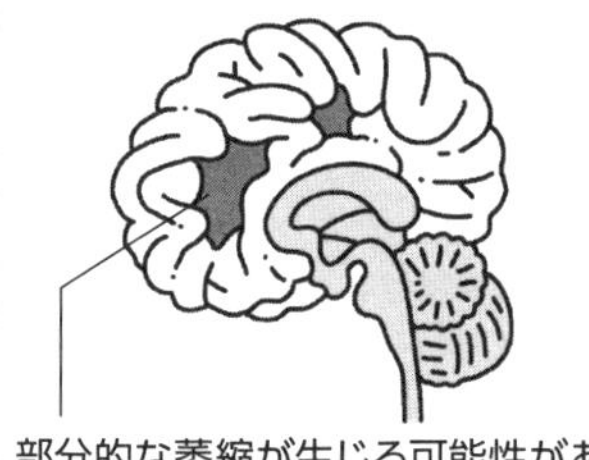

部分的な萎縮が生じる可能性がある

●頸椎や肩、腕の障害

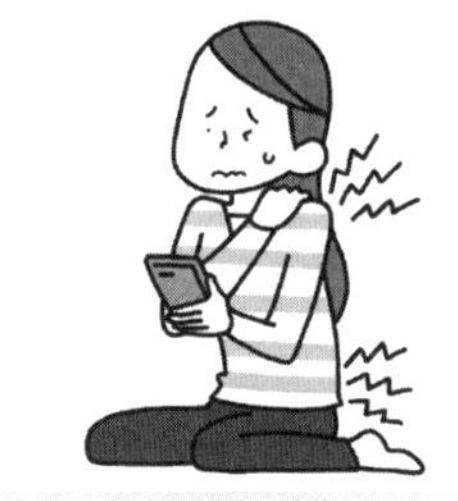

●不眠、昼夜逆転

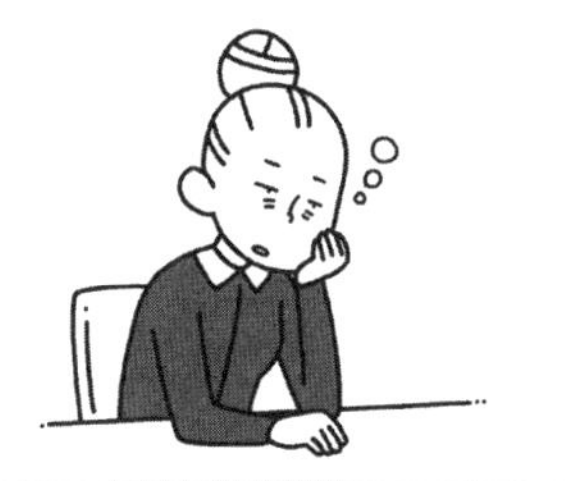

●指の腱鞘炎・指の変形
（スマホの荷重を支える骨の変形）

●精神面への影響

etc

ゲームに依存

人気はオンラインゲーム

依存で受診している子どもに人気なのはインターネット上でゲームをするオンラインゲームです。よくプレイされているMMORPG (Massively Multiplayer Online Role-Playing Game) やシューティングゲームなど、多人数同時参加型のゲームです。人気のあるゲームは課題や舞台が次々に更新され終わりがありません。

また、ほかのプレイヤーと通信機能でコミュニケーションを取りながら、一緒に作戦を立て、役割を分担し、協力してプレイすることもあります。連帯感が生まれ、やめにくさにもつながります。

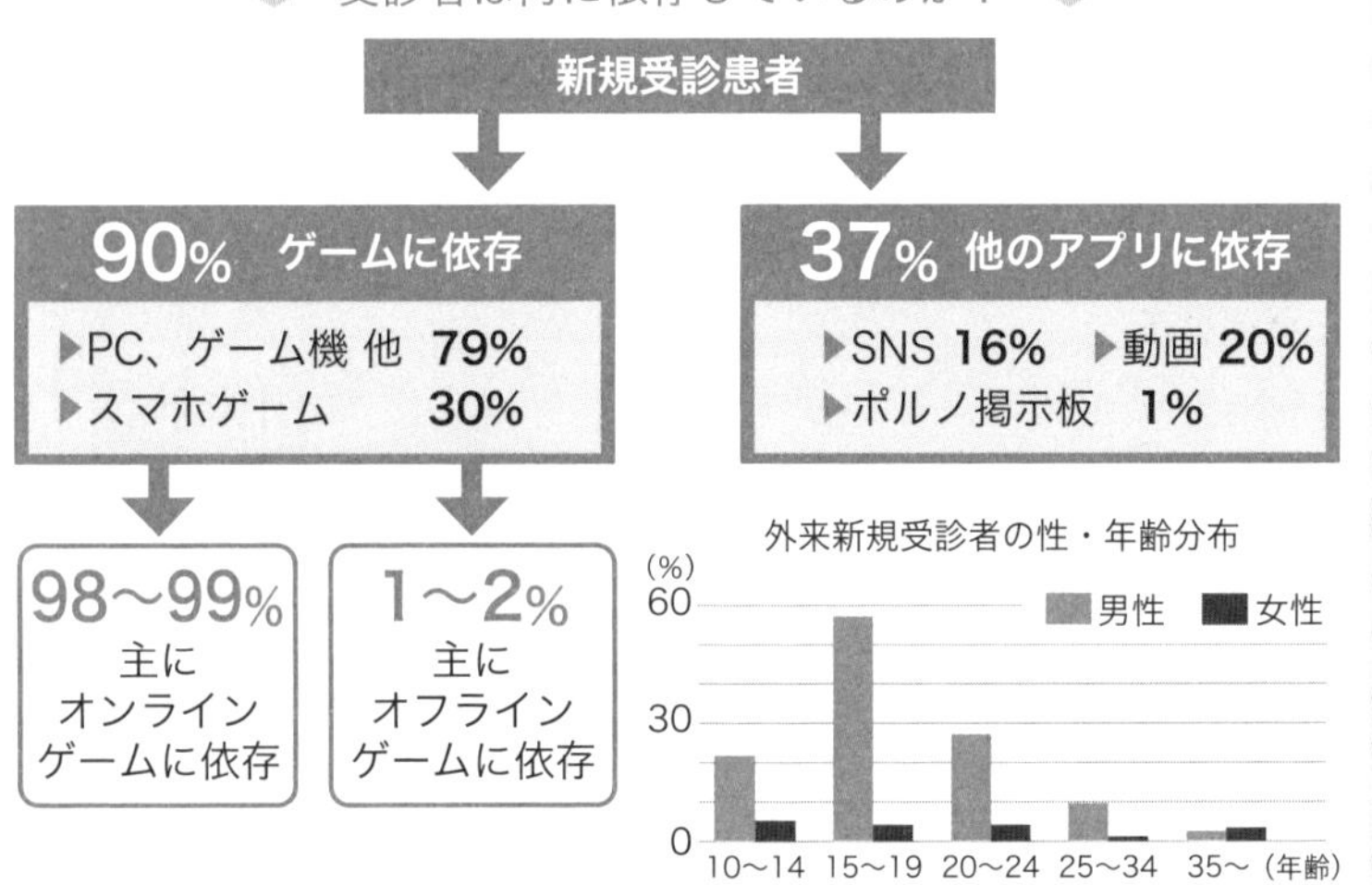

久里浜医療センター, 2016～2017年に新規受診した120名のデータ

架空の自分を演じられる

人気のあるゲームの多くで、魅力的な世界観が細かく作り込まれ、そのなかで自分の好みの分身（アバター）を設定することができます。アバターには好みの名前や顔つき、体格、装備などを設定できます。性別や年齢も自由です。

ゲーム上で架空の自分を演じているうちに、ほかのプレイヤーと関わりができ、ゲーム内での財産が増えたり、レベルや技術が上がってより有利にプレイすることができるようになったり、架空の自分の存在感が増していきます。それ自体は悪いことではありませんが、現実世界にうまく適応できていない人の場合、「現実よりゲームの世界のほうがいい」と、より使用のコントロールが難しくなりがちです。

オンラインゲームの世界では…
アバターで架空の自分像
● ネット上で仲間ができる
● レベルが上がって、ゲーム上の能力が高くなった
● ゲームのなかで理想の自分でいられる
おつかれ 9時間ぶりー
やっと来たね 今日もよろしく
あれの倒し方教えて
来た来た

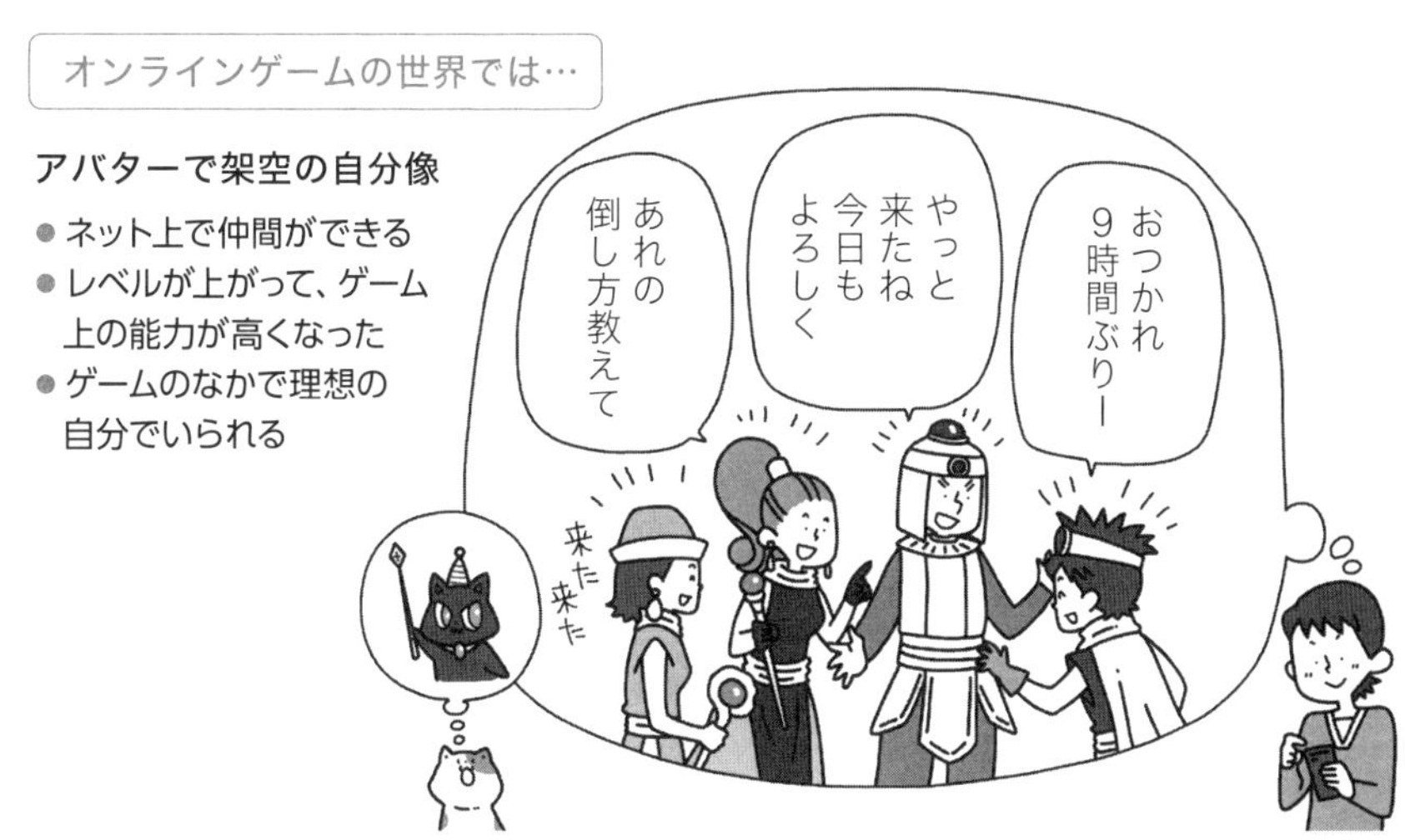

やめにくいしかけ

多くのゲームでは、プレイヤーは長時間プレイするほどレベルが上がって強くなります。また、続けてログインすることでボーナスが出たり、そうしないことで不利になることがあります。イベントやボーナスなど期間限定だったり、日時が指定されたサービスなど、プレイヤーが「参加しなきゃ」と思い、長く頻繁に続けていくようにいろいろな仕掛けが考えられています。

スマホで提供されるゲームの多くは基本的に無料です。お金を払う（課金する）とゲーム上有利になるようなアイテムを入手できるしくみになっています。より有利なものの値段が高くなりますが、これにギャンブル性を持たせたものがガチャです。

レベルアップ
までであと
105 ポイント！
あともう
少しやろう
かな
今日じゃ
なきゃ
ダメ？
今だけ！ログインで
ガチャ３回無料！！
毎日ログインボーナス
ゲームコイン 10 枚
プレゼント！

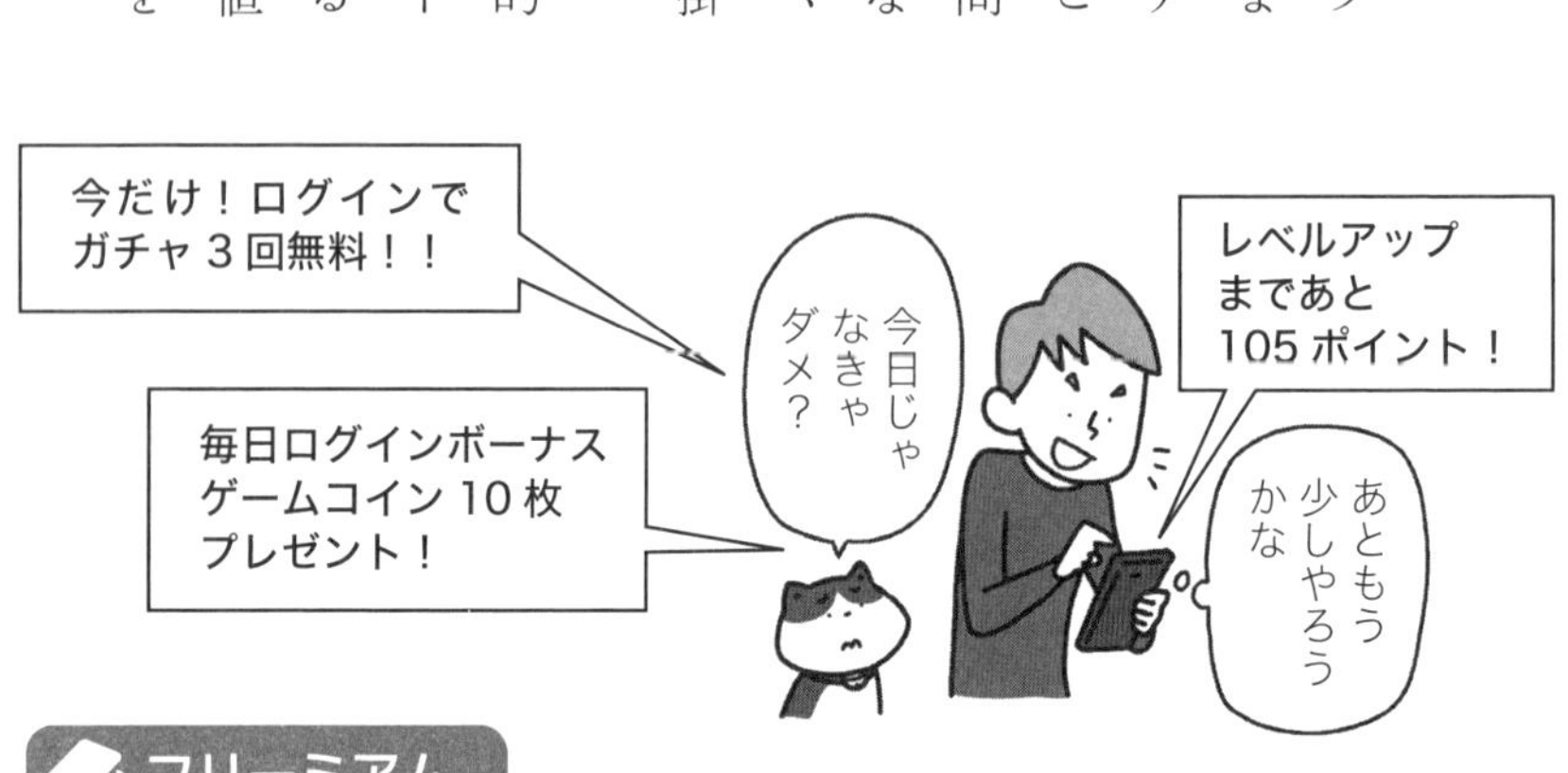

フリーミアム

基本的なサービスやゲーム自体は無料で利用でき、さらに高度な機能の利用については課金が必要となる。スマホで提供されるサービスに多いビジネスモデル。

ガチャ（ルートボックス）

ゲームではガチャ（海外ではLoot Box：戦利品ボックス）という当たりはずれのある演出がよく使われます。

くじのようになっていて「当たり」が出れば、レアであったり、ゲーム上有利になるアイテムが獲得できます。課金することでより多くガチャをひく権利を得られますが、多く課金したからといって必ずほしいアイテムが獲得できるとは限りません。

子どもが家のお金を盗んだり、保護者のクレジットカードを使用するなどのトラブルが問題になっています。またゲーム内課金ではお金を使っている感覚が希薄で高額を課金してしまうなど、課金単独のトラブルもあります。

さっきは欲しいのが出なかったけどこれまで何回もチャレンジしてるから次こそ
課金すればもう一個
何が入っているかはわからない
あと少し
そろそろ出るかも？
挑戦するためには対価が必要
ドキ
ドキ
やめられない…
出るという保証はないのだけど…
根拠なくあと少しで有利な状況になりそうだと考える

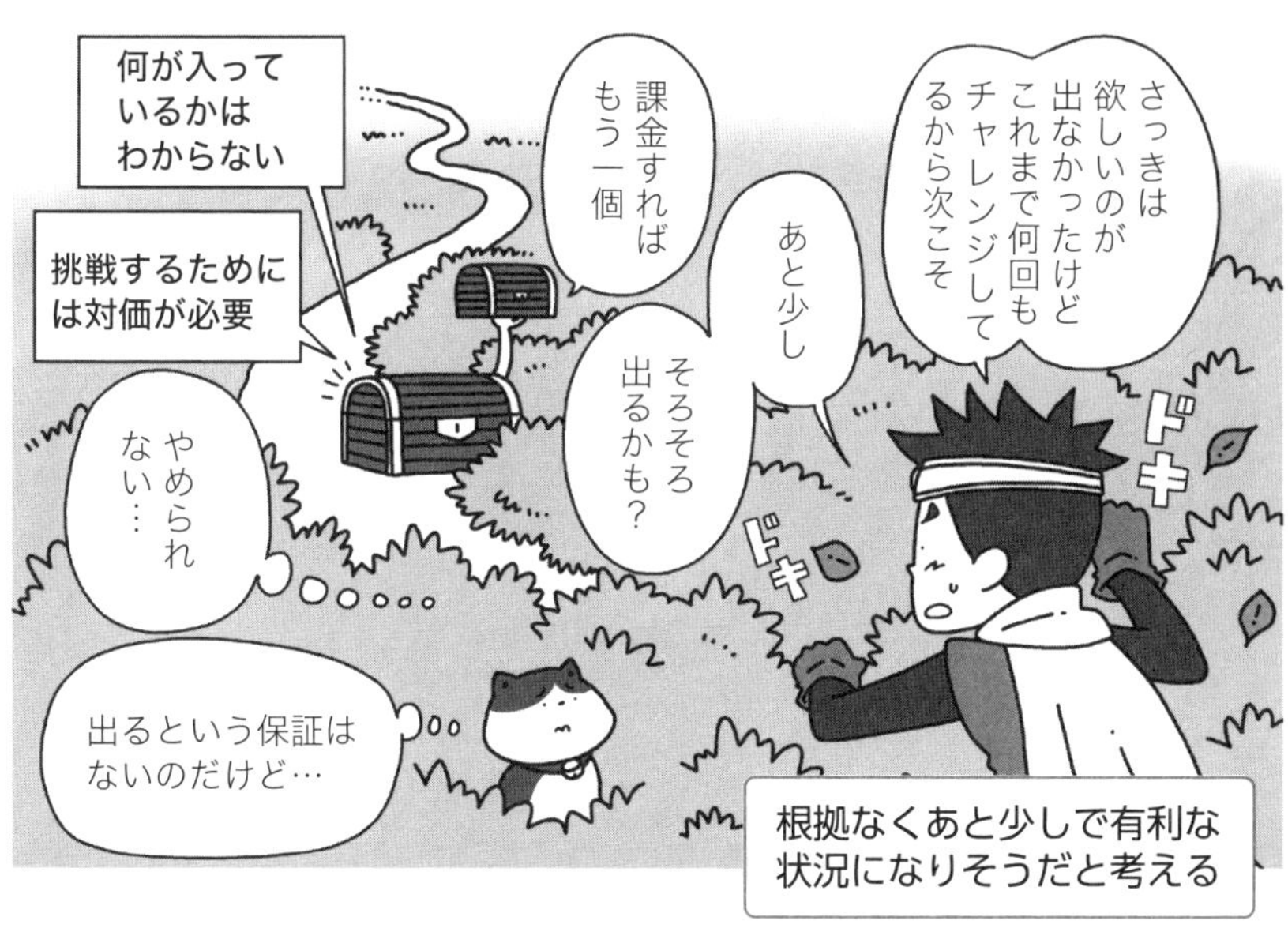

ギャンブル性が依存を加速させる

ＩＣＤ－11（102ページ）では、かつてはギャンブル障害（ギャンブル依存）がはじめて依存に分類されるようになりました。同時にゲーム障害（ゲーム依存）も病気として認められました。

ギャンブル依存とゲーム依存は共通点も多く、病気の根底に通じるものがあります。ギャンブルの依存性の説明として、人はいつも必ず勝つ場合より、勝てるかどうかわからない場合で勝ちを経験する方が、その行為で強く快感を感じるという考えがあります。負けることが多くトータルで損をしていても、たまに勝つことがあれば強い快感をおぼえ、その経験に執着するようになり、依存が形成されていきます。ゲームにも似た性質があると考

ギャンブルとゲーム依存は共通点がある

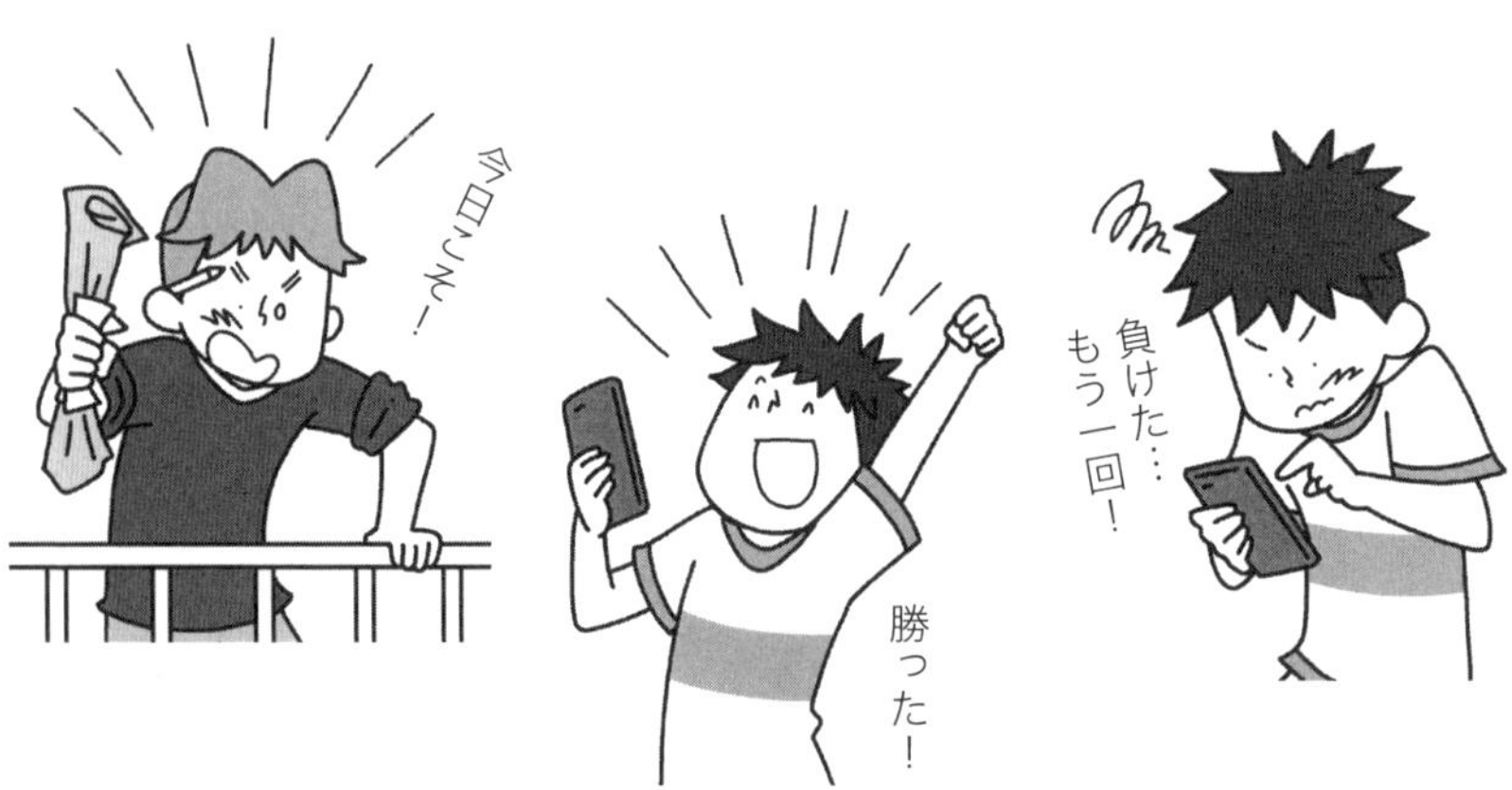

えられます。

しかし、ゲームとギャンブルはさまざまな面で異なります。法律により場所や年齢が制限されているギャンブルに対して、ゲームは時と場所を選ばないこと、ほとんど規制がないことから低年齢の子どもでも身近に使用しやすいのです。たとえば、ギャンブル場へのアクセスのしやすさは、ギャンブル依存リスクを高めると考えられていますが、スマホさえあればすぐに使用できるというゲームへのアクセスしやすさはギャンブルの比ではありません。

同様に、子どものうちからギャンブル場に行くことも成長後のギャンブル行動に影響を与えると考えられていますが、基本的にゲームには年齢制限がありません。

またゲーム内でもギャンブル性のあるしか

ギャンブルよりゲームの方がリスクが高い

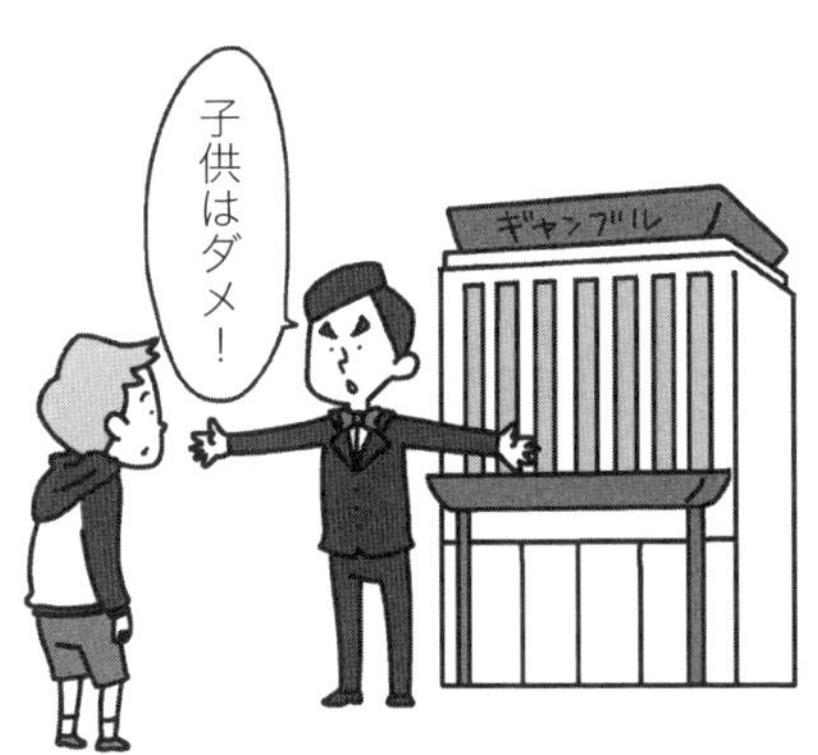

ギャンブル場は法制度で制限されているが

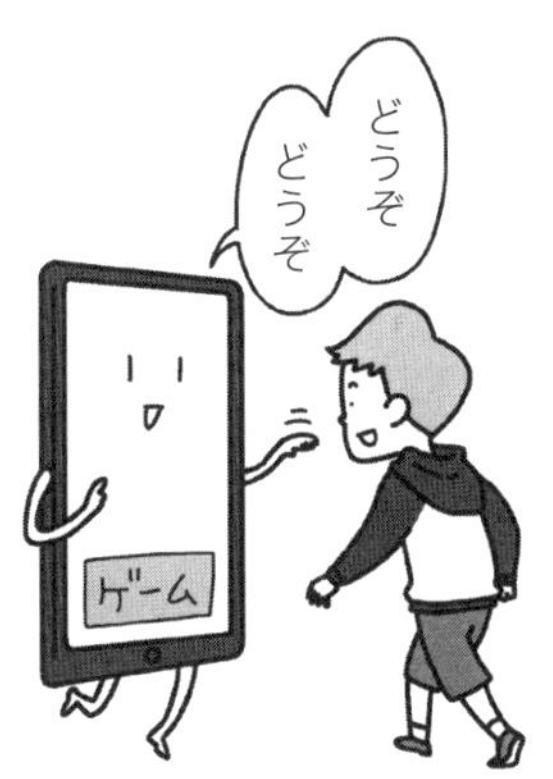

ゲームは、低年齢から触れることができる

けがよく使われています。
人気のゲームは、ギャンブル的な要素を取り入れることでユーザーを引き付けています。代表的なものは先述のガチャ（51ページ）ですが、そのほかにもさまざまな要素があります。よく使われるゲーム上の演出には次のような錯覚が利用されていることが多いのですが、これらはギャンブル依存の加速因子でもあります。

ニアウィン（惜しい負け）効果

「リーチ」、「惜しかった」などの表現によってゲームに負けているにも関わらず、有利な状況であるかのような誤認を誘い「次は勝てる」などと錯覚させ、ゲームをさらに続けたいと思わせます。

ゲーム上の演出により期待が高まる

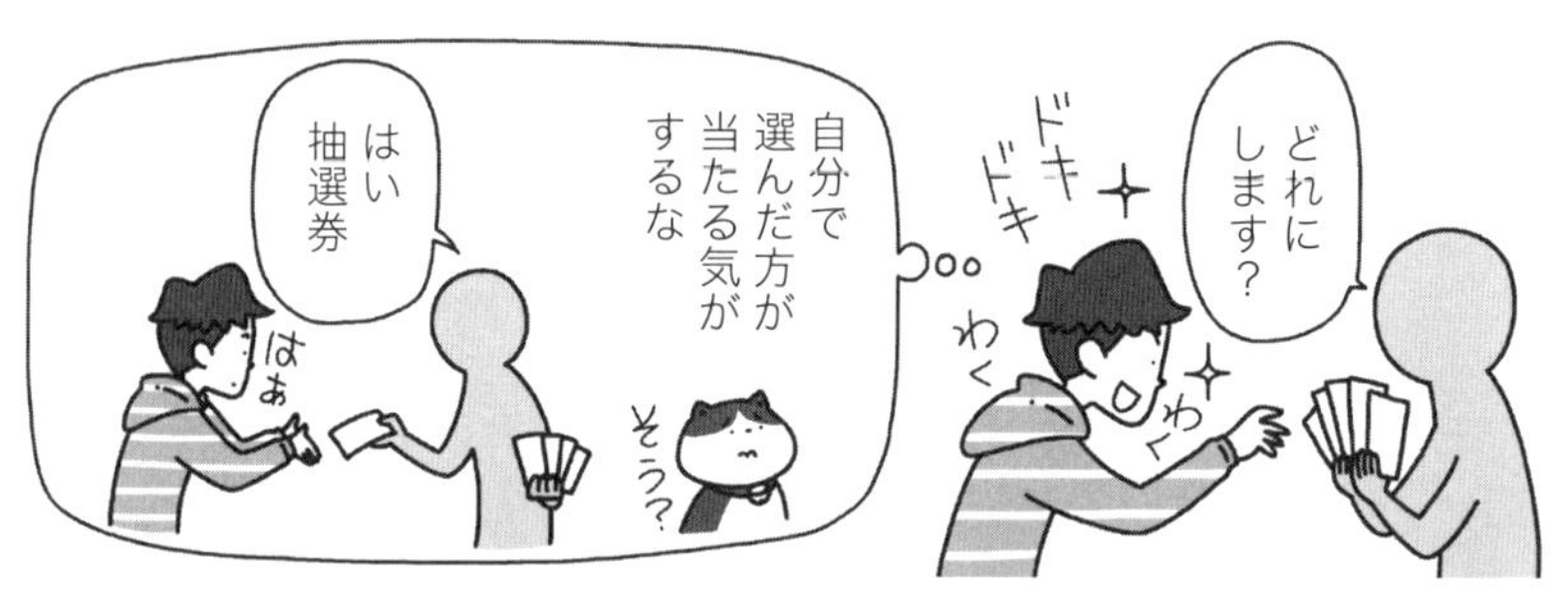

どれにします？
ドキドキ
わくわく
自分で選んだ方が当たる気がするな
はい抽選券
はぁ
そう？
確率は変わらないはずなのに…

自己コントロール錯覚

たとえまったくの運任せ、プログラム任せであったとしても、自分で画面を操作していることで、自分のやり方しだいで結果を変えることができるかのような妄想を抱きます。

勝ちの錯覚

画像や音響によって、負けているにも関わらず、勝ったかのような感覚を抱かせることによって認知の歪みをもたらします。意思決定力を弱めて、合理的な選択をできなくしてしまいます。

これらの効果で…

さまざまな演出の効果で「勝てるかも」「賞金が出るかも」と期待させられるうちに、リーチの表示だけで期待から快感を得るようになります。その結果負けても「惜しい」「上達してきた」などと感じ、損失部分は軽視するようになります。

ジャジャーン！
超レアゲット!!
これはもう持ってるけどレアなやつが出た！
惜しい！
次はほしいのが出るかも！
もう一度！

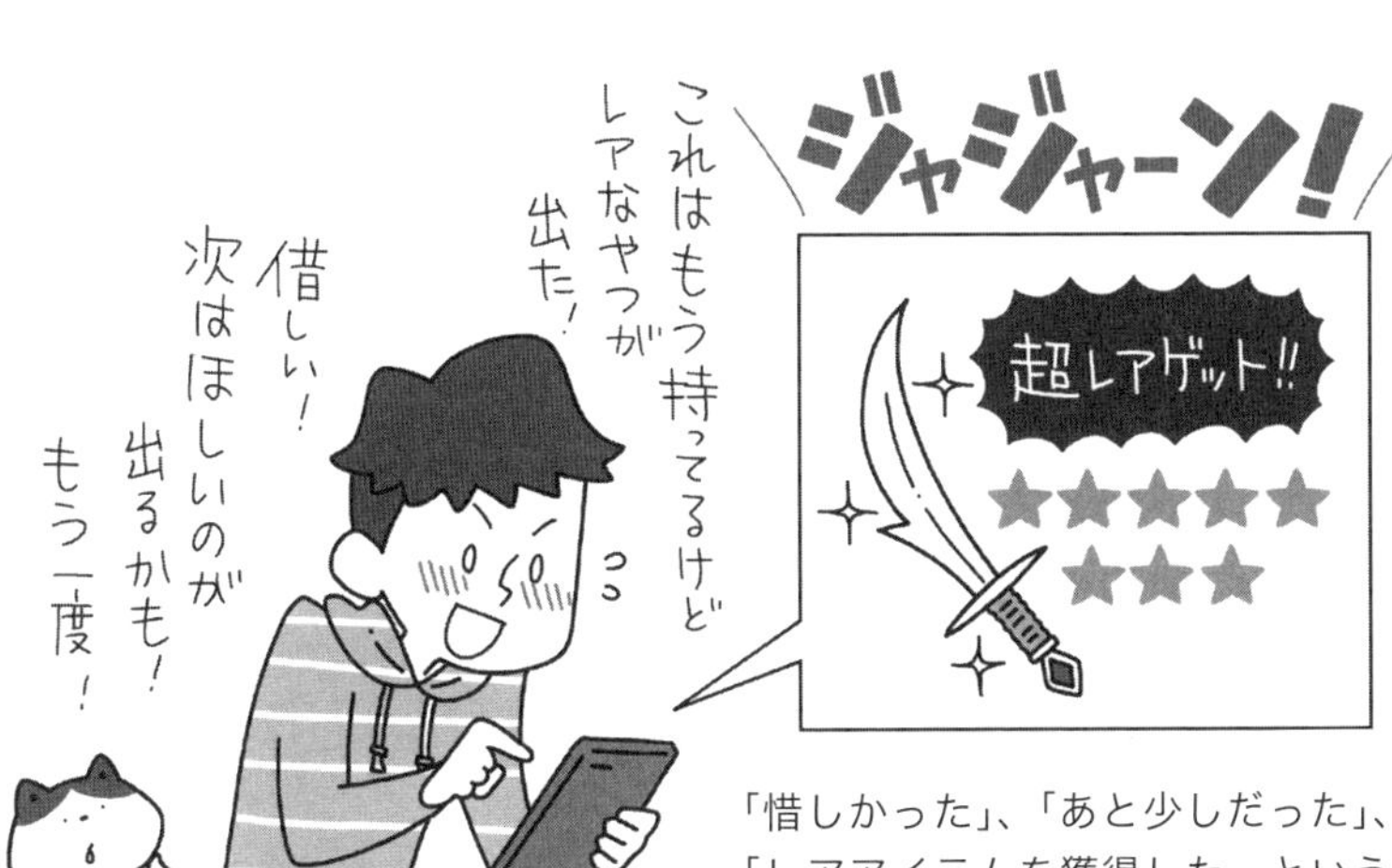

「惜しかった」、「あと少しだった」、「レアアイテムを獲得した」という状況を演出すると、実際には勝っていなくても快感を得ます。

実際の損得は関係ない

このようなギャンブル性から、勝っても負けても結局は依存に陥ってしまいます。

はまっていない人から見るとギャンブルで損をしたり、ゲームでよい結果を成してもなんの得にもならないのだから、そのうちに嫌になってしまうのでは？と思いますが、ギャンブル依存、ゲーム依存の患者さんはそうはなりません。

行為に快感が結びついているので、実際の損得について合理的な判断ができなくなりがちです。

ゲームにより快感が得られるかどうかだけが問題となり、さらに「お金をかけたのだから」「時間をかけたのだから今さら……」といよいよやめられなくなっていきます。

ゲームって
時間の無駄
じゃない？
よほど
楽しいのね
そのうち
あきるかしら…
なんの得にもならないから
そのうちあきるだろうと
思っていても…

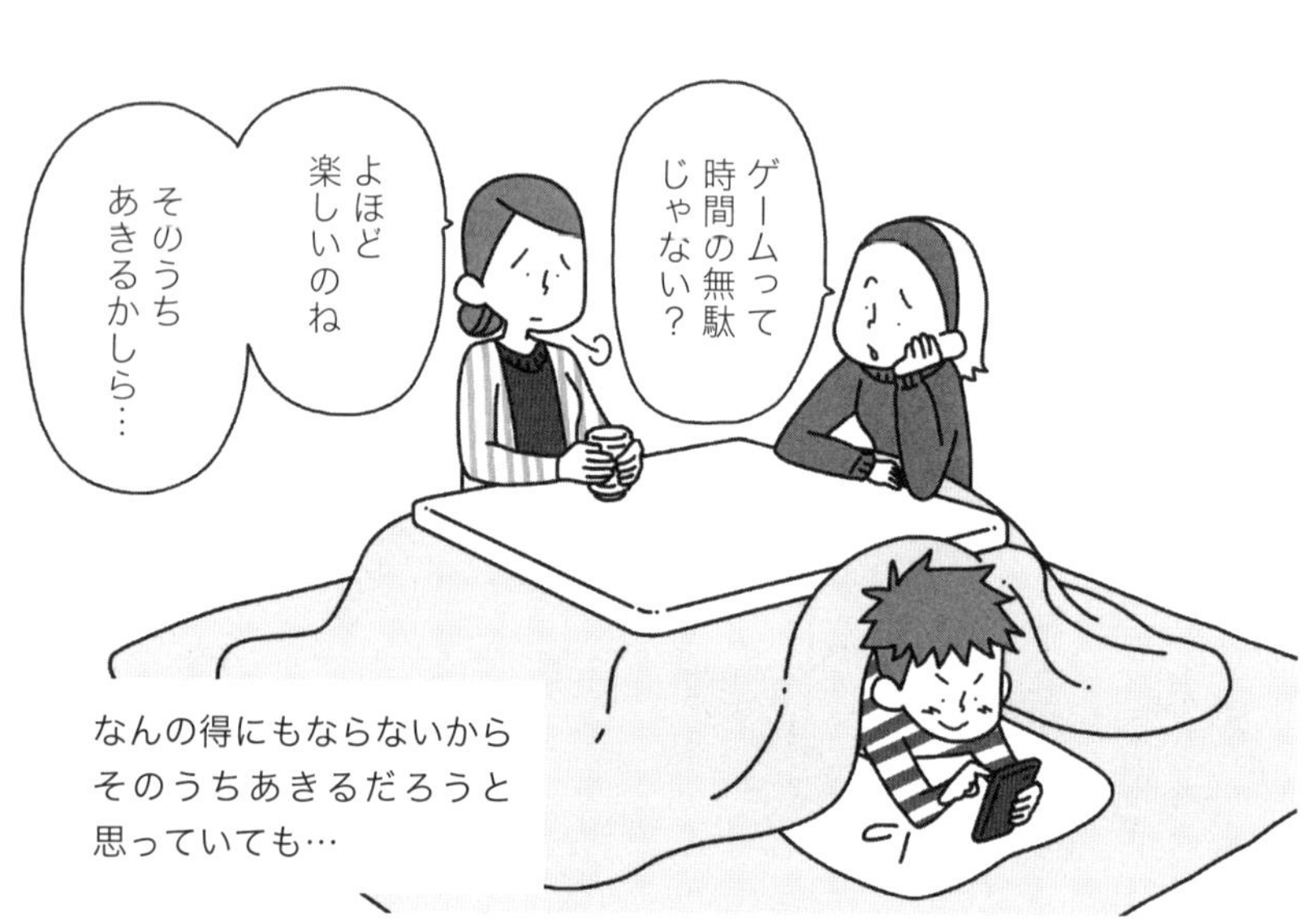

SNSに依存

中高生にSNSは必須？

内閣府の調査では、インターネットを友人などとのコミュニケーションに利用していると回答した子どもは69・1％で、中学生では75・3％、高校生では90・1％と年齢が上がるごとに増えていきます。以前は電子メールやキャリアのショートメールなどでの1対1でのコミュニケーションが中心でしたが、現在はSNSの割合が増えてきています。SNSとは、Social Networking Services の略で、人と人との交流促進を目的としたサービスを指します。

Facebook、Instagram、Twitter、TikTok などが有名です。メールの延長として使われ

インターネットを利用している子どもの割合

		コミュニケーション	ニュース	情報検索	地図・ナビゲーション	音楽視聴	動画視聴	電子書籍	ゲーム	ショッピング・オークション	勉強・学習・知育アプリやサービス	その他
いずれかの機器	総数 (n=2977)	69.1%	29.0%	55.2%	28.0%	62.9%	81.5%	14.8%	78.7%	12.7%	41.6%	5.1%
	小学生 (n=933)	41.8%	10.7%	34.0%	7.5%	37.2%	72.0%	4.6%	81.7%	2.5%	31.4%	5.1%
	中学生 (n=1180)	75.3%	28.9%	60.1%	27.9%	67.5%	84.3%	15.9%	76.4%	8.8%	40.9%	4.6%
	高校生 (n=860)	90.1%	48.7%	71.6%	50.2%	84.3%	87.8%	24.3%	78.7%	29.1%	53.6%	5.8%
スマートフォン	総数 (n=2022)	77.0%	32.0%	58.1%	34.7%	67.1%	78.6%	15.2%	72.4%	15.2%	34.4%	2.9%
	小学生 (n=406)	43.6%	10.6%	35.2%	9.4%	37.9%	60.8%	2.0%	70.9%	1.7%	16.7%	2.0%
	中学生 (n=814)	80.3%	27.8%	58.6%	31.8%	66.2%	80.5%	13.9%	70.6%	8.2%	30.1%	3.1%
	高校生 (n=798)	90.5%	47.1%	69.3%	50.5%	82.6%	85.7%	23.3%	74.8%	29.2%	47.9%	3.1%

内閣府　令和元年度青少年のインターネット利用環境実態調査

ることの多いLINEも一般的にSNSに分類されます。

メッセージのやり取りだけではなく、情報や写真や動画などのファイル共有、また、イベントや待ち合わせの日程調整といったリアルありきのコミュニケーションにも役立ち、使うほどに便利で手放せない存在となっていきます。

しかし友人からの着信が気になり、メッセージを見逃すまいとして使用が過剰になってしまうケースなどが問題となっています。トラブルとなり、心身の健康に影響が出るケースもよく聞かれます。

さらに、このSNS使用にも依存性が指摘されるようになってきています。代表的なものは「いいね」を始めとする評価システムです。

SNSは単なるメッセージのやり取りだけではない

○○へ行こう
都合の良い日を入力して
地図共有するね
もちものをノートにあげたよ
写真を入れるアルバムを作ったよ
アルバム

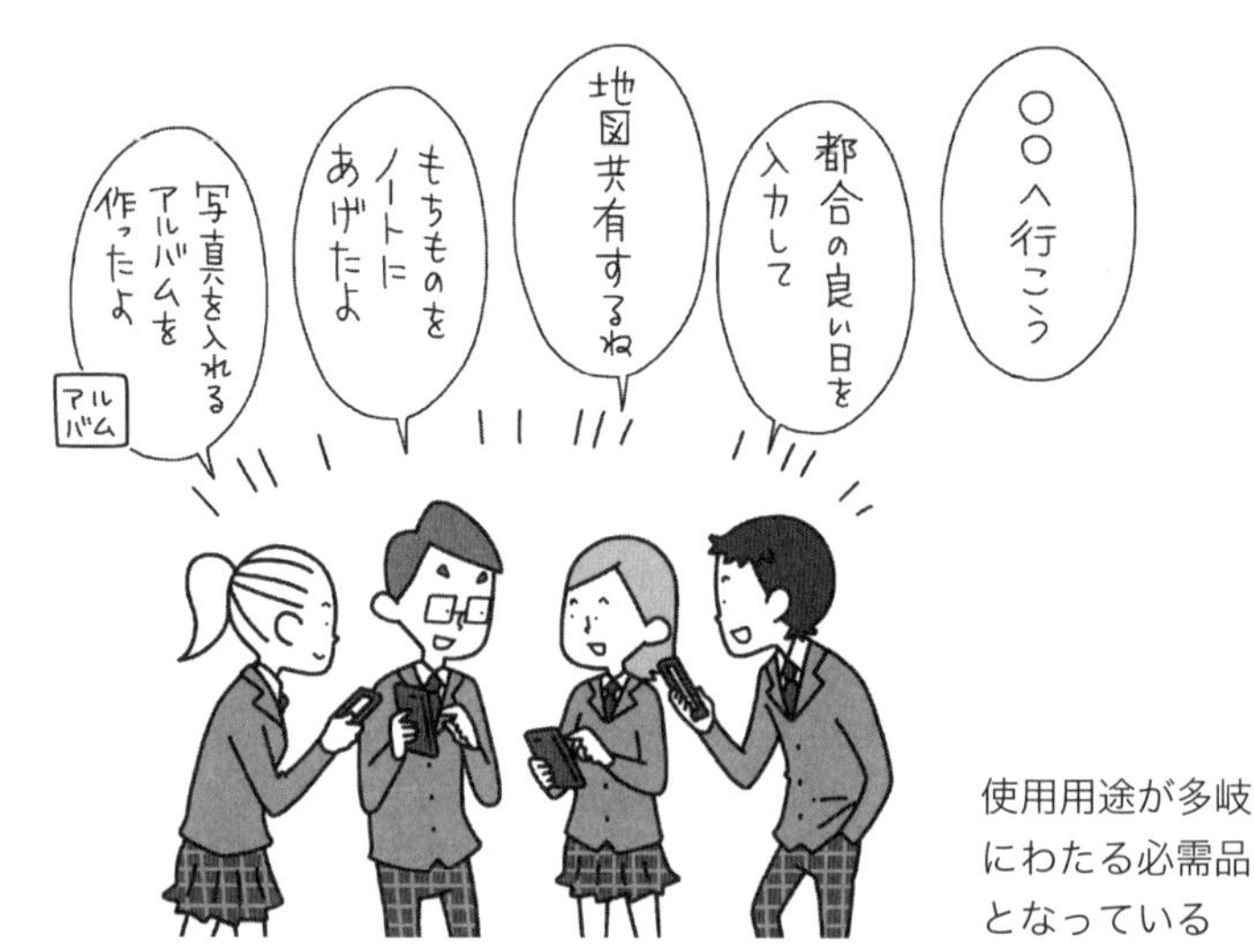

使用用途が多岐にわたる必需品となっている

承認の数が見える

SNSでなにかを投稿（情報発信）すると、共感や、コメントなどのレスポンスがつきます。多くのSNSでは、それらの数やフォロワー、登録したSNS上の友達の人数が、自分からも他人からも数字で確認できます。

ユーザーのなかには、これらの数値にこだわるようになる人がいます。自分の投稿にレスポンスが少ないと残念に感じ、レスポンスが多いと喜びを感じます。ゲームのように、もっと多くの数値を出したいと感じるようになります。

そのうちに必要があっての発信ではなく、レスポンスが欲しいがための発信をするようになることもあります。

いいね!
パアァ
おお
すげー
いいね!!
いっぱいイイネ!がついた
また投稿しよう
もっといいねがほしい
いいねが少なかった 残念
次はもっといいねがつくようにがんばろう

バズりたい!
あの人に負けたくない
ドヤ

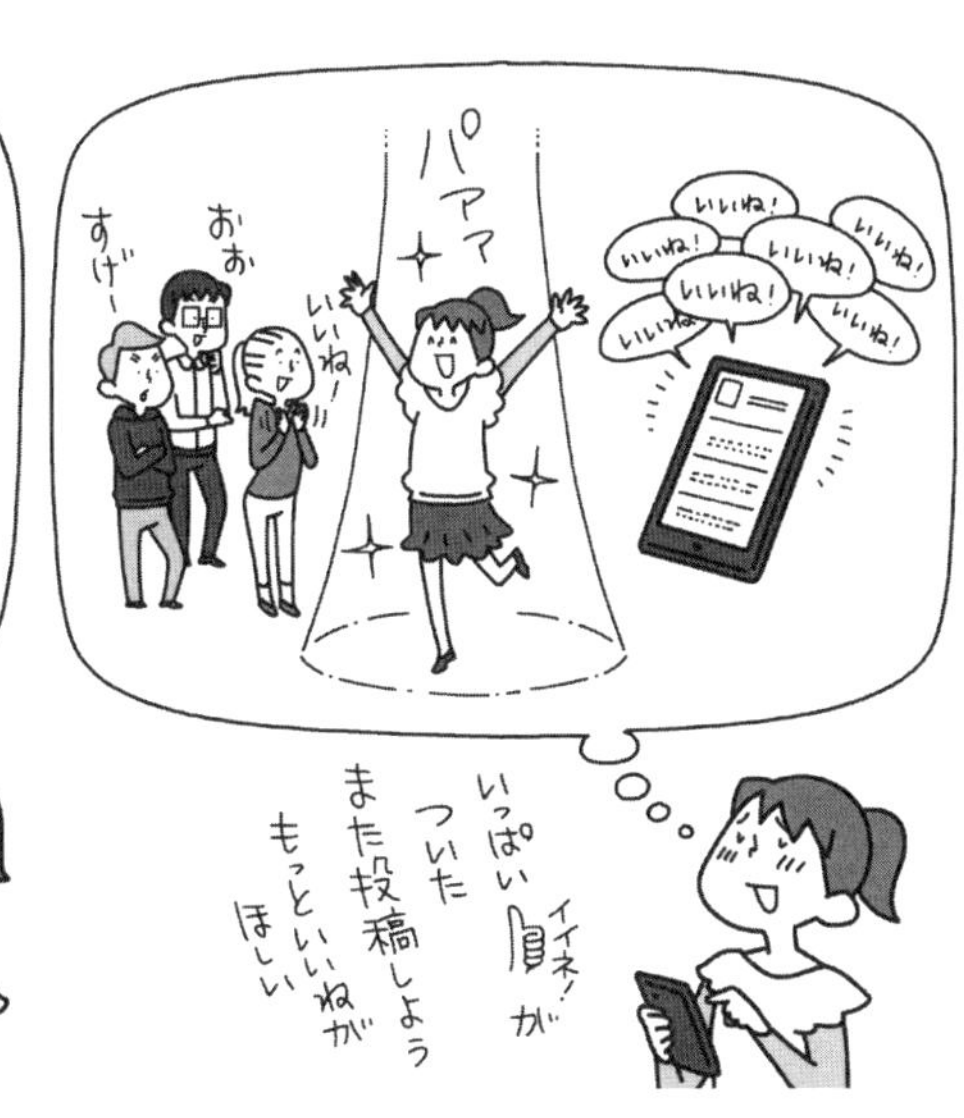

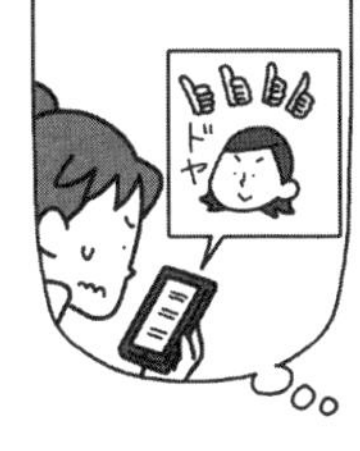

使用が過熱し、トラブルも

ＳＮＳ利用者といっても誰でも広く発信するというわけではありません。知っている人とだけやり取りしたり、投稿（情報発信）に対して「見るだけ」「いいねを押すだけ」という使い方をする人もいるのですが、目立ちたい、有名になりたい、人からすごいと思われたいという気持ちが強い子どもでは発信に積極的になる傾向があります。

返事や他人の投稿が気になって常にチェックしていないと落ちつかず、１日中見続けている、という状態に陥ってしまうこともあります。

とくに流されやすい子、仲間内で立場の弱い子は仲間はずれになりたくない、話題に乗り遅れたくないという気持ちから、延々とや

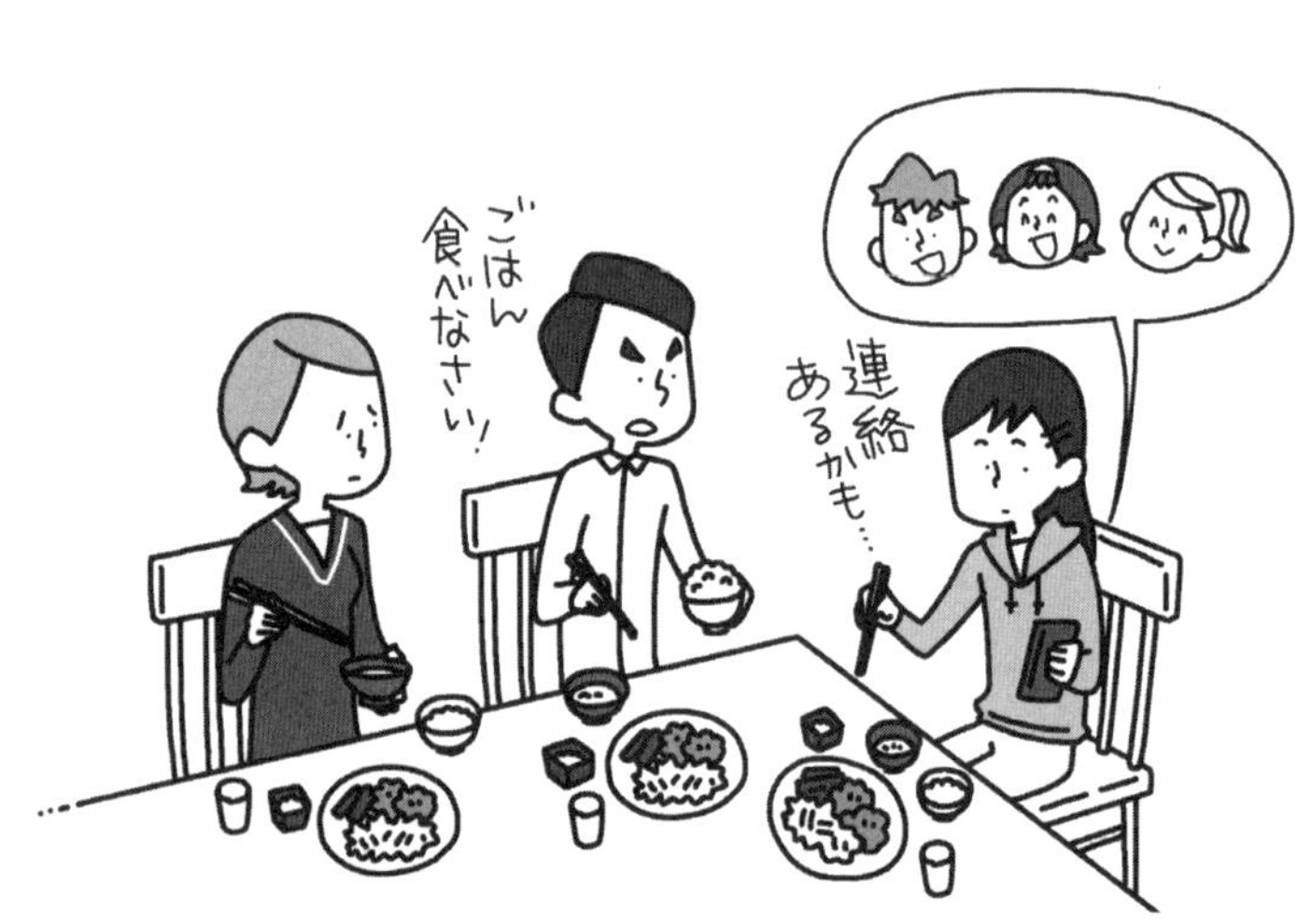

使用がエスカレートして
ほかの生活がおろそかになってしまうことも

り取りに付き合うことになりがちです。また本人は相手にしかたなく付き合っているつもりでも、その相手も相手に合わせているという可能性もあります。

保護者が知らないうちに他人とつながることで犯罪やトラブルに巻き込まれることもあります。

対面でのコミュニケーションのように表情や声の調子はわからないので、相手の機嫌がわからず不安になったり、逆にこちらのメッセージを誤解されてしまったりしがちです。いじめやグループでの仲間はずれなどさまざまな例が報告されています。

常につながり続けることで便利な面もありますが、家庭などプライベートな空間でも緊張が続く状態となり、精神的な疲労を訴えるケースは少なくありません。

もうそろそろやり取りを終わらせたいなー
あ、また返信きた返信しなきゃ
あの子SNSでこんなこと言ってたわよ
みんなに見せちゃおう
ひどい!
疲れた…
いつの間にか心が疲れている

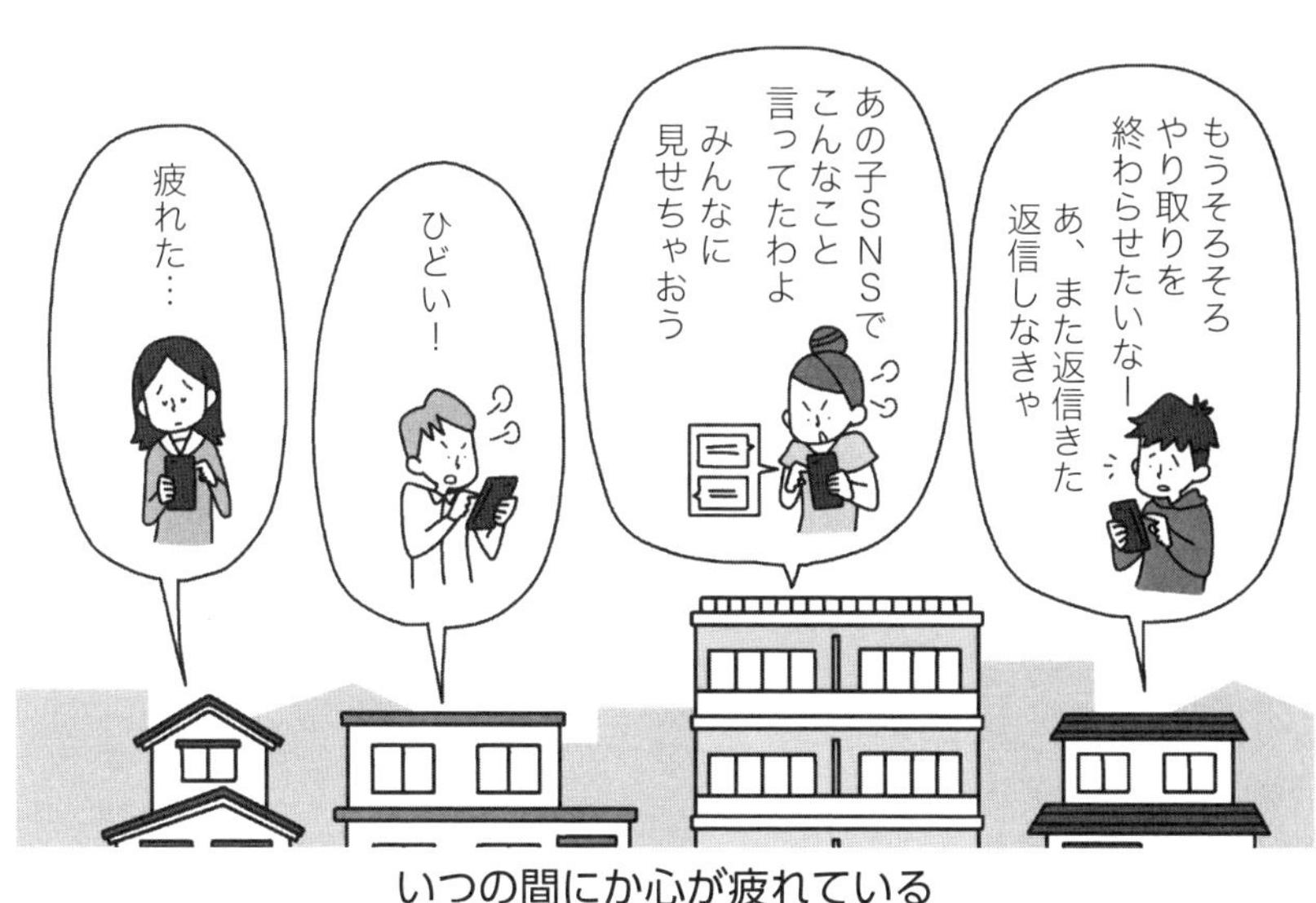

スマホそのものに依存？

手元にないと落ちつかない

もはや生活必需品のスマホですが、家に置き忘れたり、電池が切れて使えなくなってしまうと不安にかられることはないでしょうか。連絡ができない、スマホ決済ができないという実際の不利益に関わることなら不安になっても無理もありませんが、「手持ち無沙汰でどうしたらよいかわからない」といったことが落ちつかない原因となってはいないでしょうか。

便利な機能とともに、退屈を紛らわせてくれる存在としてスマホが手放せなくなっているのかもしれません。

しまった！あれができない！！

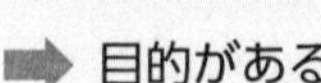

目的がある

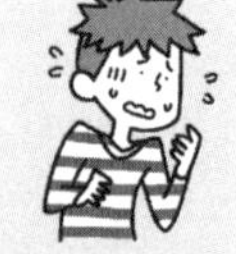

しまった！退屈でどうしていいかわからない！！

スマホ自体がゲームに近い存在

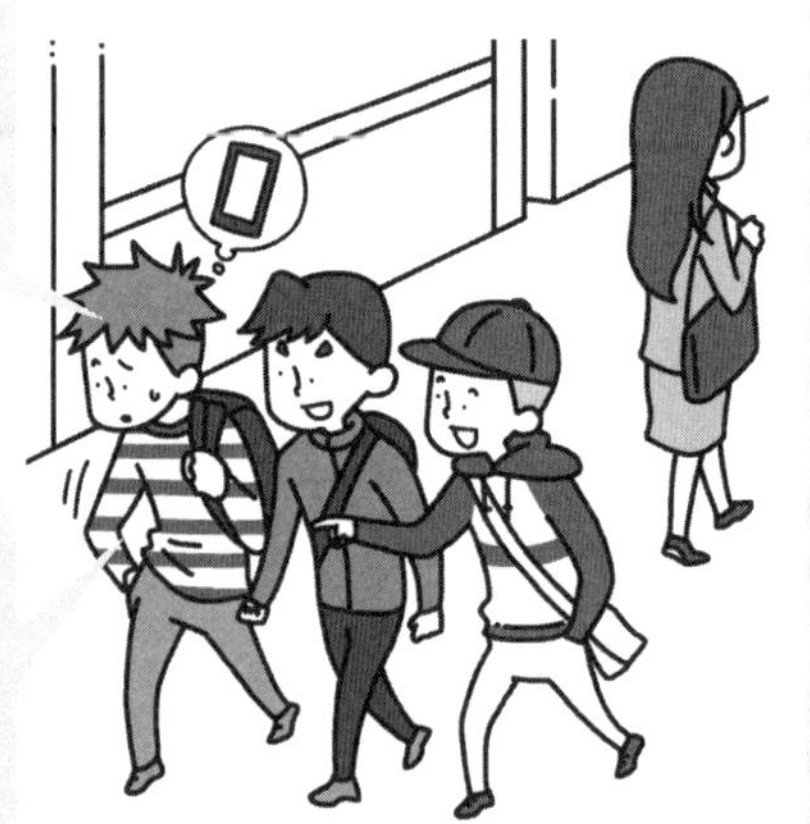

なにか面白いことはないかな

インターネットで提供されているサービスは多岐にわたります。ゲームやSNSのほかにもニュースや読み物、マンガ、動画など多くのコンテンツが提供され、それらにスマホ一つでアクセスできます。

なにか目的があって使用していたのが、いつの間にか「なにか面白いことはないかな」とスマホ画面を見るようになります。必ずしも面白いことがあるとは限りませんが、たまに面白い情報に接することもあります。このように、とくに目的がなくても、期待を込めて画面を見るようになります。

さらに子どもの依存を加速させてしまう要因として注意しなくてはいけないのが、次項でご説明するポルノコンテンツです。

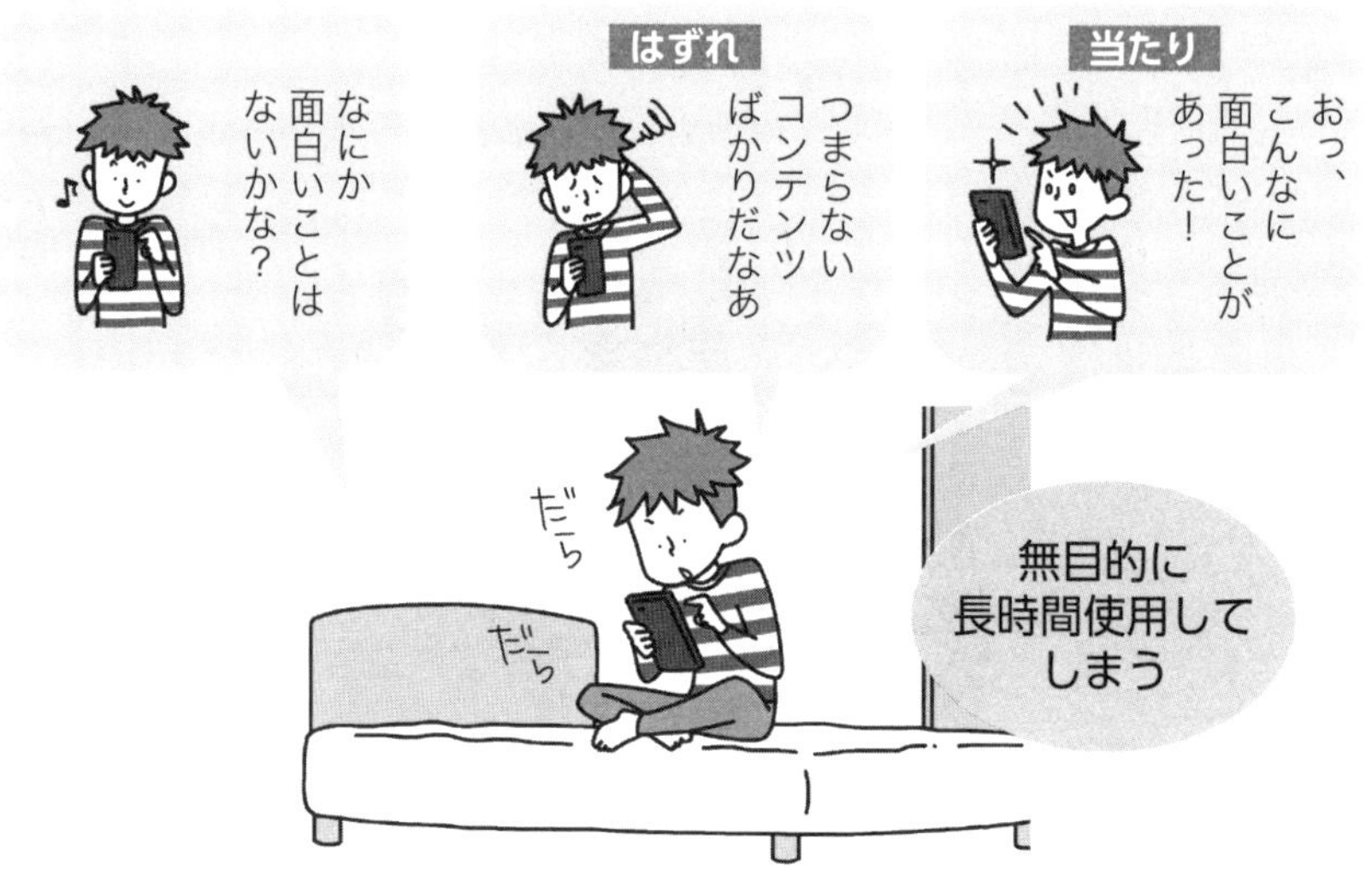

ゲーム・スマホ依存とポルノの関係

ポルノコンテンツはさらに依存しやすい

性欲は食欲などと並んで人間の原始的な欲求に近く、刺激による報酬を得やすいものです。インターネットで接することの多いコンテンツのなかでも、ポルノコンテンツは依存しやすいといわれています。

性的興味をひかれる対象に接すると興奮したり快感を感じたりしますが、見慣れたものより目新しいもので、より強い興奮が起こるといわれています。ネット上では簡単にさまざまなポルノコンテンツが際限なく提供されてしまうため、「もっとほかのものも見たい」「もっと強い刺激がほしい」と感じ、依存が強化されやすい状況です。

18歳未満
禁止
ここから
見れるよ
へー
こうした手段を
見つける鋭さは
すごいわ！
たしかこの
リンク先…

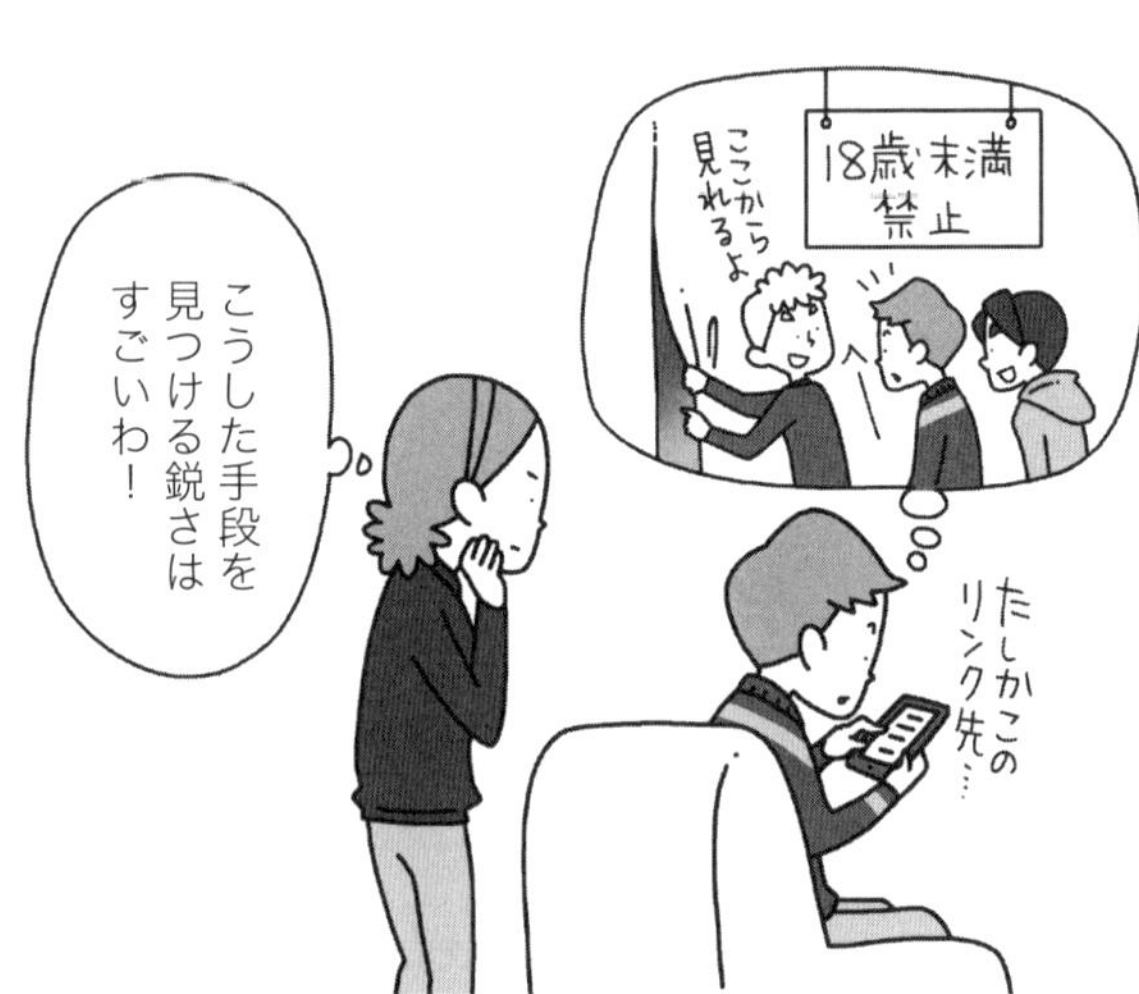

依存が形成される状況においてゲームとポルノは近いといえます。

ポルノ依存では、ゲーム依存と同様に脳への影響がありますが、性機能にも影響が出ることがあります。

保護者もはずかしさから本人と問題について話し合うことができなかったり、第三者に支援を求めることが難しい場合もあります。

保護者がポルノコンテンツには強い依存性があることを知っておくことが大切です。

ポルノコンテンツ自体は昔から存在し多くの人が自然に興味を持つものといえます。依存に関して問題なのは、際限なく身近に存在している現在の状況なのです。

ポルノコンテンツの影響

好奇心があるのはふつうだけど……

際限なくたくさん提供されている状況	**より過激な内容に接しやすくなる**	**一方で規制はないに等しい**

ポルノ依存になると ▶
- ポルノコンテンツ以外への興味が薄れる
- ポルノコンテンツに敏感に反応するようになる

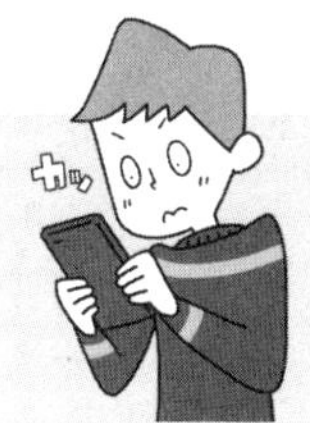

性機能への影響も心配される

性的対象への認知が歪んだものになったり、バーチャルなコンテンツでしか興奮できなくなるなど。

コラム ● ネットでの調べ物は効率的？

インターネットから得られる情報には限りがなく、すべてを見尽くすということがありません。各コンテンツやサービスはその情報が氾濫するなかで自分を見つけてもらうためにあの手この手を駆使して注意を引こうとします。

調べ物には便利なインターネットですが、そのような目的があってスマホを手にとっても、目的の情報が表示されるまでの間にいくつもの誘惑があり、寄り道をしたり、当初の目的を忘れてしまったりとかえって時間を使ってしまったことはありませんか？

こうしたことが注意力を削いだり、だらだら長時間使用することにつながってしまうことも多いのです。

インスタ見てね
あの芸能人のことが知りたい！
あっ
かわいいネコ写真
公式
知ってる！
人気ブログのネコだ
あれは新商品のスナック
スナック
おいしそう
CMもどうぞ
他にもっとおもしろいものないかな…
かわいいよ
結局は予定より時間を使っているような…

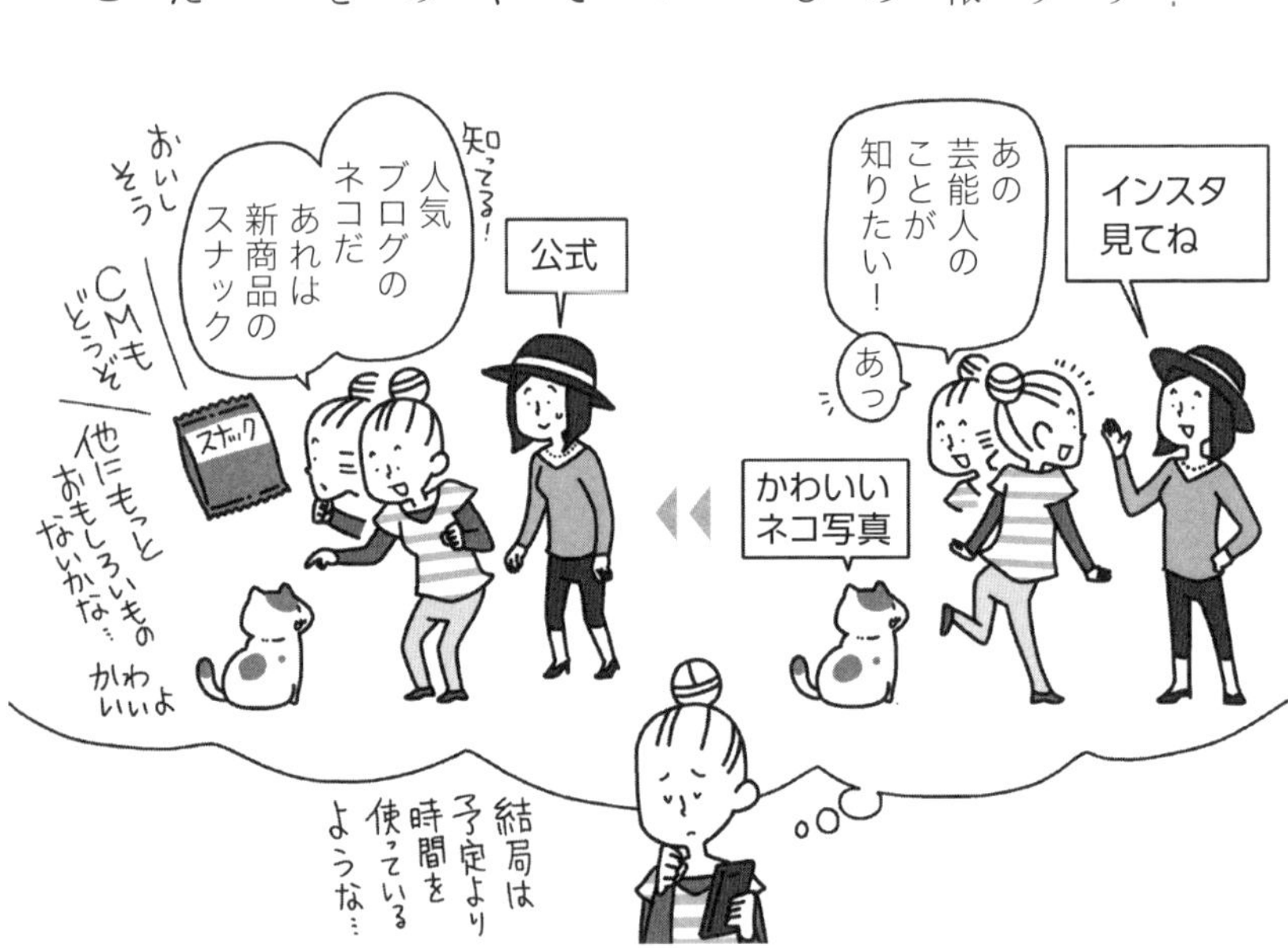

第3章

依存から子どもを守るには

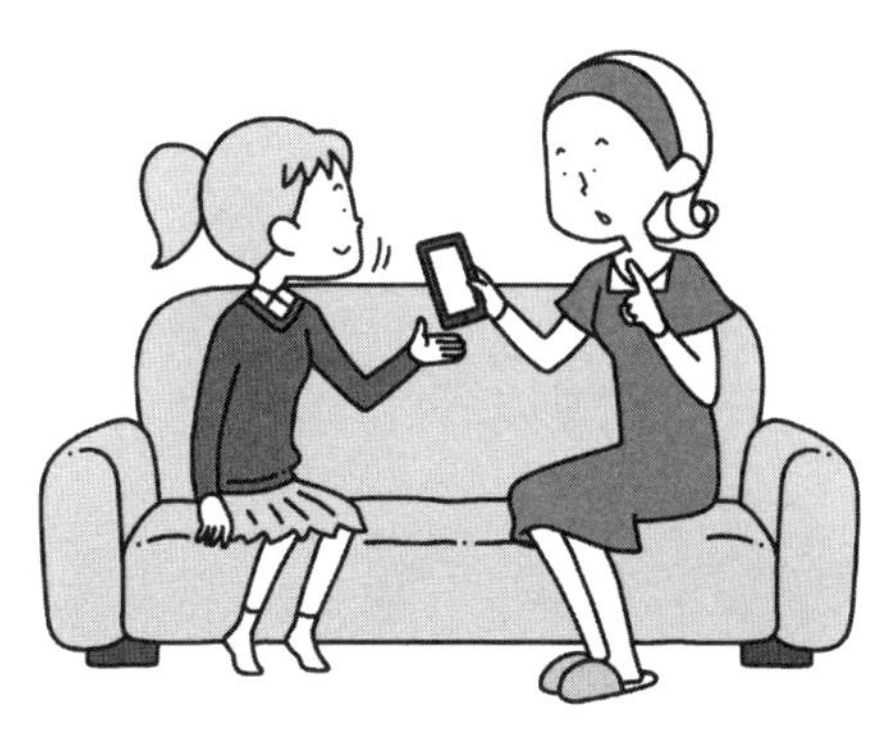

子ども任せは危険

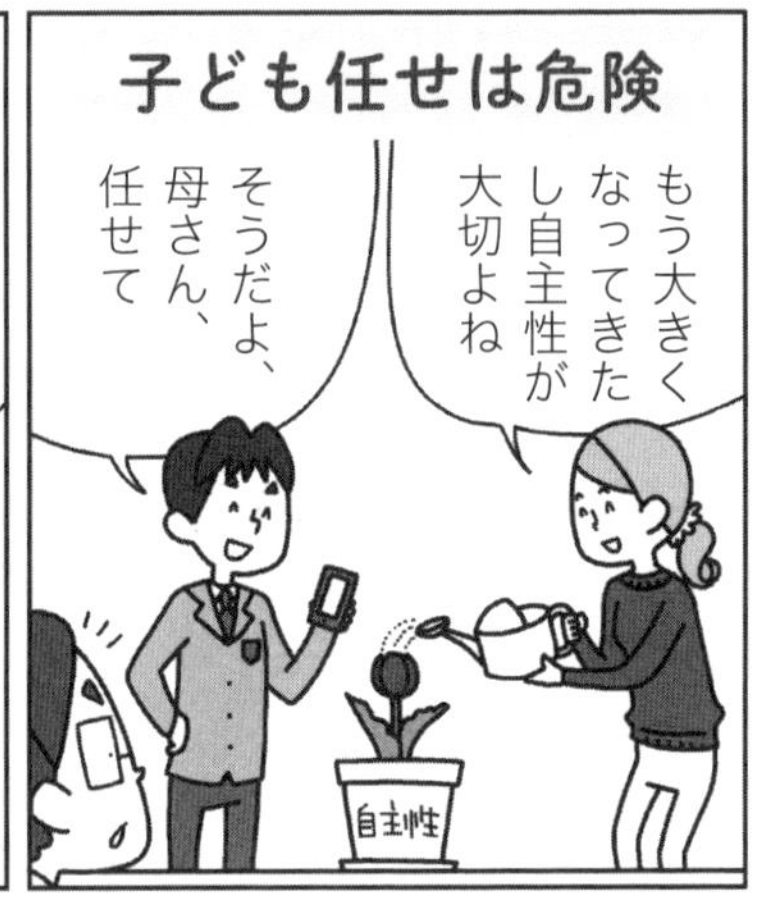
もう大きくなってきたし自主性が大切よね
そうだよ、母さん、任せて
自主性

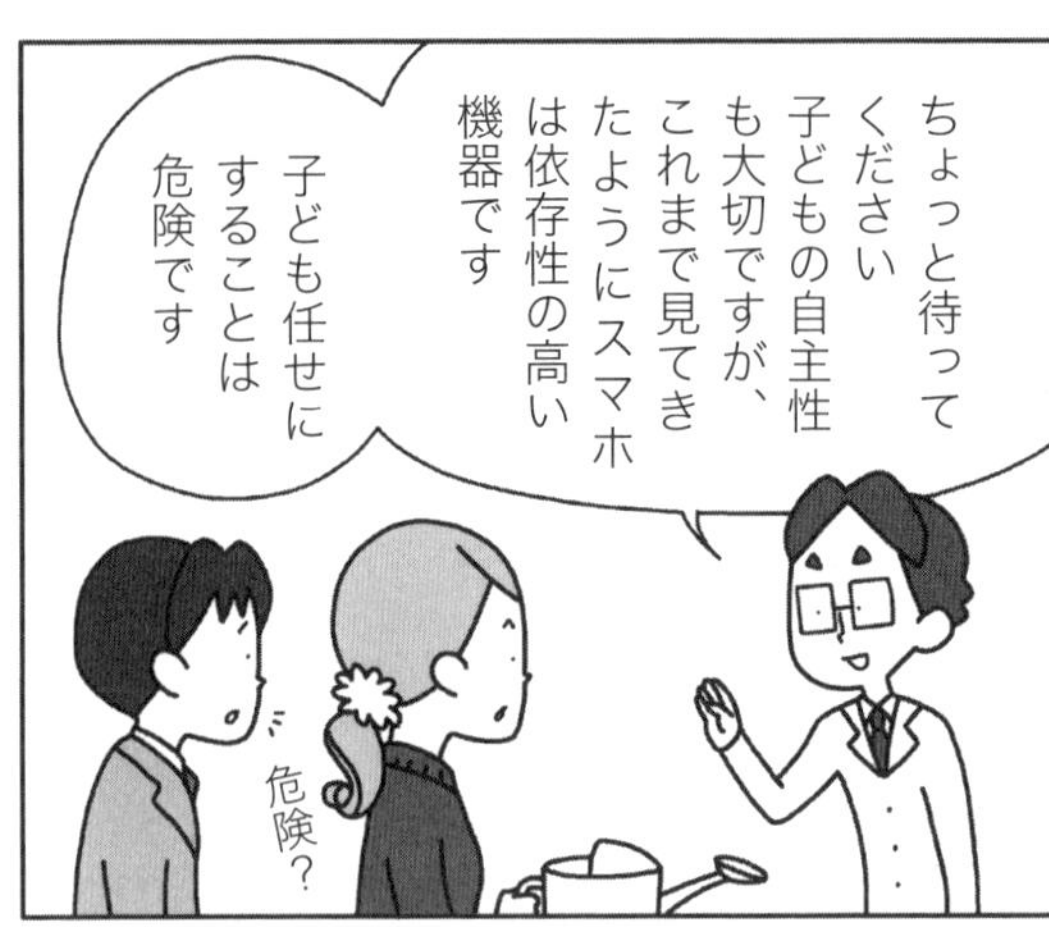
ちょっと待ってください
子どもの自主性も大切ですが、これまで見てきたようにスマホは依存性の高い機器です
子ども任せにすることは危険です
危険？

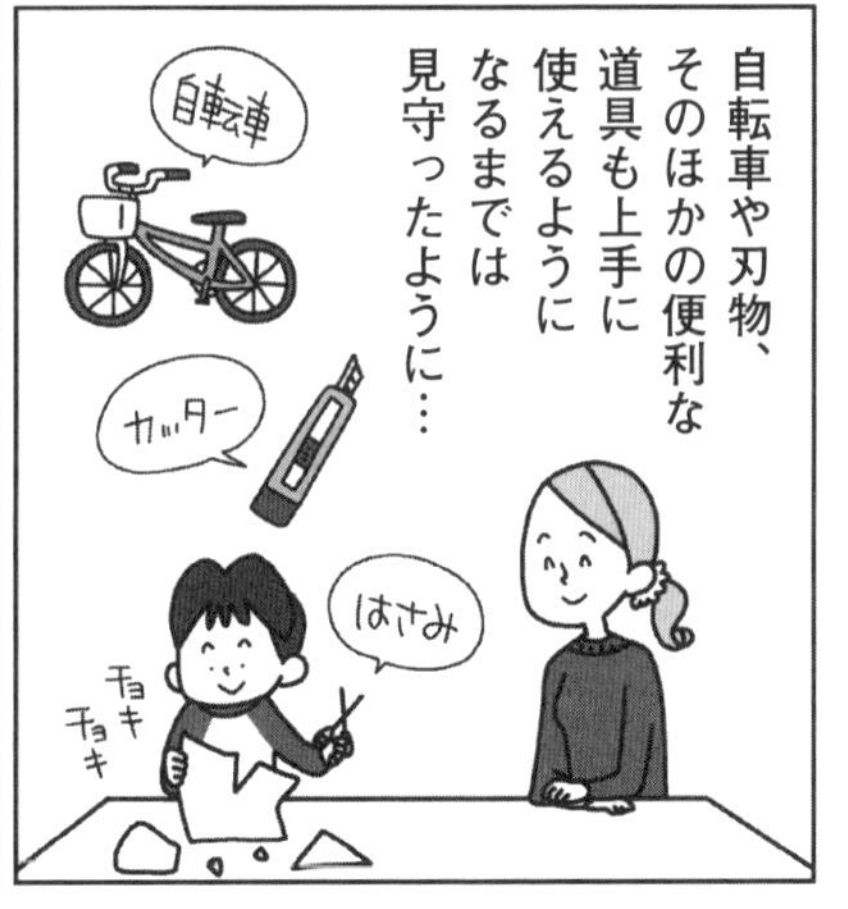
自転車やその他の刃物、そのほかの便利な道具も上手に使えるようになるまでは見守ったように…
自転車
カッター
はさみ
チョキ
チョキ

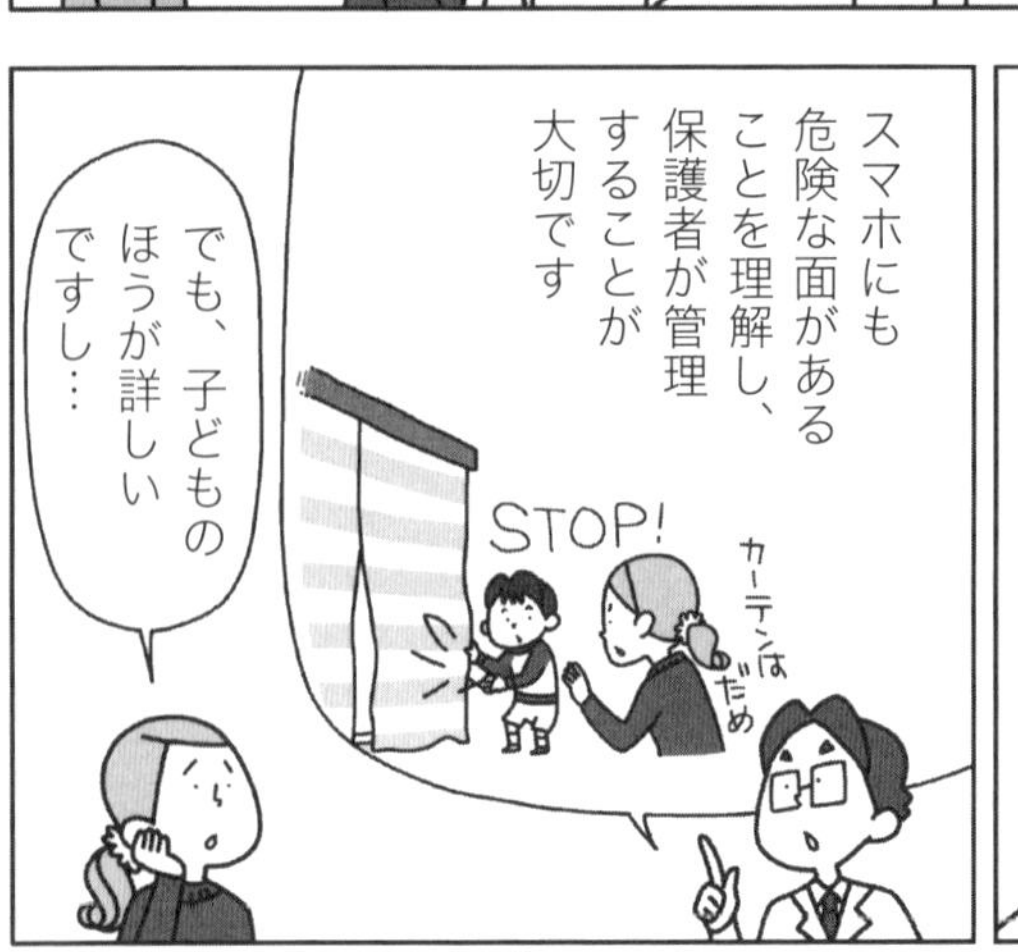
スマホにも危険な面があることを理解し、保護者が管理することが大切です
STOP!
カーテンはだめ
でも、子どものほうが詳しいですし…

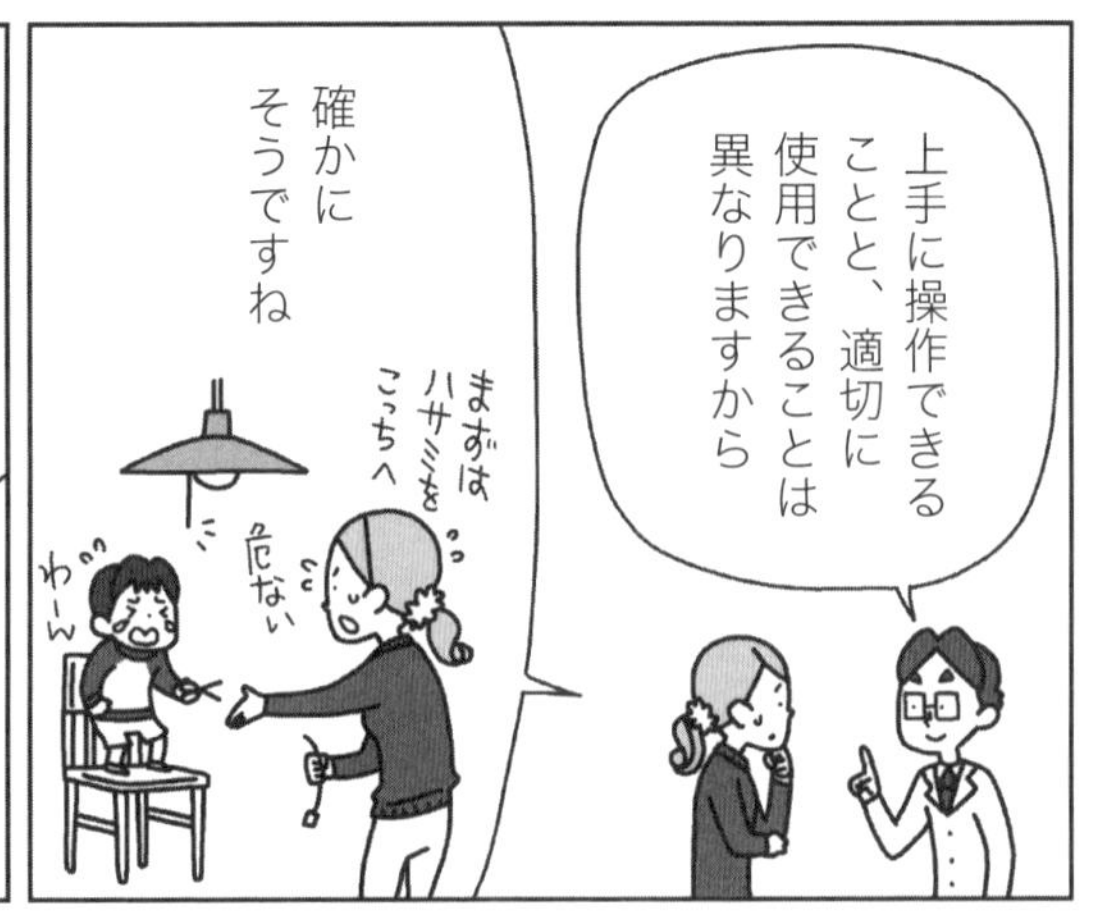
上手に操作できることと、適切に使用できることは異なりますから
確かにそうですね
まずはハサミをこっちへ
危ない
わーん

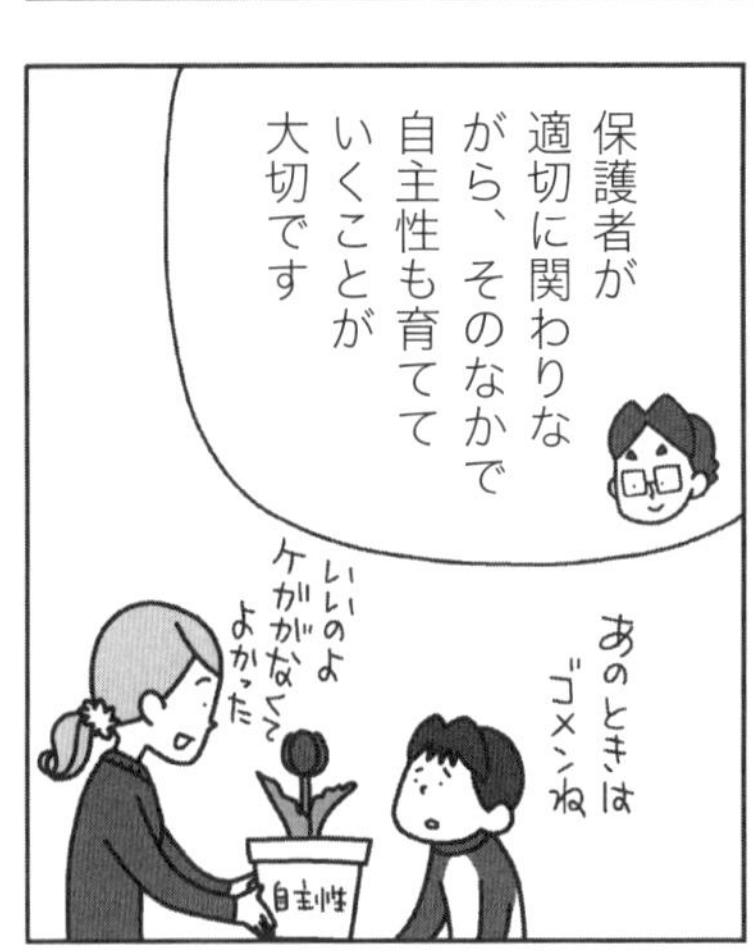
保護者が適切に関わりながら、そのなかで自主性も育てていくことが大切です
あのときはゴメンね
いいのよケガがなくてよかった
自主性

適切に関わるってどうすればいいのでしょう？
ご家庭によって考え方が違うので難しいところですがスマホ依存の予防としては

・ルール作り
・見守り
・リスク対策（環境作りやフィルタリング、ペアレンタルコントロールなど）
このようなことが勧められます

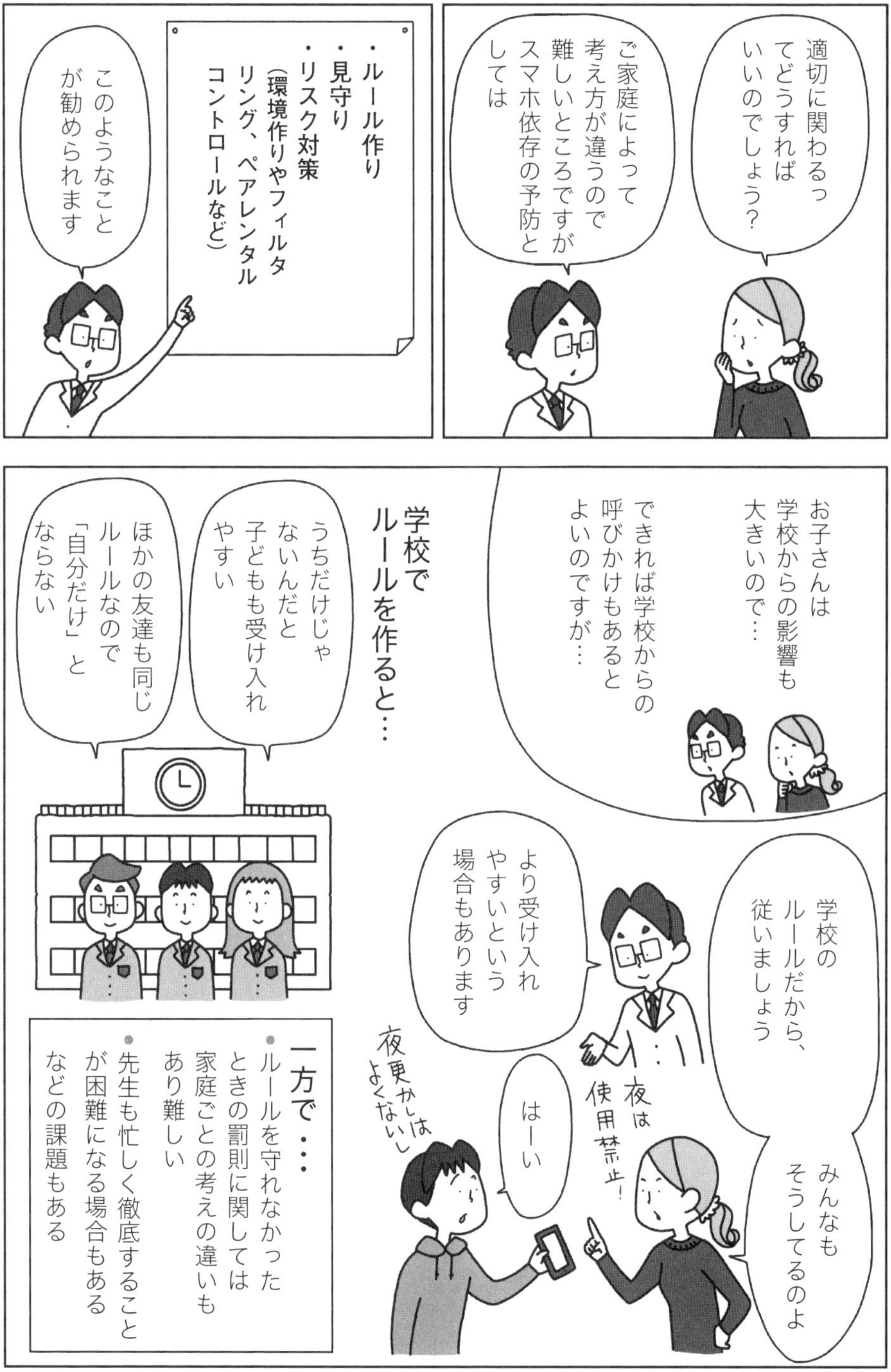

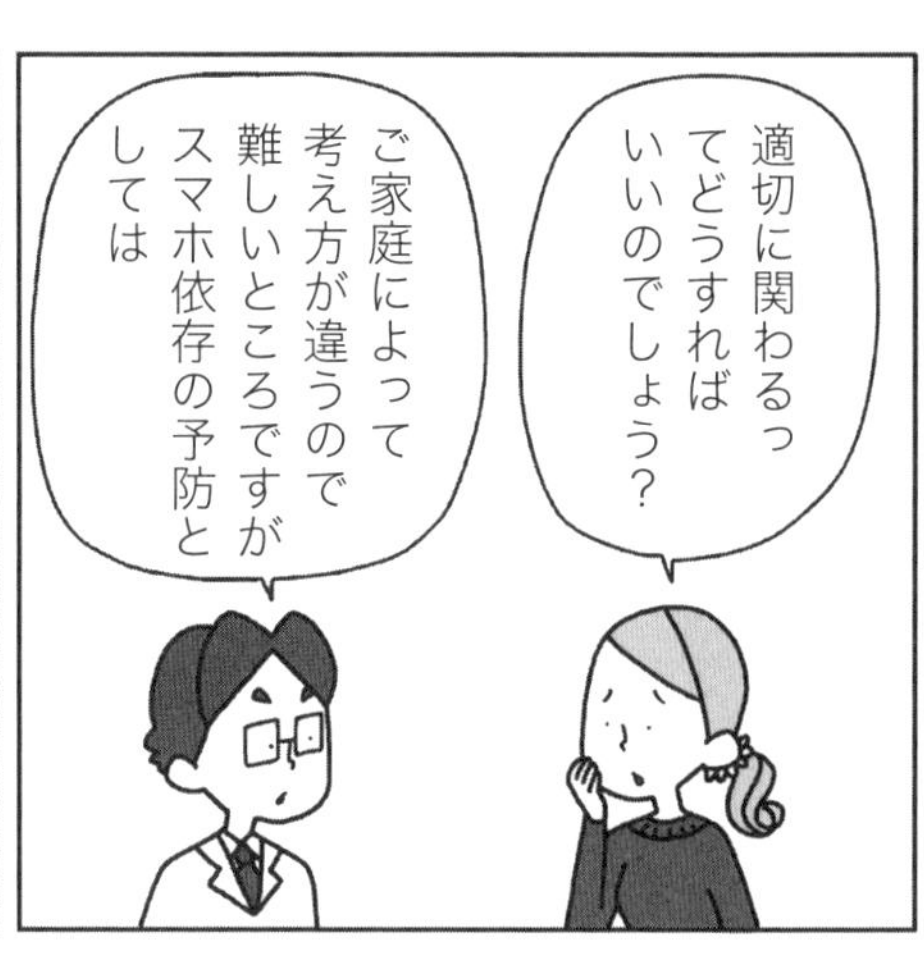

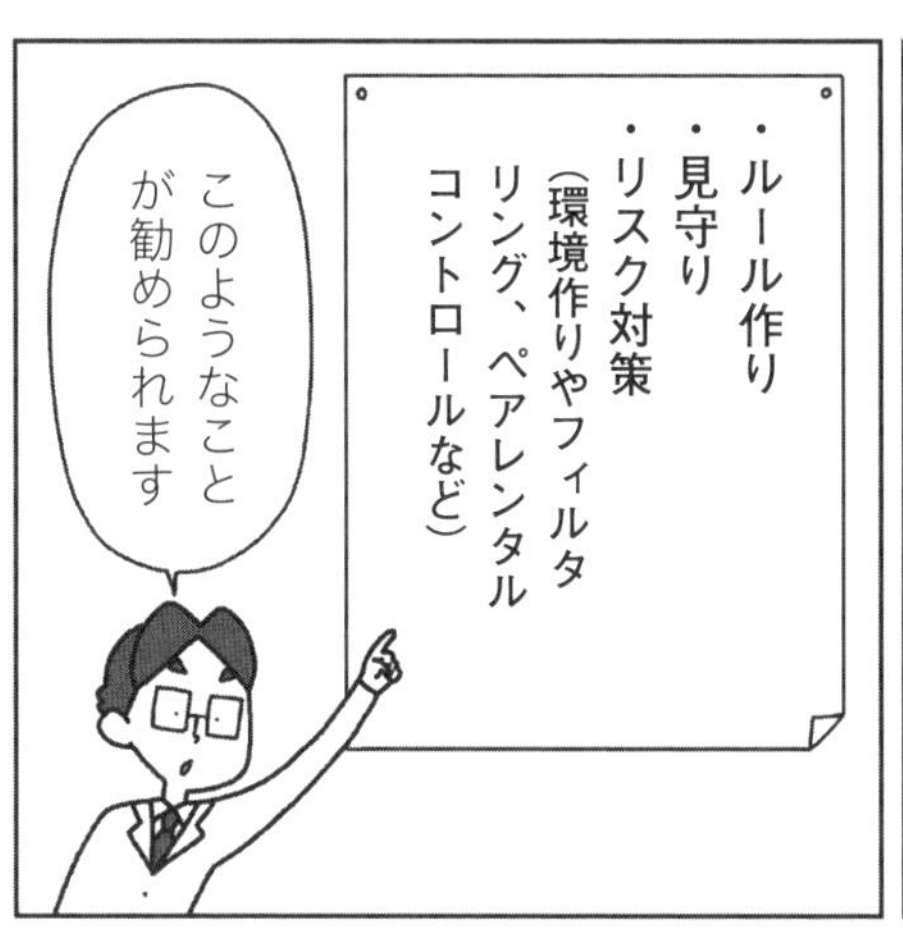

お子さんは学校からの影響も大きいので…

できれば学校からの呼びかけもあるとよいのですが…

学校でルールを作ると…

うちだけじゃないんだと子どもも受け入れやすい

ほかの友達も同じルールなので「自分だけ」とならない

学校のルールだから、従いましょう

より受け入れやすいという場合もあります

みんなもそうしてるのよ

夜は使用禁止！

はーい

夜更かしはよくないし

一方で…

- ルールを守れなかったときの罰則に関しては家庭ごとの考えの違いもあり難しい
- 先生も忙しく徹底することが困難になる場合もある

などの課題もある

依存対処は難しいので

大人が管理することが大切

どんなに便利な道具でも、最初から子ども任せでは危険です。便利でもトラブルが多いことをしっかり教え、それを避けるためのルールを大人が決めましょう。理解度や外部からの情報に対する感受性は子どもによって違います。「もう○歳なんだから、これくらいできる」「同じ年の○○ちゃんはちゃんと使っている」というのもあてになりません。

また、しっかりしているように見えても子どもは大人に比べると将来への見通しが甘く、あまり先のことを考えません。また、同様に大人に比べてがまんがききません。成長するにつれてこうした能力も身についてきま

便利な道具でも危険性がある

危ない！
わあああぁ
ブロロロロ……
いずれは
自分で上手に
使えるように

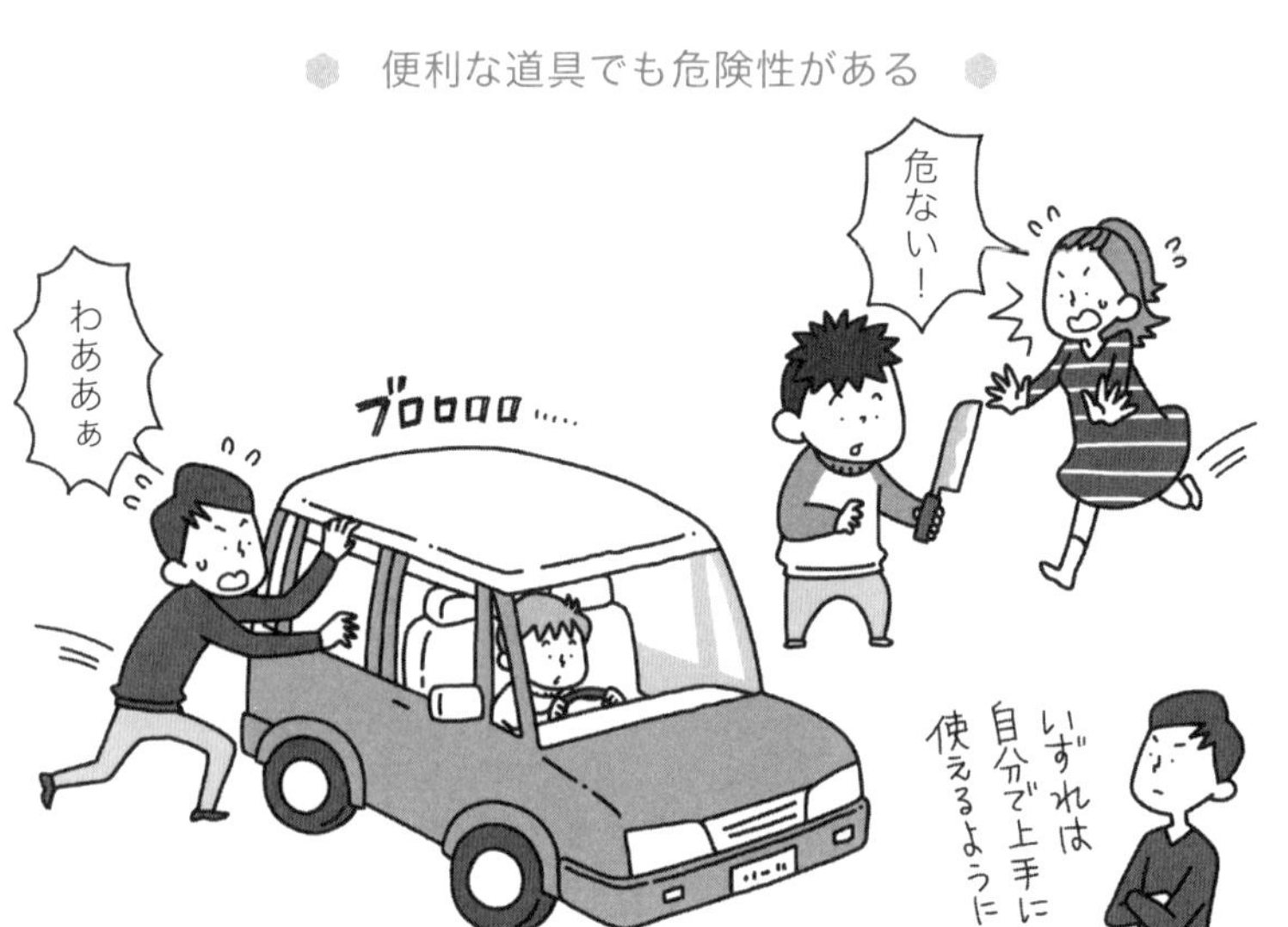

すが、やはり低年齢ほど自制が難しいといえるでしょう。

進行するほど対処しにくくなる

前にも述べた通り、依存が進行すると、ますます依存対象に執着するようになる一方で理性的に物事を考える力が衰えていきますので、使用をコントロールすることが難しくなっていきます。お子さんが依存に陥っている場合は、言っても聞かない、反発されたり嘘をつかれたり家族内でのトラブルが増え、学業もおろそかになるなど、心配ごとが多く家族も疲れてしまいます。同時に生活への影響も深刻になってくるので、どうにかしなくてはと不安が募ります。

ですから依存への対処はできるだけ早めに行うことがよいでしょう。

依存は段階を追って進行する

正常　楽しむため、役立てるために使用している

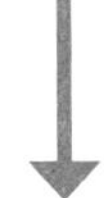

軽度のうちは…
- 聞く耳を持てる
- 執着が比較的少ない
- 冷静に考える力がある

要注意　はまりかけているが、まだコントロールはできる

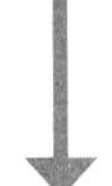

重度になるほど
- コントロールが難しい
- 執着が強い「自分にはこれしかない」
- 理性的に考えられない

依存　さまざまな支障が出ているがやめられない

生活へのそのほかの影響

以前と比べてこのような様子が目立つようになったら依存のサインである可能性が。

対人面の主な問題

- 学校の友達と遊ばなくなる
- オンライン上の友達の方を大切にする
- 現実の友達とのコミュニケーションが取りにくくなる

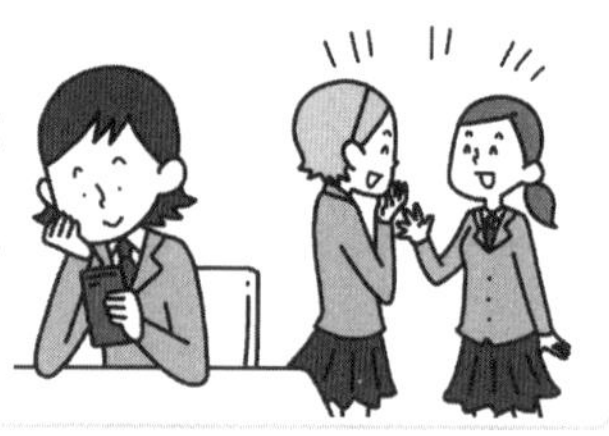

学業面の主な問題

- 遅刻、授業中の居眠りが増える
- 学習意欲が低下し、成績が落ちる
- 不登校になる

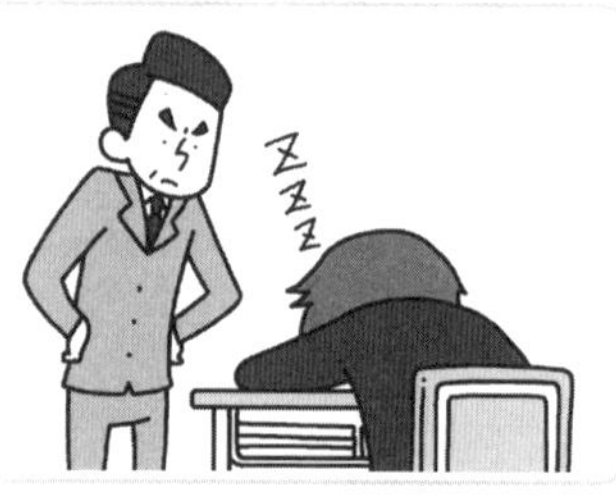

精神面の主な問題

- 眠れなくなる
- 感情のコントロールができなくなる
- 現実世界では無気力になる
- いつもイライラしている
- キレやすく攻撃的になる
- 現実の社会と関わるのが面倒になる

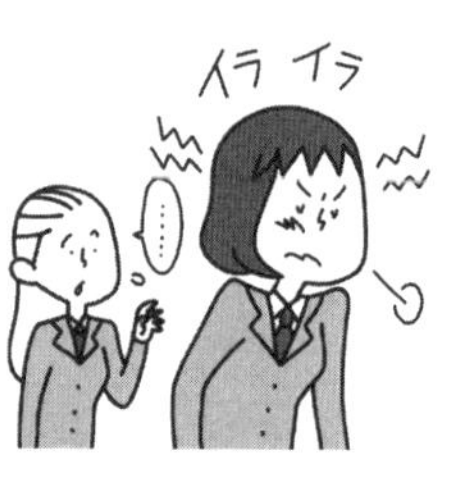

家庭での主な問題

- 生活習慣が乱れる
- 家族との会話が激減する
- 話がかみ合わない
- 親子げんかが増える
- 金遣いが荒くなる

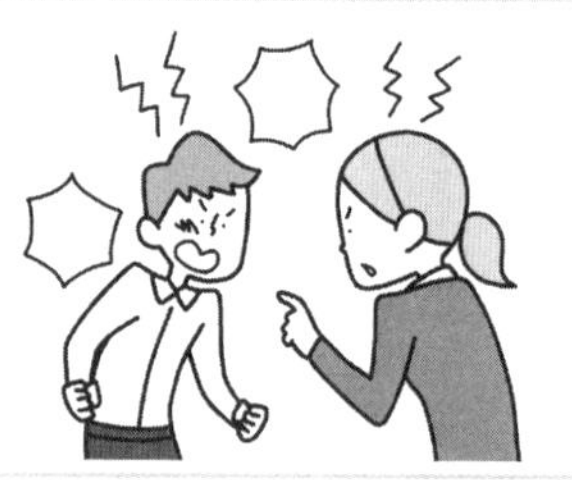

スマホ・ゲーム機の使用制限

子どもであれば、大人が環境を与えなければゲームやスマホ使用は困難です。必要でないのなら、スマホを使用させないというのも依存の予防策としては一考に値するでしょう。

低年齢、軽度のうちは、機器を使わせなくするなどで立ち直りのきっかけをつかめるかもしれません。

しかし、依存対象への執着が強くなってくると、禁止されることで衝動的に暴れたり、自暴自棄な行動をとる恐れが強くなります。後先のことをよく考えず不正な方法でゲームを使おうとする可能性もあります。

本人も納得できる方法でコントロールを取り戻していく必要があります。

スマホ・ゲーム機の取り上げ

子どもの行動のコントロールがある程度可能な場合

→ スマホの取り上げは有効である可能性も。親は冷静に対応し、以下の内容を話し合う

- 取り上げる理由
- 取り上げの期間
- 返す条件
- 返した後に守れなかった時の対応

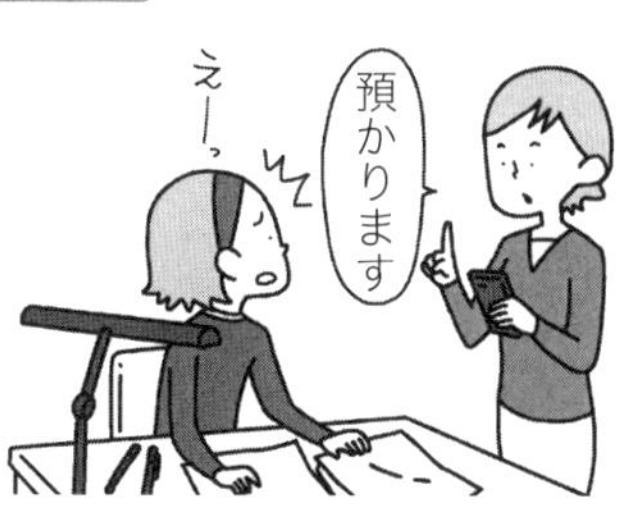

子どもがきちんと話し合いに応じたり言うことを聞けるかがポイント

子どもの行動のコントロールが困難な場合

→ 取り上げる以外の方法を考える
コントロールの必要性を話し合う

家族がまず行うこと

スマホ使用を大人がチェック

依存かどうかに関わらず、子どものネット使用時間や、どんなサービスを利用しているかなどを把握しましょう。

まずは使用時間です。できれば、仕事や学業以外でのネットの使用は、1日に2時間以内に抑えたいものです。使用時間や時間帯、使用しているアプリ、閲覧しているサイトなど、スマホの使用状況を分析する機能（スクリーンタイム機能など）を使って見てみましょう。実は使用している本人は、長時間使っていると気づいていないこともあります。

また、隠したり、過小に報告することがありますが、これらは依存の特徴でもあります。

遊びは
1日2時間
までだって
超えてるよね？
ゲームA 45分
動画 30分
ゲームB 40分
ゲームのチャット 50分
合計3時間25分
無自覚
まさか
えっぼく
そんなに
やってないよ

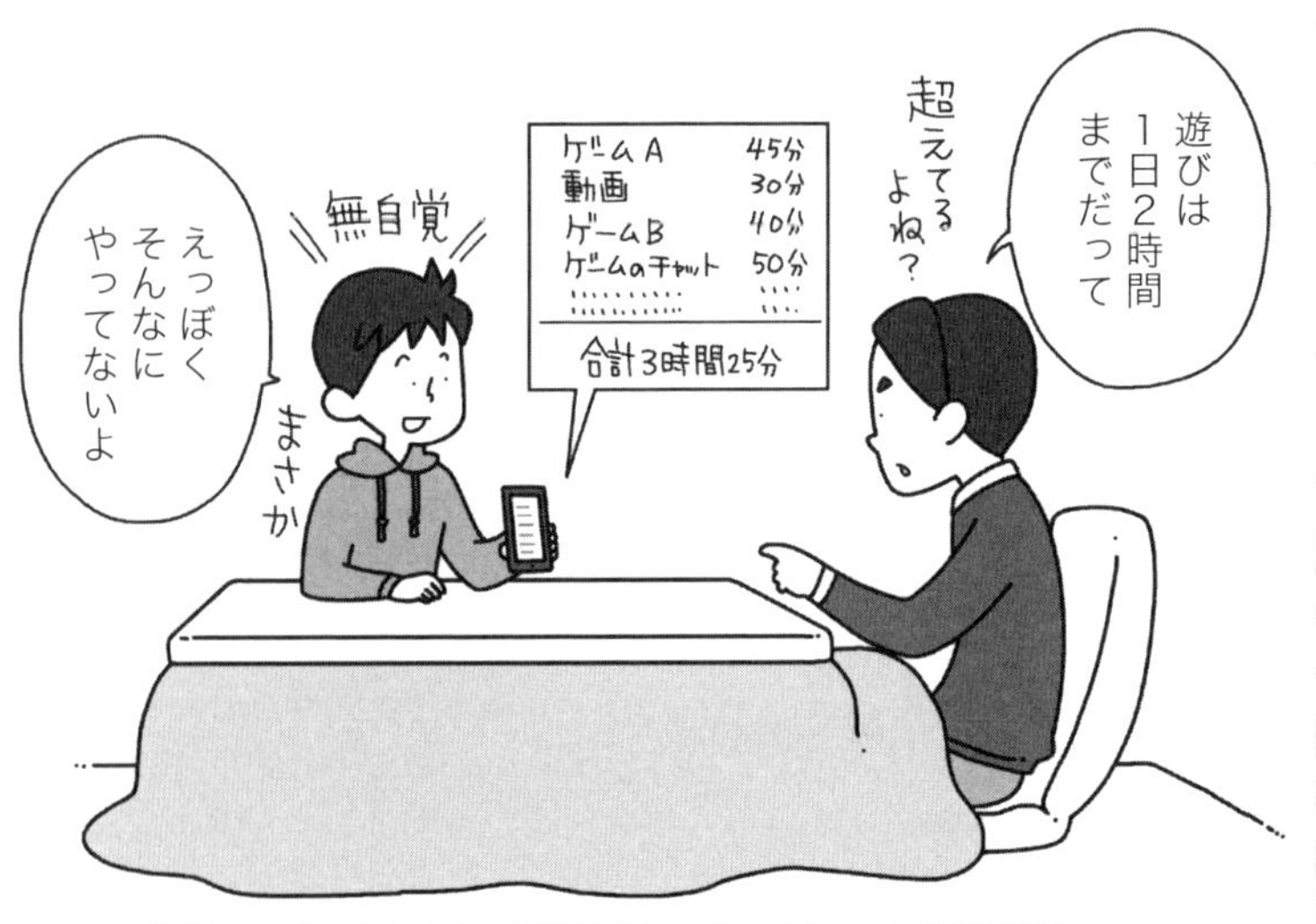

使用している本人は長時間使っているという自覚が乏しい

予防策を講じる

そのうえで依存の予防を考えます。すでに依存している状態の子でも回復の過程で必ず再使用の予防を考える局面があるので、保護者が予防について知識を持っておくことは大切です。

現状ですでに深刻な問題が現れている場合は、医療機関に相談してください（第4章）。依存は家族だけで解決するのは難しく、誤った対処法で事態が悪くなってしまうことも少なくありません。また家族への精神的な負担も大きく、相談にきたときには家族にもなんらかの精神的な問題があらわれていることもあります。家族だけで抱え込まないことが大切です。

予防策の基本は、ルール作りと見守り、リスク対策です。

予防策の基本

すでに依存に陥っていても、
予防の知識は役立つ
基本は
・ルール作り
・見守り
・リスク対策

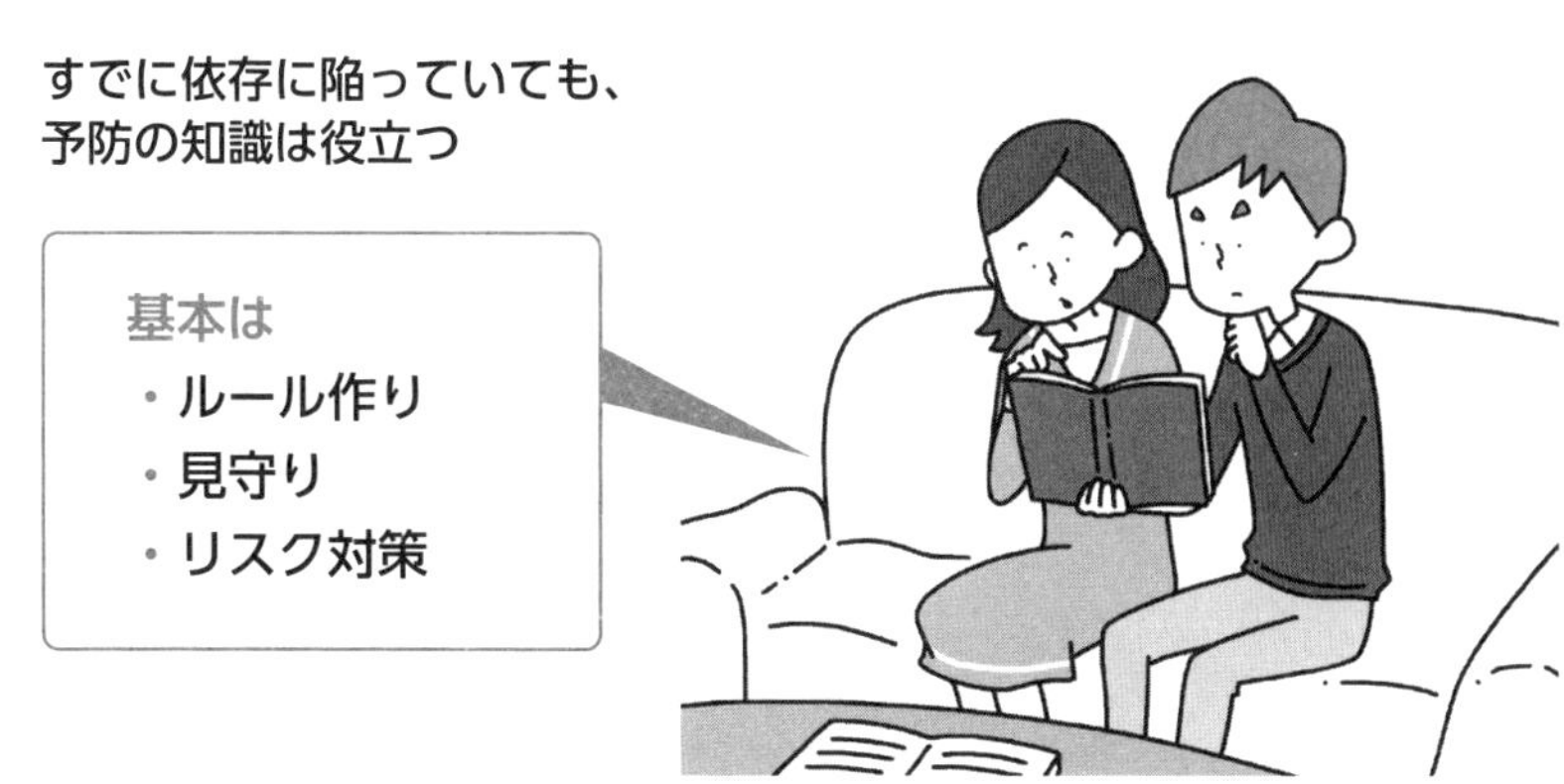

すでに深刻な問題がある場合は、すぐ相談を

予防のための基本ルール

家庭でのルールを作る

ルールについて家族でよく話し合い、いつでも確認できるようにしておくことも大切です。

ルールを作る目的は子どもを守るためであり、正しい使用方法を守らないといろいろなトラブルが起こることについて、話し合いましょう。基本的には決定権は大人にありますが、子どもの意見も柔軟に取り入れ、ルール作りに子どもが参加することも大切です。

また、ルールは見えるところに貼っておき、守らなかったときはどうするかも決めておきましょう。

ここではルール作りの基本の考え方の例をご紹介します。

ルールの決め方・示し方

- どんな危険があるか、親子で学ぶ。
- 持たせる前に親子で一緒にルールを話し合い、考える。
- ルールは見えるところに貼っておく。守らなかったときのルールも。

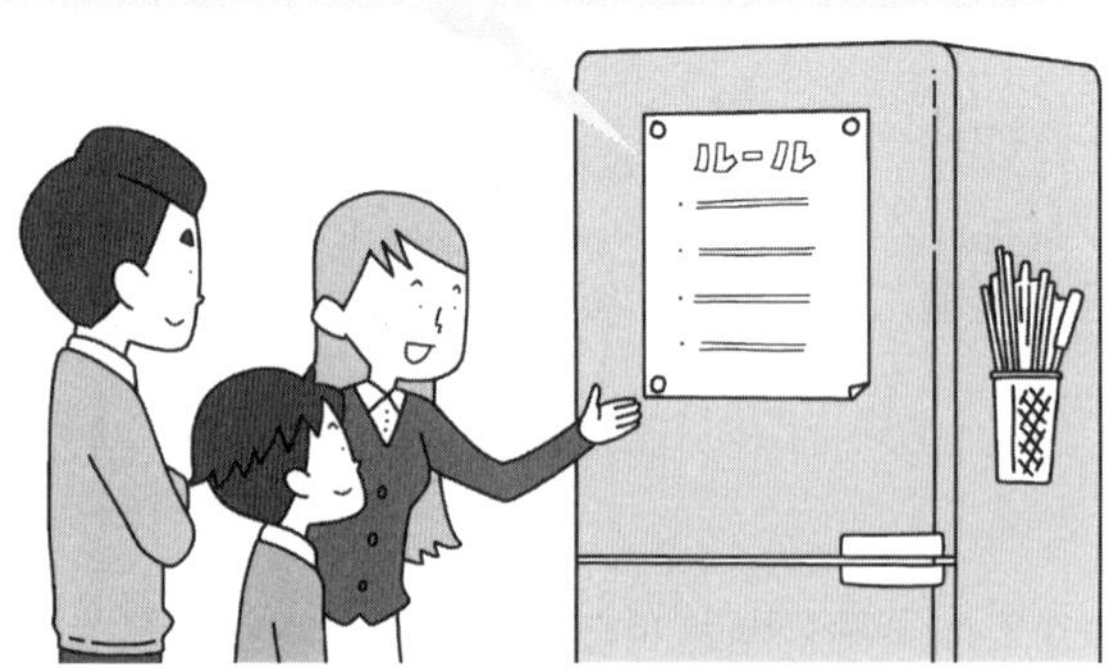

話し合って決め、目につくところに貼っておく

ルール作り　基本の考え方

基本的に保護者のものを貸し出す

スマホ、PC、タブレットに関してはあくまでも、保護者が子どもに使用させる形にし、ルールを守れなかったり、トラブルが起こったら使用できなくなることもあると決めましょう。

アプリやソフトのダウンロードも保護者が許可した場合に限定します。保護者が端末を常に出しっぱなしにしていたり、パスワードを知られては意味がありませんので、しっかり管理をしましょう。

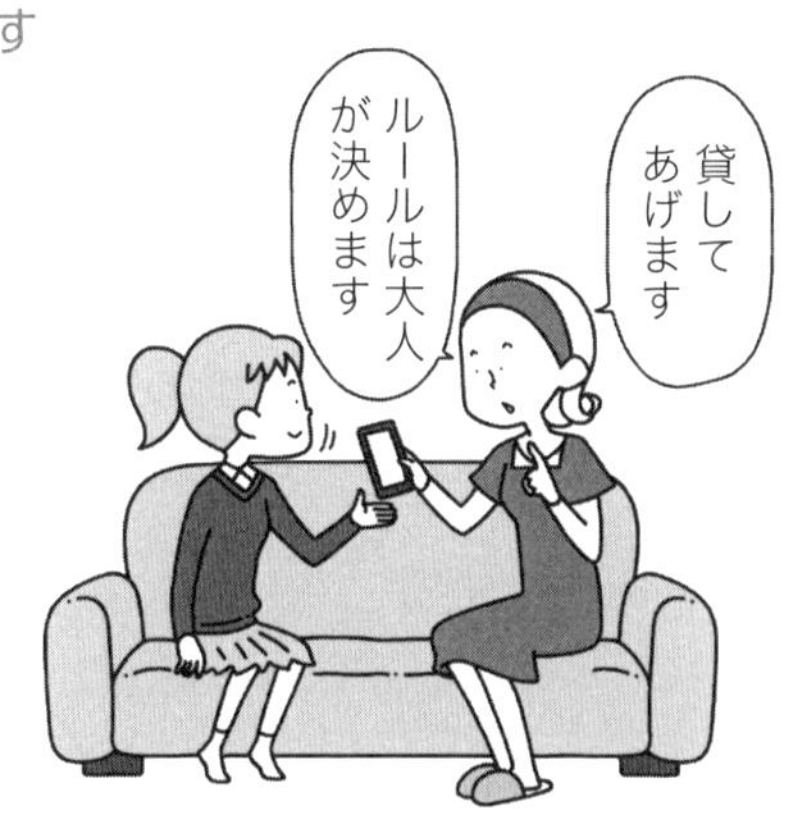

使用場所・時間を決める

一人で自由にスマホを使える環境は、子どもは喜びますが、長時間使用につながりがちです。

スマホは勝手に個室には持ち込ませず、保護者の許可を得るか、目の届く範囲で使用させます。とくに小学生のうちは使用をしっかり見守ることが必要です。

使用時間に関しても１日最大で２時間、夜９時までを目安にし、ルールをしっかり決めます。また、ゲームやスマホ使用後は脳が疲れてしまうので、宿題や勉強など集中力を要するものは先に済ませるほうがよいでしょう。

充電は子どもの部屋で行わず、リビングや保護者の部屋などで行うようにします。

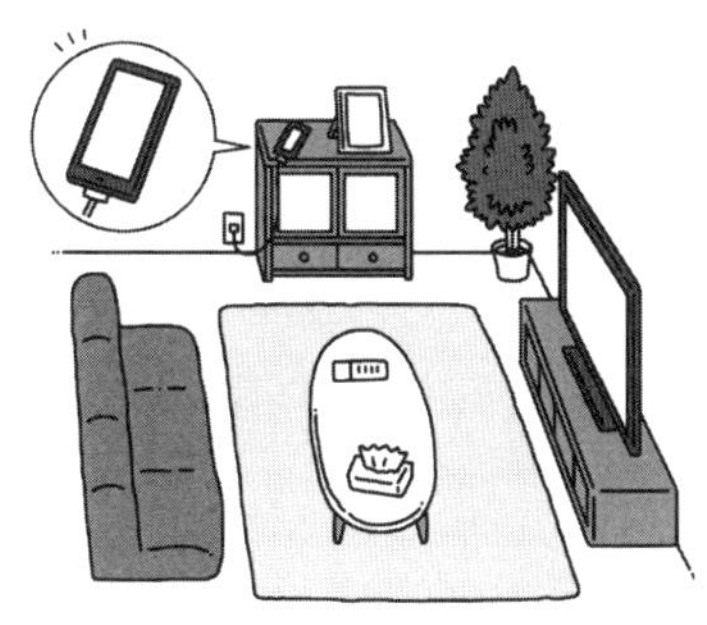

勝手にお金を使わせない

無料であっても新しくアプリを入れるときは保護者の同意なく入れさせません。課金やアプリなどを購入するときは事前に保護者の許可を得てから行うように決めましょう。

ルールを決めるとともに、しっかり管理することも大切です。機器にクレジットカード情報などが登録されていると勝手に決裁に使われてしまうことがあります。また、保護者名義の端末でキャリア決裁などを利用して高額課金をした例もあります。プリペイドカードを購入するために現金を持ち出すこともあります。現在は支払い方法の選択肢が増えています。

○○っていうアプリ入れて
それはどういうアプリなの？なにに使うの？
いつどんな時に使うの？お金はかかるの？
教えて！

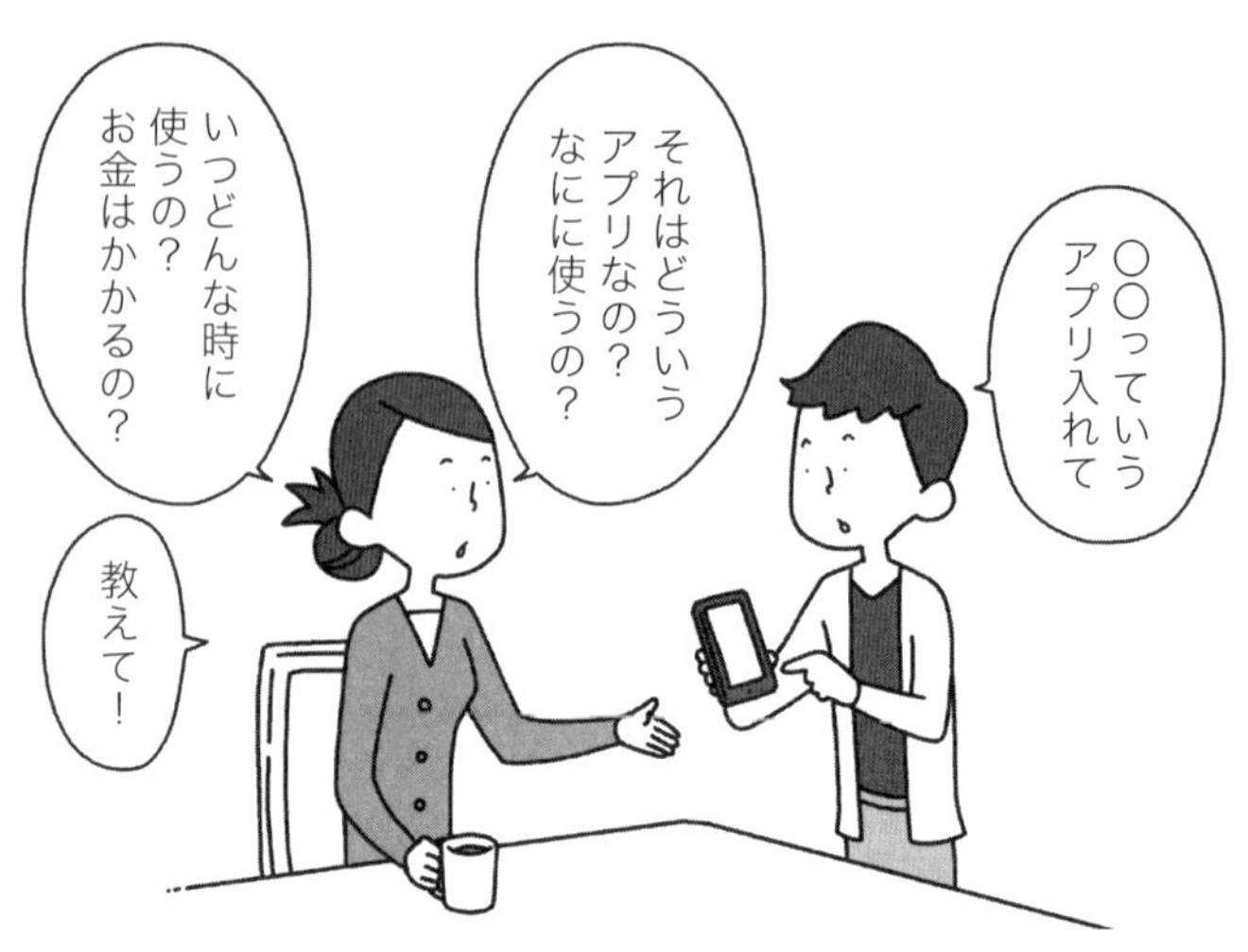

ルールは記録して見えるところに

ルールを決めたら、紙に書いて残すようにしましょう。ルール書きは子どもと一緒に行ったり、子どもに同意のサインをさせたりするとよいでしょう。問題があったら協力して解決していくこと、トラブルがあったらすみやかに相談すること、実情に合わせてルールを変更することができることも決めておきましょう。

ルールを守れなかったときは

ルールを守れなかったときは、使用を制限することを決めておきます。まったく使用禁止にするなど厳しすぎると、かえって保護者を出し抜こうとする方向に思考が向かっていき逆効果です。子どもを守るためだということを理解させるとともに、使用時間を一定期間だけ短くするなど、子どもにとってペナルティとして機能しつつ、受容できる範囲を探ることも大切です。

約束です もっと上手に使えるようになってください
制限
ハイ…
ルールを守らなかったから仕方ない ぼくを守るためなんだ

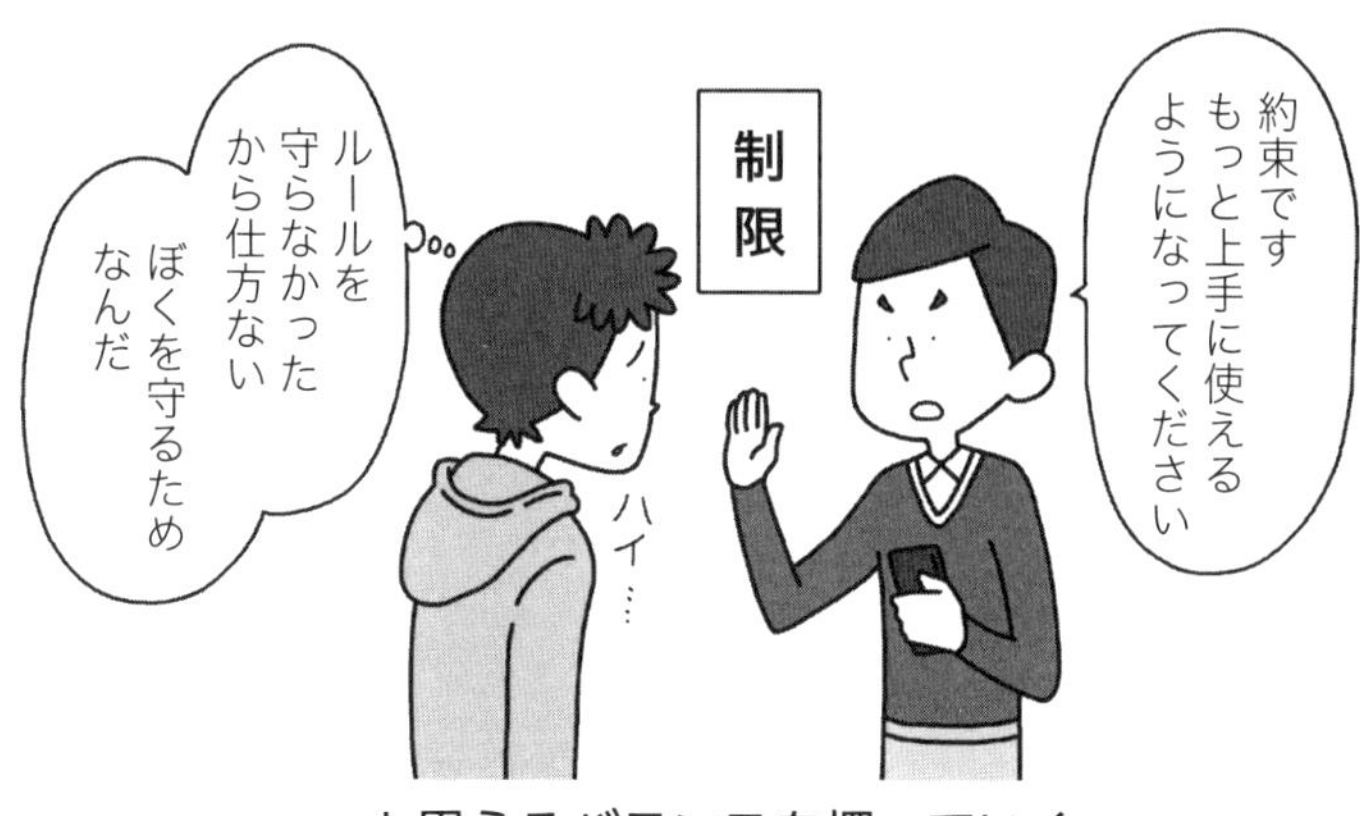

と思えるバランスを探っていく

久里浜医療センターホームページ
「PC、スマホ使用ルール作りのポイント」も参考にしてください
https://kurihama.hosp.go.jp/hospital/case/tiar_case02.html

活用しよう制限機能

法律改正により18歳未満がスマホを契約・使用する場合、販売店はその子どもや保護者にフィルタリングの説明をすることが義務付けられました。

使用者の年齢を設定して、暴力やポルノなど内容に応じて制限するものや、サイトごと、アプリごとに制限するものもあります。

保護者が子どもの使用する機器に制限を設定することをペアレンタルコントロール（ペアレントコントロール）といいます。

設定することで、特定の機能にパスワードなどを入れなければ使えないようにすることができます。使用する子どもは嫌がるでしょうが、スマホを子どもに使わせる場合に必要なら利用します。

好奇心があるのは普通だけど…簡単に目につきすぎるのは望ましくない
使用できる時間帯などいろいろ設定できるのね
フィルター
不適切な情報

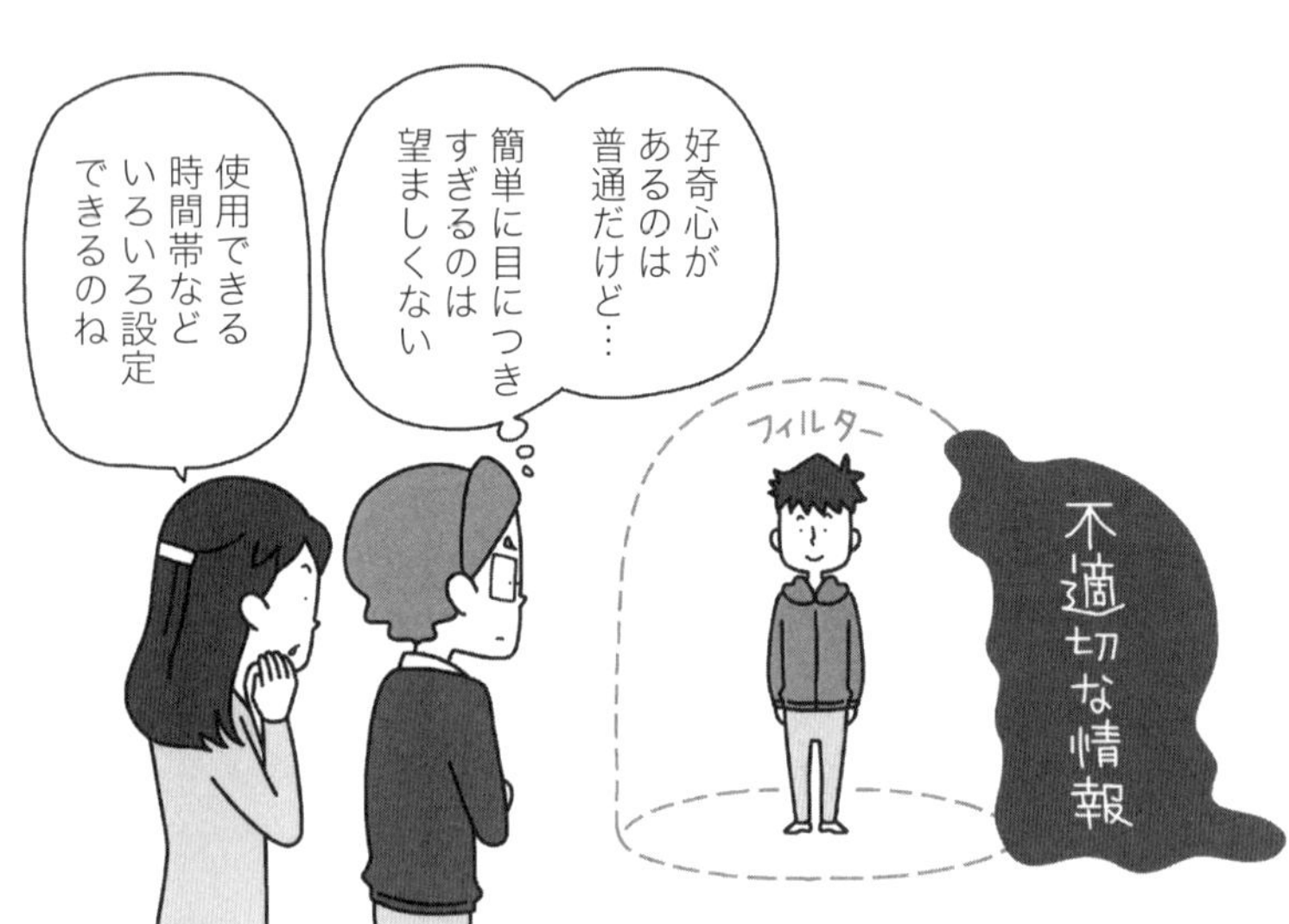

制限の例としては、使用時間や時間帯を過ぎると自動的に使用できなくなるタイマー機能、どのようなコンテンツを何時間利用したかを記録する機能などもあります。逆に、制限中でも保護者への連絡や地図機能だけは使用できるようにする、などの設定もできます。

とはいえ、これらさえ設定しておけば安心というわけではなく、制限には完全ではないところもあります。制限したはずの機能が使えたり、子どもがパスワードをいつの間にか知っていることもあります。ＳＮＳなどほかのアプリを経由するとゲームも動画もアクセスし放題という状況もあります。

制限機能と併せて見守りを行っていくことが大切です。

コントロールを助ける技術的対策

本人の同意がある場合は有効。
自動的に制限されるので、コントロールを助ける。

ただしあくまでも補助的なもの

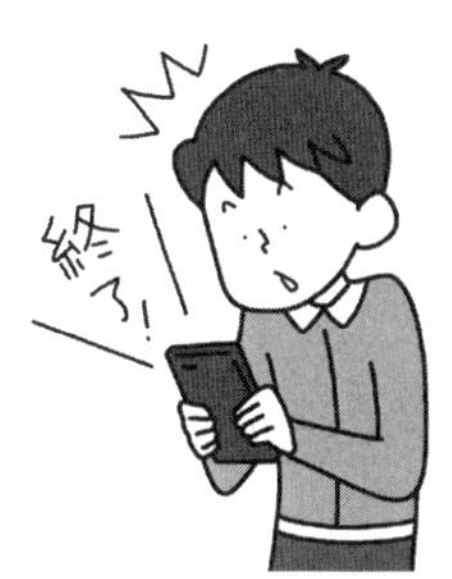

ペアレンタルコントロール

設定することで、保護者の許可がないとダウンロードなどの操作ができなくなる。細かく機器や使用時間を設定できるアプリ、ルーターなどがある。

コラム ● 大人が模範となる

子どもには使用制限を課しているのに、保護者が漫然と長時間使用していたり、子どもと話をしている間も目はスマホ画面に向いていたりすることはありませんか。そのようなことがあると、子どもはルールに納得できなくなってしまいます。また、より強く使用したいと感じてしまうでしょう。

大人も使用時間を決め、ルールを守ります。コントロールが悪くなっている子どもの前では、ゲームや長時間の動画視聴なども控えたほうがよいでしょう。

大人こそ、リアルの生活を大事にし、スマホを便利な道具として適正に利用しているという様子を見せられるとよいでしょう。

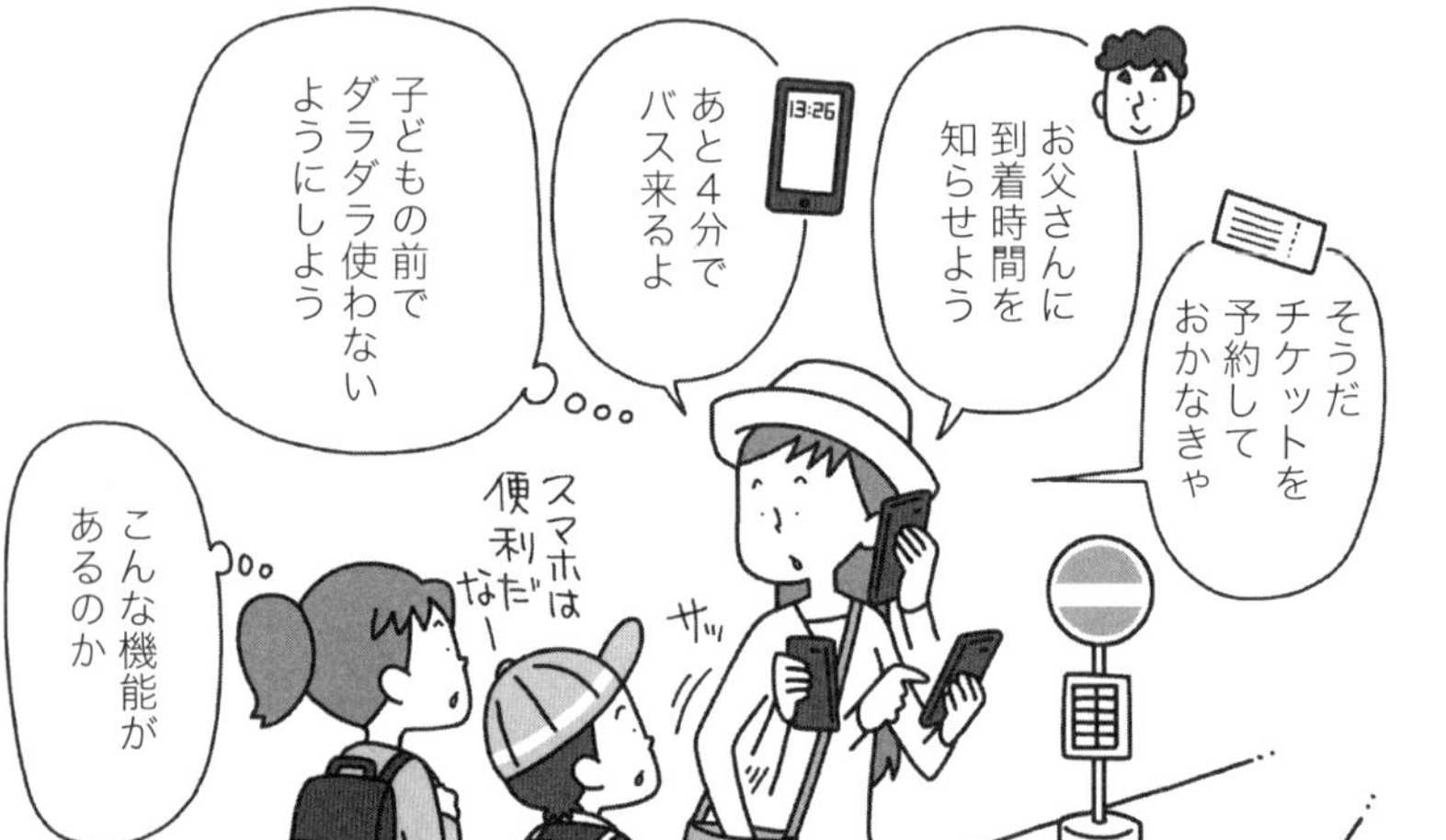

スマホは本来便利な道具。使いこなすが使われない。

ゲーム・スマホ依存のリスク要因

依存のリスクを高める要因は

　ゲームがこれほど普及しているのに、全員がゲームで問題を生じるわけではありません。どんなことが依存のリスクを高めるのか見てみましょう。

　ゲーム依存のリスクに関しては少しずつ研究が進められてきています。報告されているものによると、ゲーム依存のリスクを高めるものとしては、性別、年齢、性格などその人個人が持っているリスク要因と、それに対して人間関係や置かれた環境など外部の要因が関わっていると考えられています。また、依存が進行するほど回復が難しくなるように、依存自体も病気の進行に影響します。

リスク要因が重なると…

依存そのものによる影響
依存を進行させてしまう

個人が持つリスク要因
依存になりやすい人とは

外部の要因
仲間、ゲームをする環境、家族関係、どんなゲームをするか　など

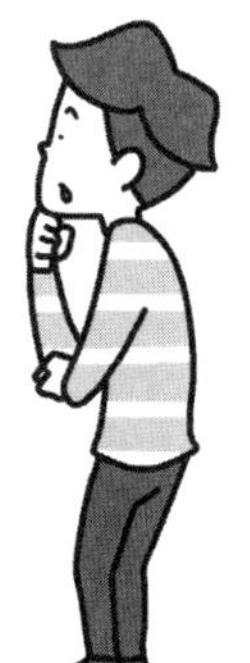

これらの要因が関連し合い、依存のリスクが高まっていく

依存に陥りやすい人

ゲーム依存に陥りやすい人はどんな人でしょう。ゲーム依存のリスクが高まる年齢としては、12歳から18歳が最もリスクの高い時期と見られ、性別は男性が多いと考えられています。ネット依存に関し、久里浜医療センターを訪れる患者は、女性よりも男性のほうが10倍以上と多くなっています。

ですが、これは女性のネット依存リスクが低いというわけではないようです。男性ネット依存患者に多い依存対象がオンラインゲームで、自宅など限定的な場所で行われるため、不登校など生活への影響が早くあらわれ、家族が依存に気づきやすいためだとも考えられます。

厚生労働省研究班の調査によると、成人で

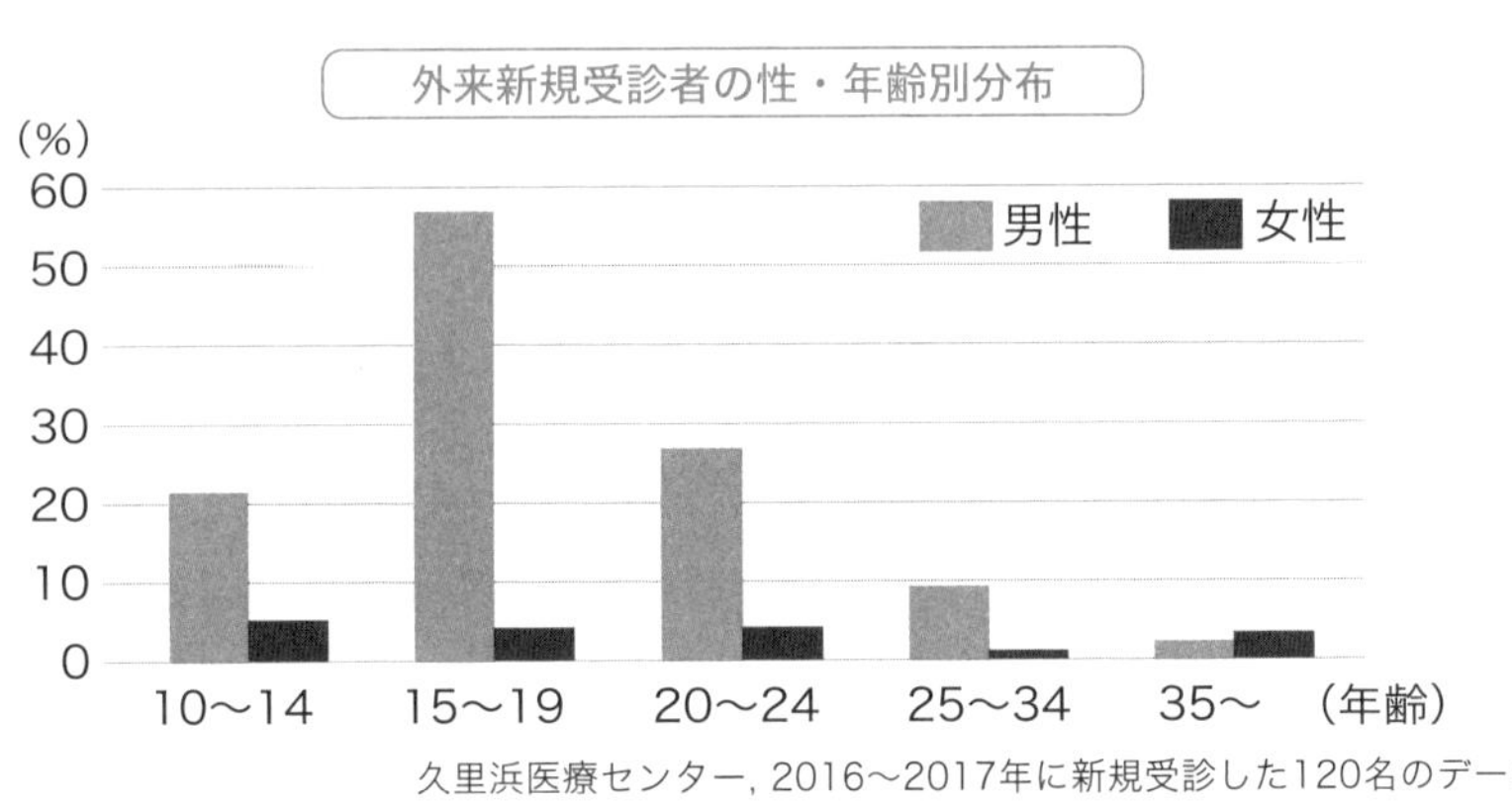

女性は相談が少ないが、依存リスクが低いということではない

は、ネット依存へのなりやすさに男女差はあまり見られませんでした。また、２０１２年の中高生対象の実態調査では、男子よりも女子のほうが病的使用の比率が高くなっています。女性がはまりやすいのはＳＮＳです。そして、ゲームも男性に比べると依存性の低いゲームが好まれるという傾向があります。また、ＳＮＳのみに依存しているケースでは、適切に対処できれば生活に支障が出るなどの問題が大きくなることが少ないため、受診には至らないケースも多いと考えられます。

依存しやすさの性別による違いは大きくはないかもしれません。

近年発表された報告や久里浜医療センターの研究では、ゲームへの依存のしやすさに関わっている要素として下記のようなことが考えられています。

ゲーム依存の個人が持つリスク要因

- 性別・年齢　▶男性・思春期が多い
- パーソナリティー　▶衝動性が強い（我慢が得意ではない）　▶協調性がないほう　▶内向的な性格　▶攻撃性が強い
- 合併する心の特徴　▶発達障害がある　▶社交不安がある
- 自尊感情が低い
- 学校の勉強が得意ではない
- ゲーム以外にあまり関心のあることがない

ダニエル,L.キング ほか,樋口進 監修翻訳『ゲーム障害 ゲーム依存の理解と治療・予防』福村出版,2020年より改変

生きづらさと依存

ゲームをしたいという理由として

・楽しみたい

というポジティブなことより

・嫌なことから逃れたい

など、現実の嫌なことから気を紛らわせるために動機が強まるという場合は依存リスクが高いと考えられます。これは、ほかの依存にも共通する特徴です。なんらかの生きづらさから逃れたいあまりに簡単に没頭できるゲームなどに手を伸ばしているのかもしれません。

ですから、子どもがゲームやスマホに依存しているとき、現実の生きづらさに目を向けることはとても重要です。

なぜゲームをしたいのか

もっとがんばって
実生活に嫌なことがあったり
期待に答えられないと感じている
居場所がないのか
ゲームにはまって抜け出せないのか

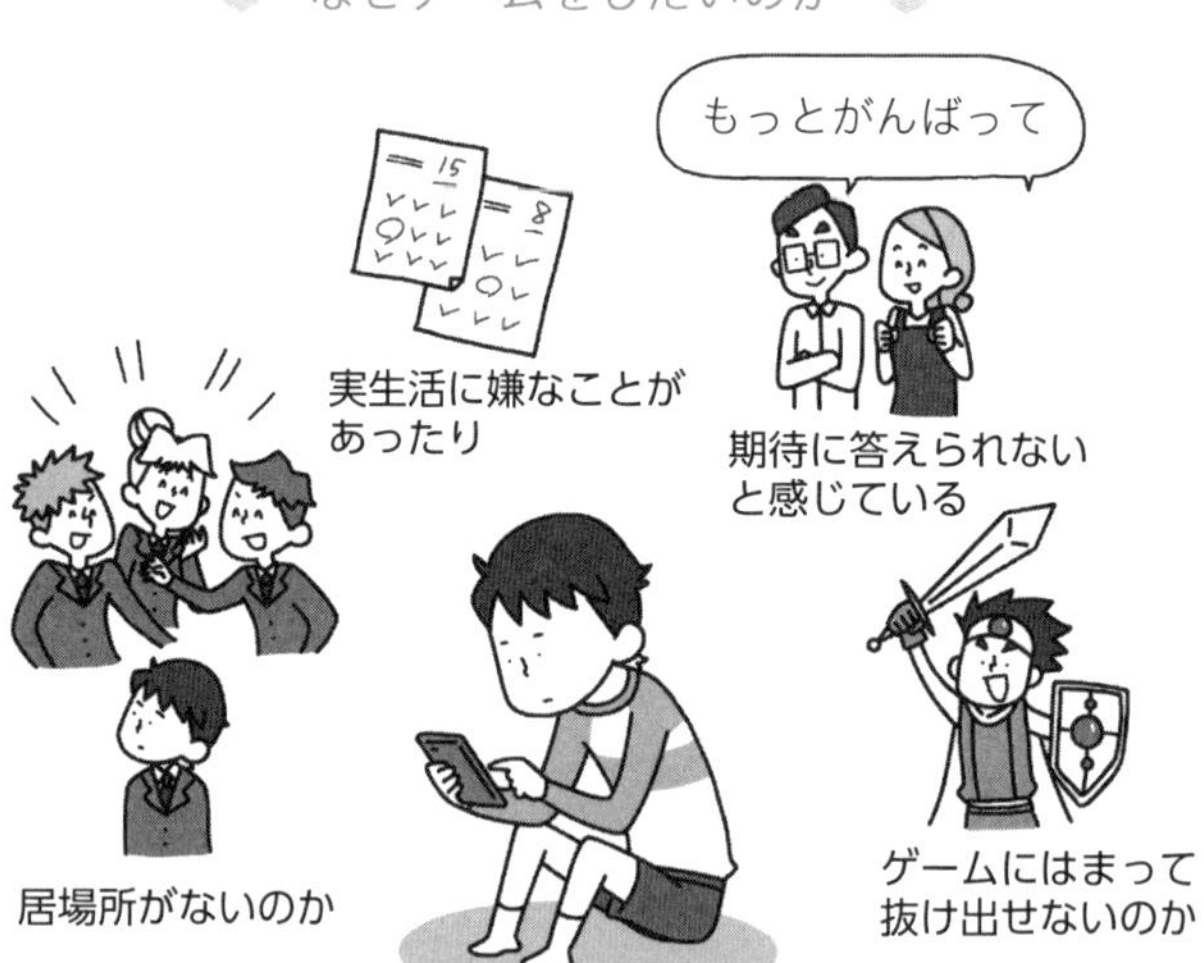

背景にある生きづらさに目を向けることが大切

置かれた環境によるリスク要因

依存のしやすさには、当人が置かれている環境も大きく関わっていると考えられます。

全体的な傾向として、ゲームをしやすい環境、制限の少ない環境では過剰使用リスクが高まります。たとえば大人が不在がちだったり、忙しいなどの事情で子どもがいつもゲーム機やスマホで時間をつぶしているような状況では、子どもはゲームにはまってしまいがちです。

また、親子関係が悪かったり、子どもが孤独を感じていたり、家庭内や身近なところでトラブルが多い状況では依存リスクが高くなりがちです。家庭内で温かいコミュニケーションによって、気にかけられたり、見守られていると感じることができないと、子ども

ゲーム依存の外部から受けるリスク要因

仲間の影響	▶ リアルの友人付き合いが希薄 ▶ ゲーム内での仲間とのつながりが密接
ゲームをする環境	▶ ゲームの開始年齢が早い ▶ すぐにゲームができる環境 ▶ ゲームを助長する人が身近にいる
家族関係	▶ 家族関係が悪く不安定 ▶ ひとり親家庭などで大人が不在がち
どんなゲームをするか	▶ 依存性の高いゲーム（89ページ） ▶ 課金システムがある

ダニエル,L.キングほか,樋口進 監修翻訳『ゲーム障害 ゲーム依存の理解と治療・予防』福村出版,2020年より改変

が自己肯定感を得にくい可能性があります。

また、すでにゲーム依存状態の人が身近にいることもリスクを高めます。ゲームで遊ぶことに関して肯定的だったり、ゲームを助長するような人がいると、ゲームに関心をひかれがちです。ゲームをしようと思う機会も多くなるでしょう。

また、神奈川県の中学生を対象としたアンケート調査で、ゲームを低年齢から開始した人ほど、現在ゲームをする時間が長いという調査があります。

そして、ゲーム時間が長いこともゲーム依存のリスクを高める要因だ[※]ということもわかっています。

習慣的な（週１回以上の）ゲーム開始年齢と現在のゲーム使用時間

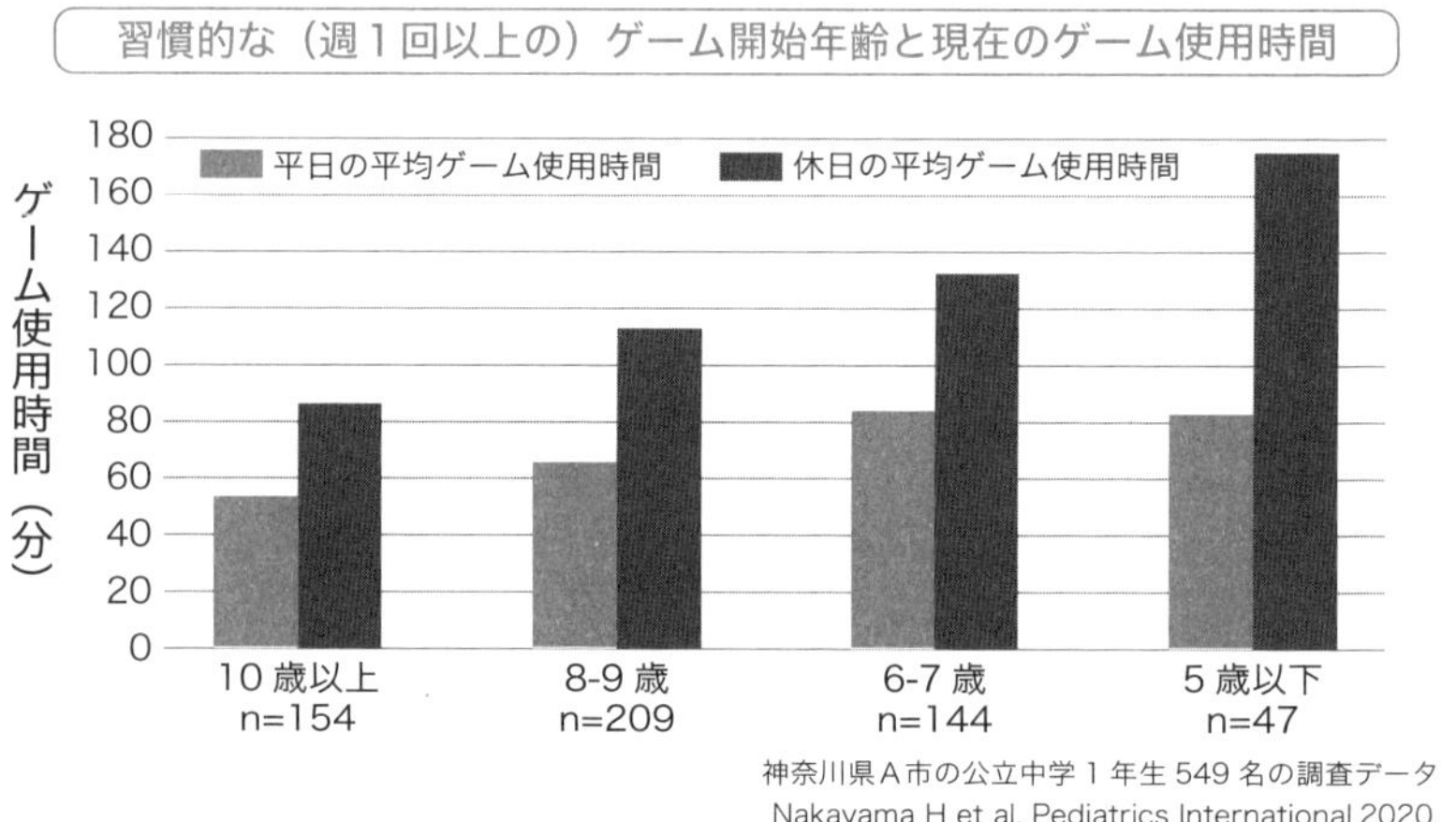

神奈川県Ａ市の公立中学１年生549名の調査データ
Nakayama H et al. Pediatrics International,2020.

早期からゲームを開始することも長時間使用に関連がある

※Mihara & Higuchi. Psychiatry and Clinical Neurosciences, 2017.

ゲームが持つ依存性

ゲーム自体が持つ依存性もリスクに影響します。依存性の高いゲームをプレーするほうが依存リスクが高くなります。下記のような特徴を持つゲームは、依存性が高いと考えられています。

第2章で、ゲームに備えられたやめにくいしかけについてお話ししましたが、まさにこれらのゲームの特徴は、ゲーム会社が収益を高めるために提供するしくみと同じです。ゲーム会社としては、収益をあげるため、ユーザーにより長く、頻回に遊んでもらい、スポンサーの広告を見たり、たくさんお金を使ってもらいたいのです。結果的にユーザーがはまってしまいやすくなります。

依存性の高いゲームが持つ特徴

- MMORPG、シューティングゲーム、MOBAゲーム
  (複数のユーザーとリアルタイムで対戦したり関わったりしながら遊ぶオンラインゲームが多い)
- すぐに楽しむことができる
- 終わりがなく、ずっと続いていく
- 複雑な構成で絶えずアップデートされる（あきない）
- プレイヤー同士交流するしくみがある
- 報酬のしくみがモチベーションとなっている
- キャラクターや設定などをユーザーがカスタマイズできる

リスクを下げる要因

リスク要因に対して、リスクを下げる要因のことを保護要因、防御要因といいます。これまで紹介してきたようなリスク因子を避けるとともに、防御要因を高めていくことでゲーム・スマホ依存を予防したり、回復を支援するヒントを得られそうです。

複数の報告を縦断し研究した結果、いくつかの防御要因が浮かび上がってきました。

そこからは現実世界への適応というキーワードが読み取れます。

- **現実世界でうまくやっている**
- **環境に適応できている**
- **ポジティブなアイデンティティーがある**

ゲーム以外にも楽しめることを持っていること、自分を肯定する自信や尊厳が、依存か

子どもを依存から守る要因

- 現実世界でうまくやっている
- 環境に適応できている
- ポジティブなアイデンティティーがある
- 自己肯定感がある
- 子育て、教育に父親が積極的に関わる

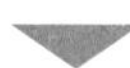

依存リスクから守るための力を育てていこう

ら心を守るために重要であると考えられています。

現実世界が生きづらいからといって困難を避けようとしても解決は難しいでしょう。つらさと向き合い、現実のなかでその困難を乗り越える経験も必要です。それが次のストレスに対処する力となり、自信となります。

もちろん楽しいことや面白いことを現実世界でいろいろ経験しておくことも大切です。リアルの世界は張り合いがあり、つらいこともあるけど、楽しいことも多いのだという認識がゲーム依存から子どもを守るでしょう。

また、複数の研究で子どもの生活に父親が積極的に関わっていることもリスクを下げるという研究があります。これは、父親は一般的に体も大きくて力も強いので容易に逆らえないという面もあるかもしれませんが、それ

ゲーム依存の防御要因

防御要因	● 社会的能力 (social competence) が高い
	● 自己評価 (self-esteem) が高い
	● 行動の自己コントロールがうまくできている
	● 学校で → うまくクラスに溶け込んでいる (social integration)
	→ 学校が楽しいと感じる (well-being)

ゲーム依存の自然経過 1～5年後のゲーム依存継続割合は、0% ～ 84%
成人の改善率は高いが、思春期は低い

Mihara & Higuchi. Psychiatry and Clinical Neurosciences, 2017.

と同時に母親だけではなくより多くの大人が関わっていくことが子どもの自己肯定感につながるということがさらに大きな要素といえるでしょう。

もちろん、保護者が足並みをそろえてしっかりスマホ使用、ゲーム使用を管理することも、子どもを依存から遠ざけます。

保護者がゲームやスマホの依存リスクをしっかり理解し、使用を子ども任せにせず、適切に関わり、見守ってあげることが必要なのです。

より具体的な働きかけについては、第5章でお話しします。

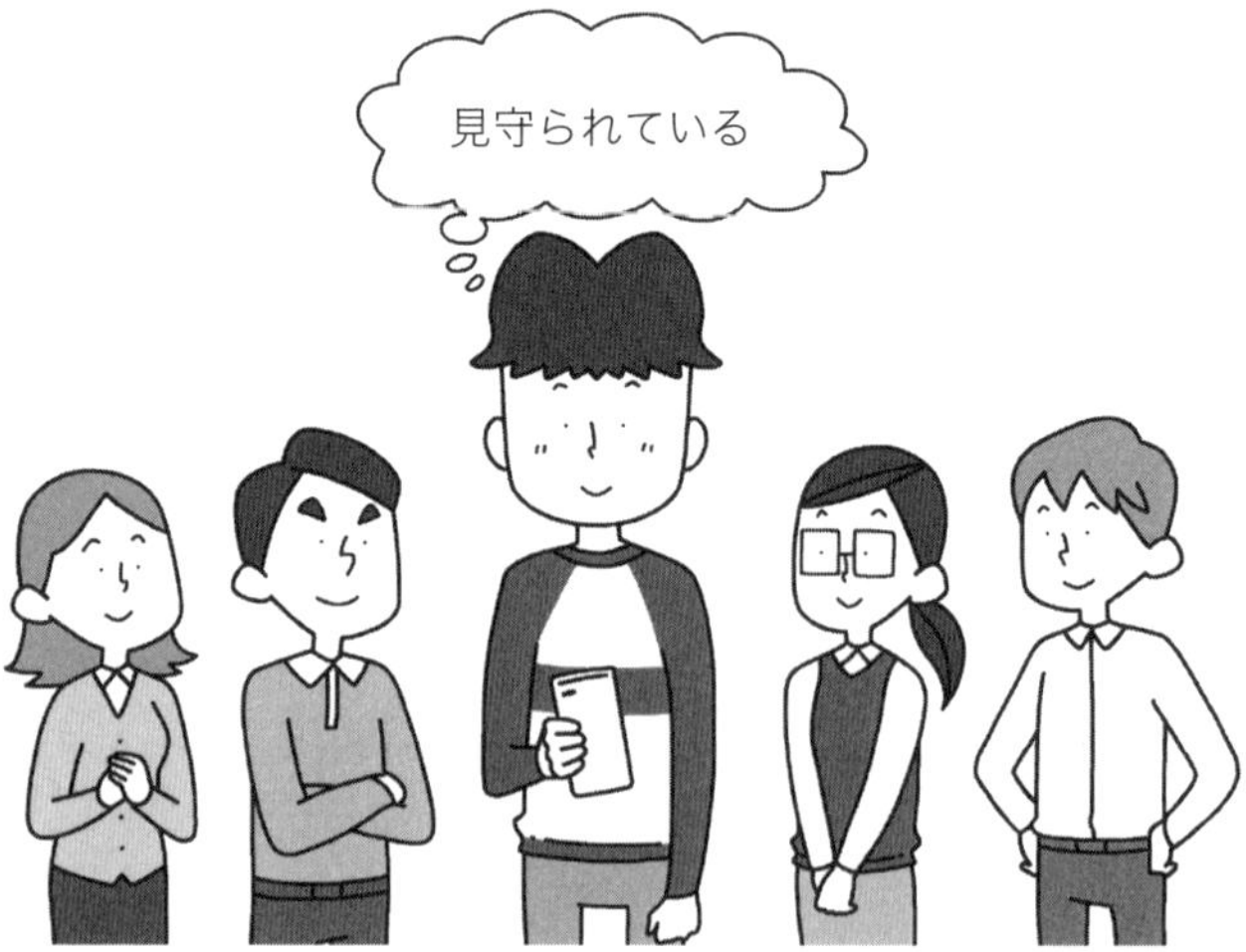

父親やより多くの大人が存在感を示し、子どもを支えていく

コラム● ラットパーク実験

物質や行為が持つ依存性に対して、周囲の環境が防御的に影響を与えるとする研究に、カナダ人心理学者ブルース・K・アレクサンダーによるラットパーク実験があります。

実験では、ラットを1匹ずつ隔離して入れた実験用ケージと、広々したスペースに十分な食料とボールなどの遊び場所や隠れ家、巣の材料などを用意し雌雄複数のラットを入れた「ラットパーク」とを用意し、それぞれのラットに普通の水とモルヒネ入りの水を用意しました。

モルヒネを混ぜた水は苦いので、ラットが好むように砂糖で甘くしましたが、隔離ケージのラットたちはすぐにモルヒネ水に依存し、砂糖が少なくても飲むようになりました。

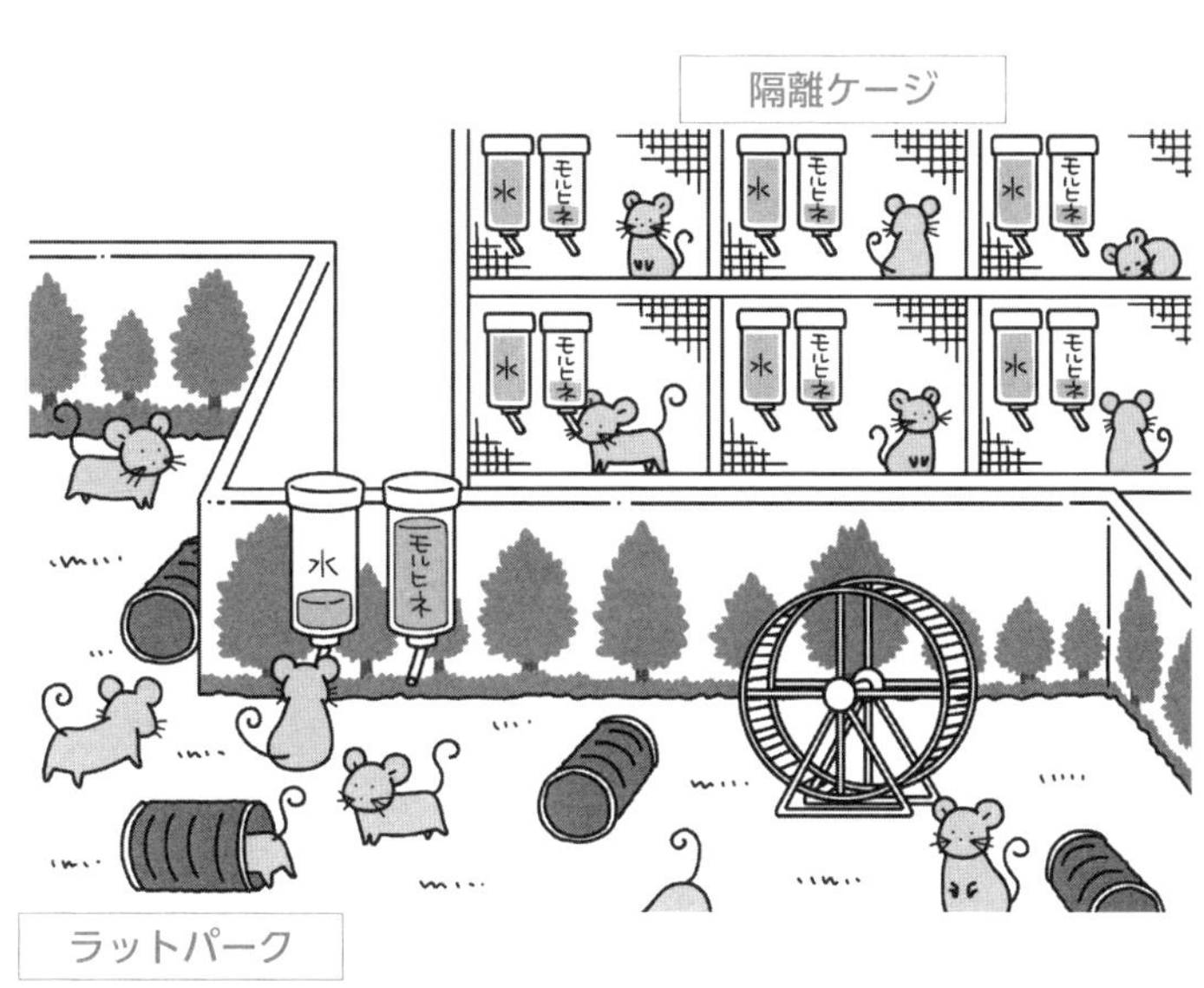

しかし、ラットパークのラットはモルヒネがもたらす作用（ラットとしての社会生活に支障を来す）を嫌がり、かなり甘くしてもモルヒネ入りの水を飲む固体は少数でした。

また、隔離ケージでモルヒネ依存になったラットをラットパークに移すと、離脱症状を見せてもやがて普通の水を飲むようになりました。

ラットは本来、好奇心と社交性の強い動物です。ラットにとって狭く孤独な隔離ケージはかなり強いストレス環境であり、モルヒネしか慰めがなかったのかもしれません。一方ラットパークでは仲間たちとのびのび楽しく過ごすことができ、それが依存物質を遠ざけたと考えられます。

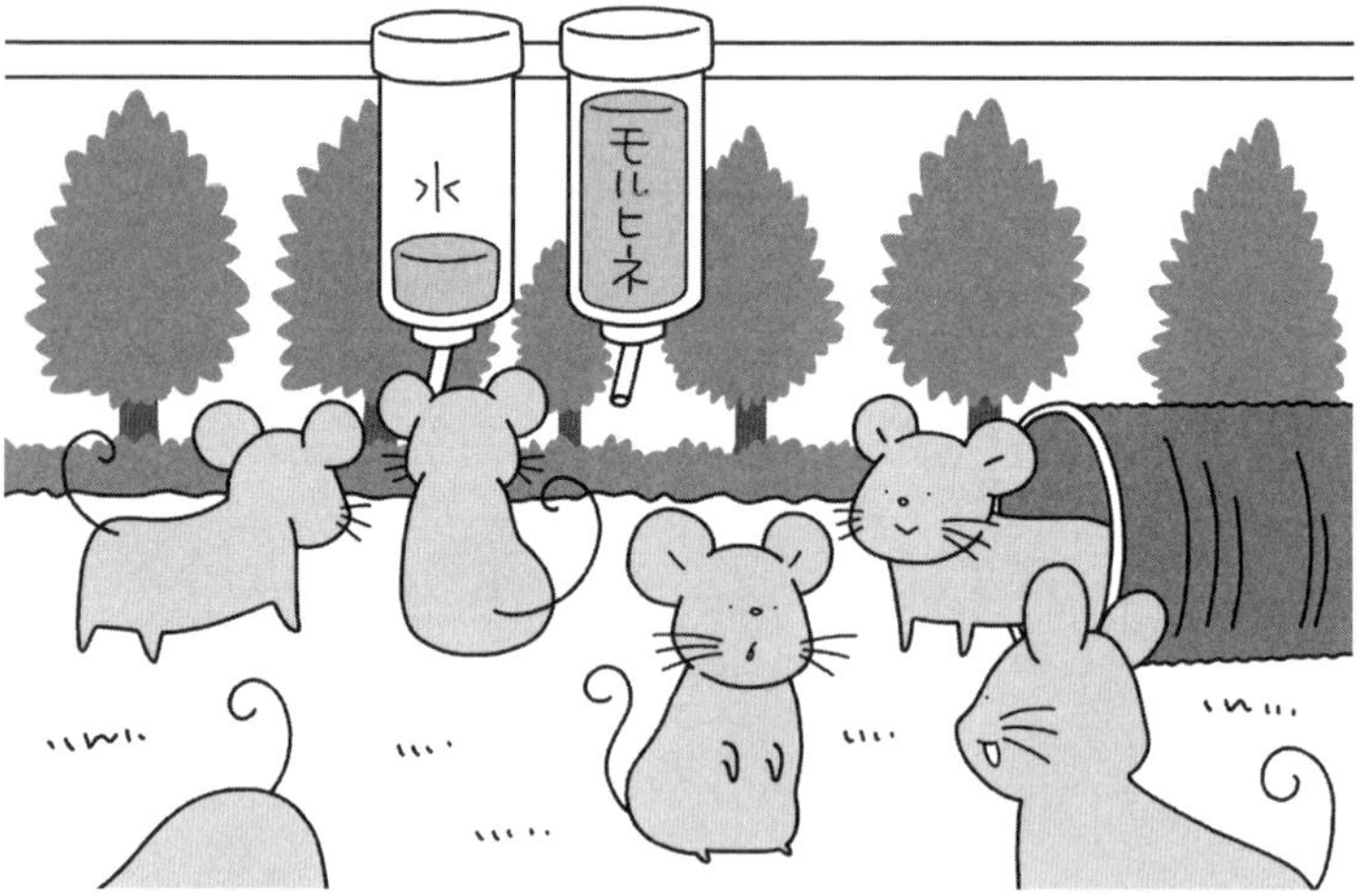

ラットはモルヒネを選ばなかった

第4章

医療機関を受診しよう

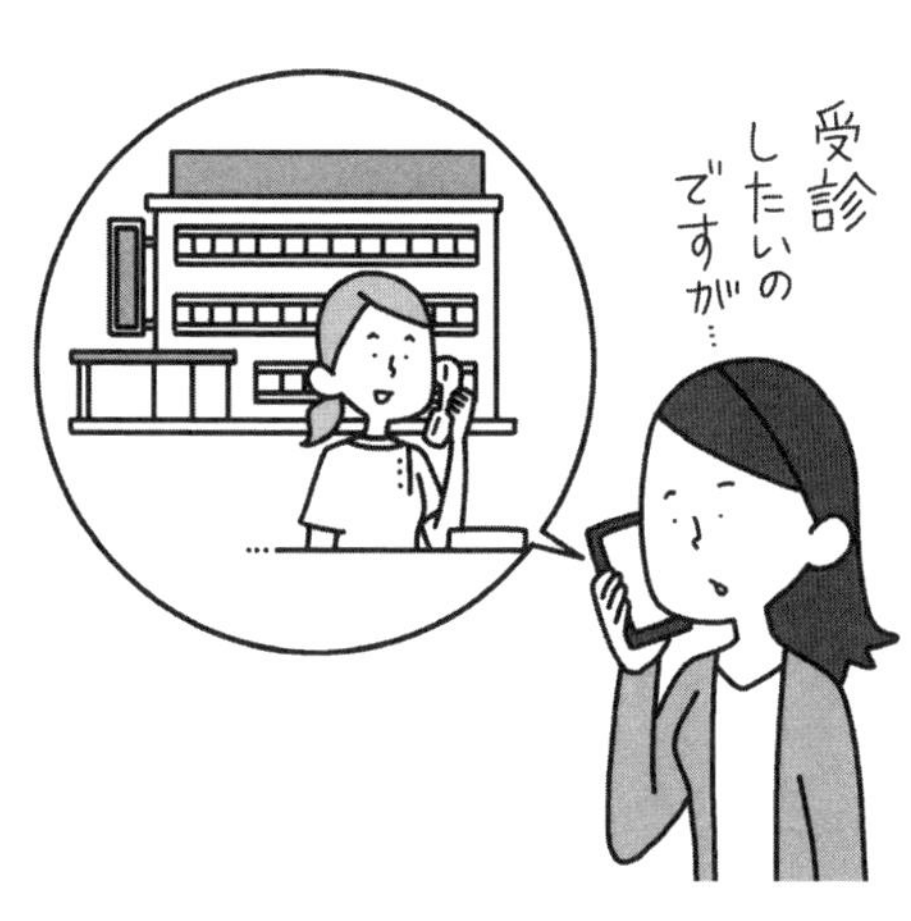

医療機関を受診するには

専門病院は数が少ない

ゲームやスマホへの依存を治療の対象としている医療機関は非常に数少ないのが現状です。久里浜医療センターのホームページではゲームやスマホ使用で問題のあるお子さんを対象に診療を行ってくれる医療機関の一覧を掲載しています（下記、随時更新）。

依存専門病院では、認知行動療法や作業療法、勉強会、患者同士のミーティングなどによって回復を図ります。依存患者の症状や発症の背景、性格傾向などは類似点が多く、治療法も共通している部分があります。ゲームやスマホへの依存に対しても、これらの治療は有効です。

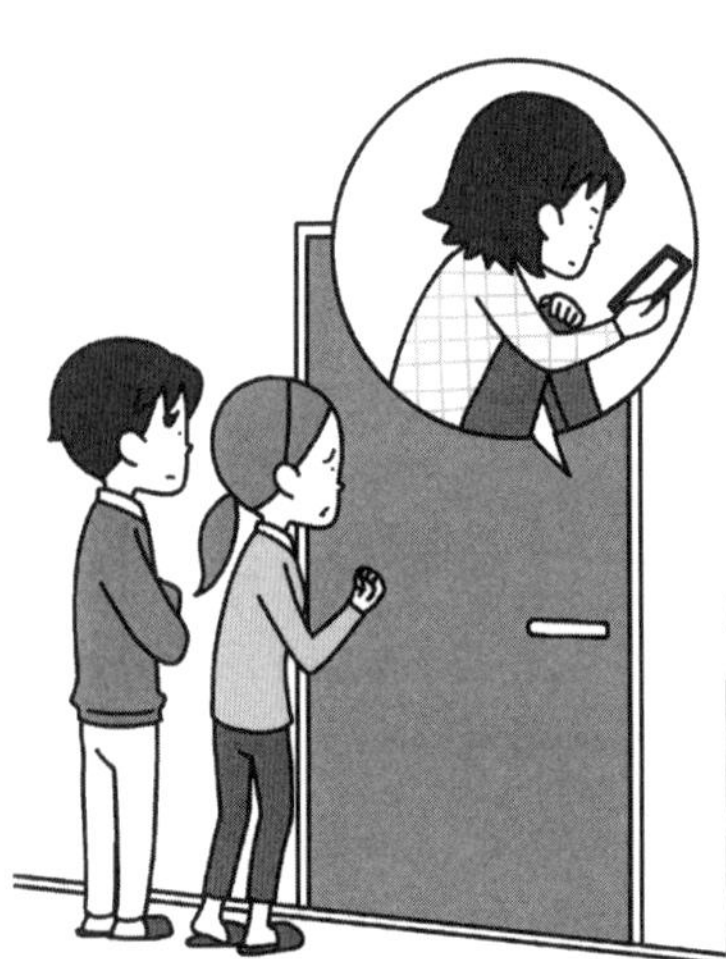

本人が受診を拒むことも少なくありません。そのような場合は、家族だけでも受診することをおすすめします。

専門医療機関一覧

久里浜医療センターホームページ
インターネット依存・ゲーム障害
治療施設リスト（随時更新）

https://kurihama.hosp.go.jp/hospital/net_list.html

なるべくゲーム依存の診療の経験がある医師が望ましいのですが、かかりやすい専門の医療機関がない場合は、小児科や児童・思春期の専門医のいる医療機関を受診するとよいでしょう。ただし、いまだにゲームやスマホへの依存を、治療が必要な病気だと考えていない専門家もいないわけではありません。まずは電話で、対応してくれるかどうか、問い合わせてみましょう。

地域の保健所や精神保健福祉センターでも相談できます。消費生活センターで相談窓口につないでもらえるケースもあります。保健所は都道府県や政令指定都市などに設置されている公的機関です。地域住民の健康を守るため、さまざまなサービスを行っています。心の病気や悩みについても、医師や精神保健福祉相談員などが、相談に乗ってくれます。精神保健福祉センターも公的機関で、各都道府県、政令指定都市に1カ所は設けられています。精神科医やソーシャルワーカー、臨床心理士などが相談に応じ、病院の情報なども提供しています。

また、学校で相談した結果、医療機関を紹介されるというケースもあります。

受診時の注意

受診してみて、ゲーム・スマホ依存について、もし医師から「しつけの問題だろう」「あきるまでゲームをやらせればよい」のようなアドバイスがある場合は、別の医療機関での受診を検討したほうがよいでしょう。「様子を見ましょう」というアドバイスにも注意が必要です。先述のように依存は進行性です。様子を見ていると事態が悪化する可能性があります。

不登校がある場合

子どもが学校に行かない場合、医療機関によっては不登校状態への対処が診療の軸になることもあります。不登校とともにゲーム・スマホの問題があることを伝えましょう。不登校や引きこもりが見られる場合でもいろいろな原因が考えられます。ゲームやスマホに依存して登校に支障を来しているのか、いじめなどの原因があるのか、うつ病などほかの病気があるのか、複数の原因が重なっている例もあります。初診時にはっきりわかるケースのほうが少ないでしょう。

眠い…
とにかく眠い…
お弁当ちゃんと食べなさい
眠そう
不健康な感じだわ…

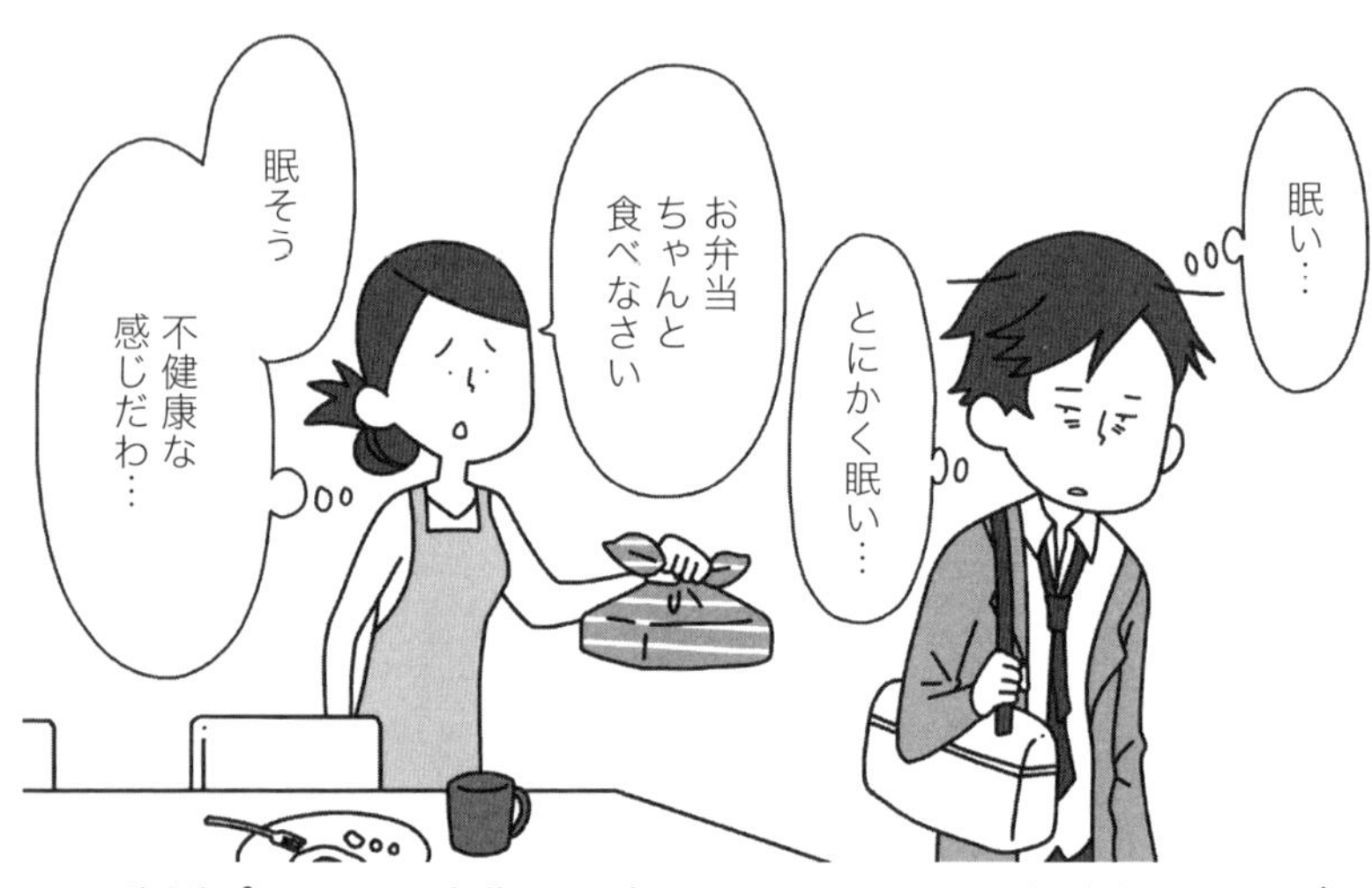

生活パターンの変化や、身のまわりにかまわなくなることが
依存のサインかも知れない

受診のめやす

　早めに対処したほうがトラブルも少なく、回復も早いのですが、早い段階で受診してくる人はあまり多くありません。

　ゲームのコントロールができないこと、ゲームが生活の中心になっていたら注意が必要です。とくに朝起きない、風呂に入らないなど生活習慣が乱れてきたり（セルフネグレクト159ページ）、暴言や暴力、キレやすいなどの変化が見られる場合も受診すべきです。

　また本人のゲームなどの使用によって、家庭内に抑うつや睡眠障害などの問題があらわれているケースも受診すべきです。

　依存にはほかの精神疾患を合併していることがあります。ほかの精神疾患から依存につながっているケース（109ページ）もあります

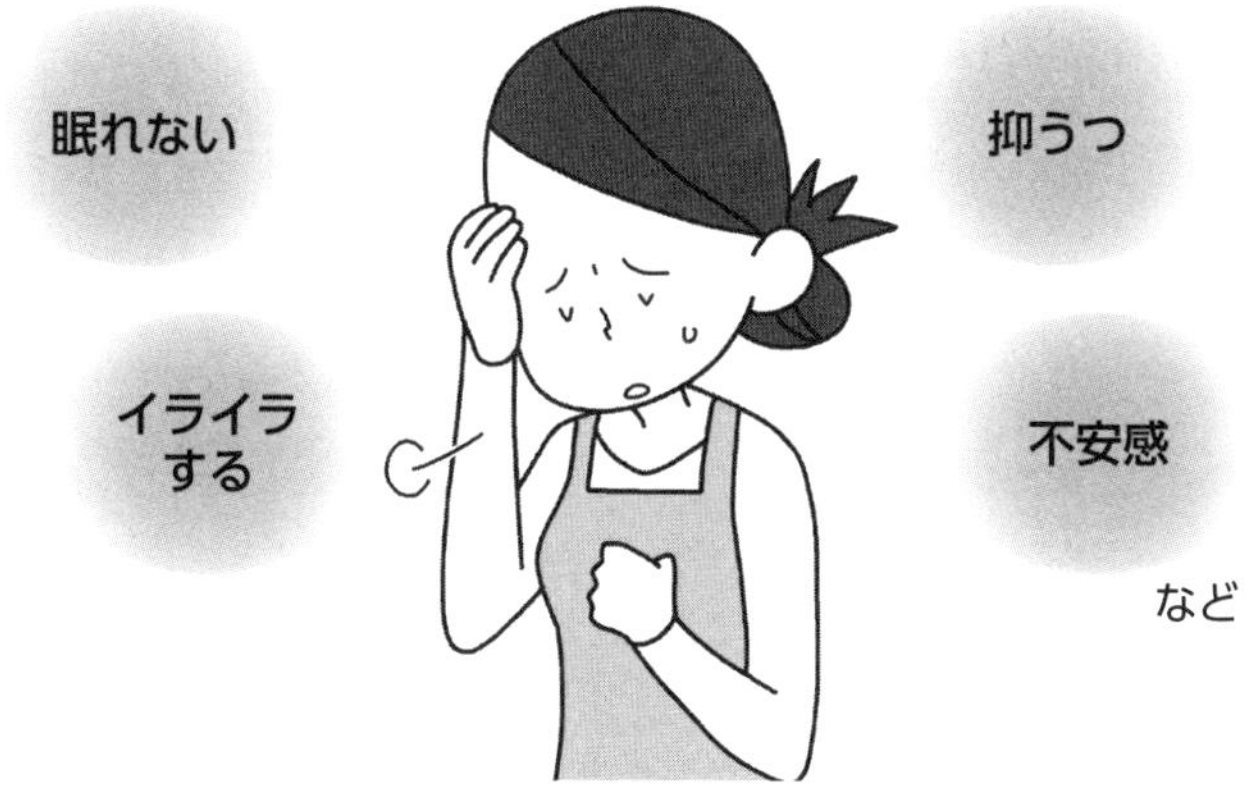

眠れない
抑うつ
イライラする
不安感
など

本人だけではなく、家族に問題があらわれている場合も受診のめやすです

し、依存状態がほかの精神疾患を引き起こしてしまうケースもあります。

受診までの流れ

まずは、医療機関に予約を申し込みます。施設によって異なりますが、専門病院では、予約時に臨床心理士が状況を電話で聞き取ることが多いようです。いつから、どんな使用状況かを伝えられるようにまとめておきましょう。本人を連れていける場合は、そのまま初診の予約、受診となります。本人が受診したがらない場合は、電話相談にとどめるか、家族だけで受診するかを判断します。家族だけでも受診することは可能です。

初診時には病状を正しく診断するために各種の検査が行われます。

受診までの流れ

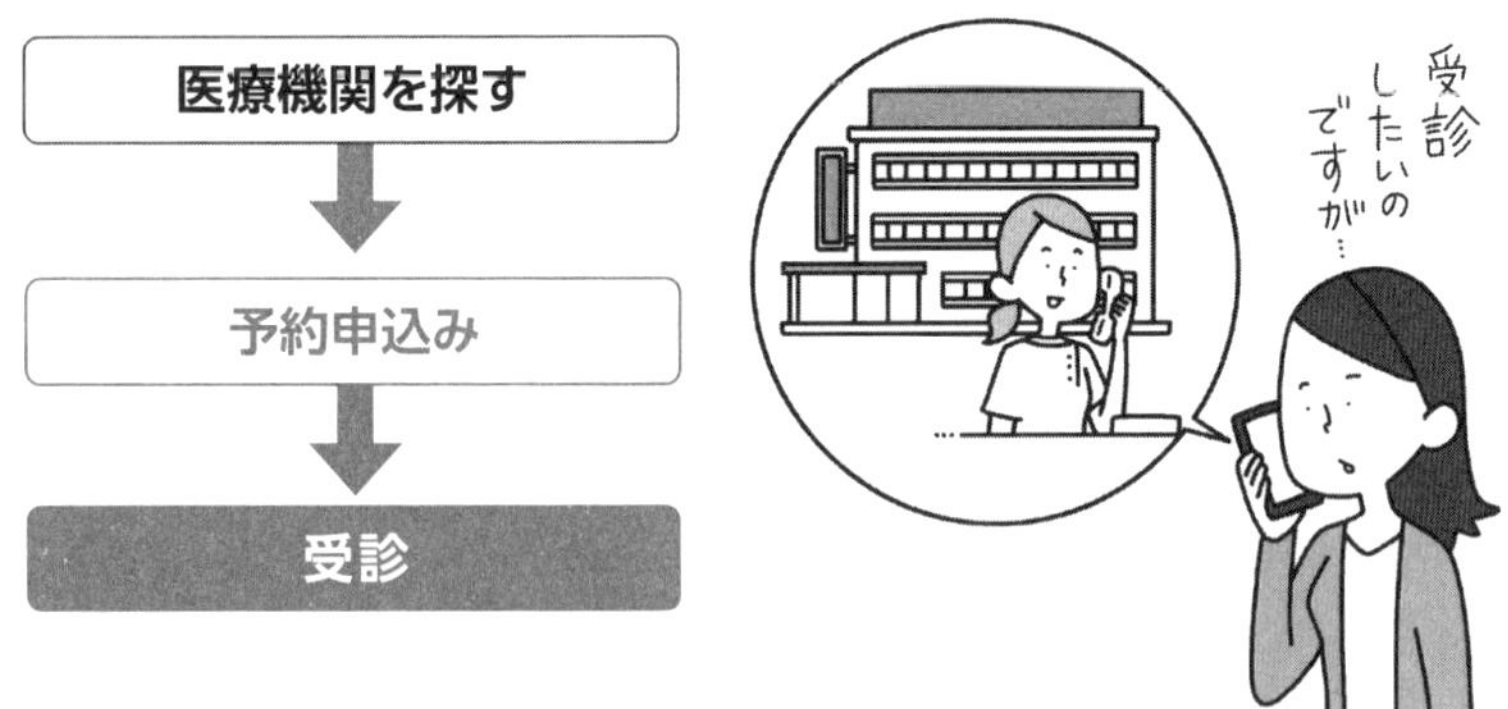

依存にほかの病気を合併していることもあります。医療機関で受診することには、そうした病気を見つけられるというメリットもあります。

依存の診断

診察・検査

診断のための診察は、使用状況や生活に生じている問題点の聞き取りが中心となります。同時に健康状態、精神状態、体力などに異常がないか検査を行います。検査の種類は医療機関ごとに異なり、医療機関によっては血液検査や胸部X線検査など一般の健診で行われる検査や体力測定を行います。どんな検査を行うか事前に確認するとよいでしょう。

若い患者でも運動不足、栄養不足が続いていると、検査で異常値が出ることがあります。検査数値の異常をきっかけに本人が治療に前向きになるケースもあります。

聞き取りから、診断基準に照らし合わせて診断を行います。治療を要するかどうか、いわゆるゲーム依存の診断基準には、２０２２年からはＷＨＯが策定した「国際疾病分類第11版（ＩＣＤ－11）」が使用されます。

また、研究などではアメリカの精神医学会が使用している「精神障害の診断および統計マニュアル第５版（ＤＳＭ－５）」が使用されることもあります。

また、より簡単に診断を行ったり、受診が必要かどうか危険度をチェックするためにスクリーニングテスト（106ページ）を用いることがあります。

国際的な診断基準

WHOによる国際疾病分類の最新版ICD-11では、ゲーム依存（ゲーム障害）の診断基準は104ページのように定義されています。また、これらとともにゲーム行動により、個人の、家族の、社会における、学業上または職業上の機能が充分に果たせないかどうか、どのくらい支障を来しているかで重症度をはかります。

ICD-11では、いわゆる「行動依存」、「嗜癖」は嗜癖行動症（障害）（Disorders due to addictive behaviours）と呼ばれ、そのカテゴリのなかには、「ギャンブル症（障害）（Gambling disorder）」「ゲーム症（障害）（Gaming disorder）」「嗜癖行動症（障害）、他の特定される（Other specified disorders

ICD-11による分類

コード	分類
11.2	Disorders due to addictive behaviours 嗜癖行動症＜障害＞群
11.2.1	Gambling disorder ギャンブル症＜障害＞
11.2.1.1	Gambling disorder, predominantly offline ギャンブル症＜障害＞、主にオフライン
11.2.1.2	Gambling disorder, predominantly online ギャンブル症＜障害＞、主にオンライン
11.2.1.3	Gambling disorder, unspecified ギャンブル症＜障害＞、特定不能
11.2.2	Gaming disorder ゲーム症＜障害＞
11.2.2.1	Gaming disorder, predominantly offline ゲーム症＜障害＞、主にオフライン
11.2.2.2	Gaming disorder, predominantly online ゲーム症＜障害＞、主にオンライン
11.2.2.3	Gaming disorder, unspecified ゲーム症＜障害＞、特定不能
11.2.3	Other specified disorders due to addictive behaviours 嗜癖行動症＜障害＞、他の特定される
11.2.4	Disorders due to addictive behaviours, unspecified 嗜癖行動症＜障害＞、特定不能

due to addictive behaviours)」「嗜癖行動症（障害）、特定不能（Disorders due to addictive behaviours, unspecified)」の４つが組み込まれています。

24ページでもお伝えしたように、ゲーム依存というのは正式な病名としてはゲームによるものはゲーム障害、ほかのアプリに依存している場合には「嗜癖行動症（障害）、他の特定される」ということになります。

２０１３年５月に発表されたアメリカ精神医学会の『精神障害の診断および統計マニュアル第５版』では、ゲーム依存は「インターネットゲーム障害（Internet Gaming Disorder)」として記載されています。

ゲーム・スマホ依存の位置付け

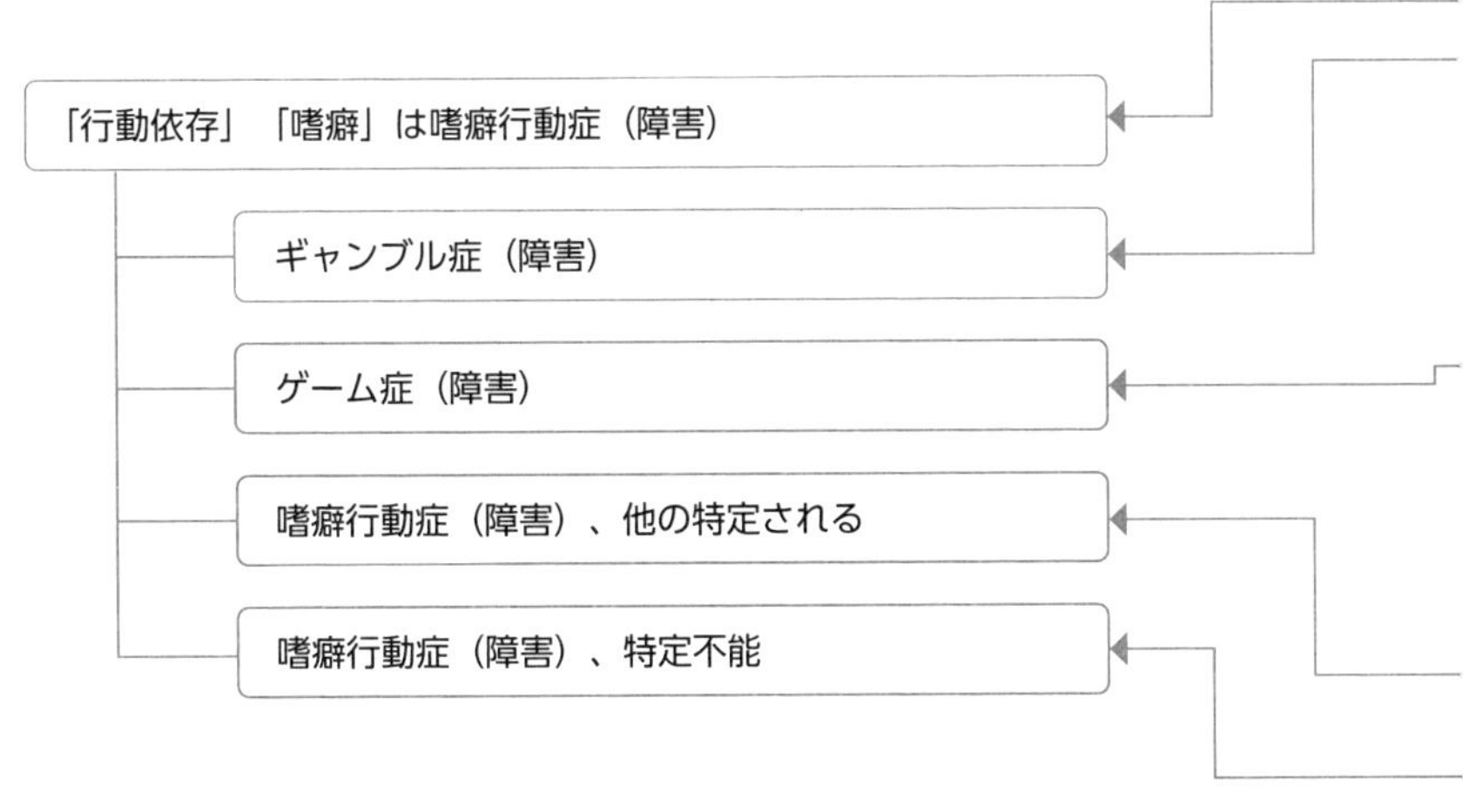

WHO（ICD-11）の診断基準

項目		ゲーム障害（ICD-11）
1		持続的または再発性のゲーム行動パターン（インターネットを介するオンラインまたはオフライン）で、以下の特徴を満たす。
	A	ゲームのコントロール障害（たとえば、開始、頻度、熱中度、期間、終了、プレイ環境など）
	B	ほかの日常生活の関心事や日々の活動よりゲームが先に来るほどに、ゲームをますます優先
	C	（ゲームにより）問題が起きているにも関わらず、ゲームを継続またはさらにエスカレート
	D	ゲーム行動パターンは重症で、個人、家族、社会、教育、職業やほかの重要な機能分野において著しい障害を引き起こしている。
診断		ゲーム行動パターンは持続的かつ反復的で、通常、ゲーム行動およびほかの症状が12ヵ月続いた場合に診断する。しかし、すべての特徴が存在しかつ重症な場合には、それより短くとも診断可能である。

ゲーム関連問題の重症度の分類

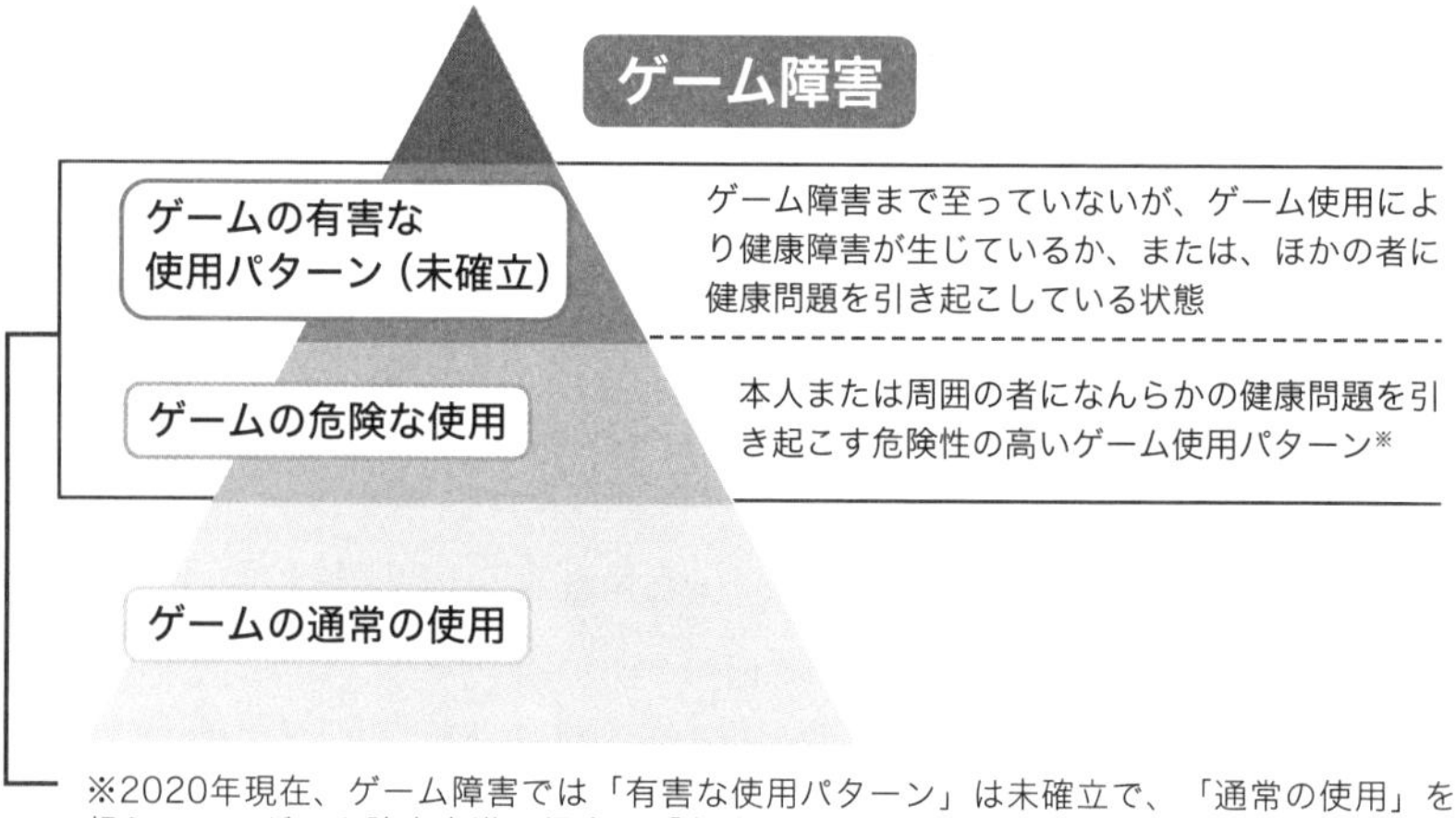

※2020年現在、ゲーム障害では「有害な使用パターン」は未確立で、「通常の使用」を超えていてゲーム障害未満の場合は「危険な使用」と分類されますが、「有害な使用パターン」が確立されれば、「危険な使用」の一部はそちらに分類されることになります。

アメリカ精神医学会（DSM-5）の診断基準

項目	インターネットゲーム障害（DSM-5）
1	ネットゲームへのとらわれ（前のゲームプレイを考えるまたは、次のゲームプレイを楽しみにして待つ。ネットゲームが日常生活の優先的活動になっている）
2	ネットゲームができない時の離脱症状（イライラ感、不安、悲嘆など、しかし、薬理学的離脱症状のような身体的兆候はない）
3	以前に比べて、ネットゲーム時間を増やす必要
4	ネットゲームのプレイをコントロールする不成功な試み
5	ネットゲームを除いて以前の趣味や娯楽の興味の喪失
6	心理社会的問題が起きていると知りながらネットゲームを継続
7	ネットゲーム時間に関して、家族、治療者、ほかの人を騙す
8	嫌な気分から逃れるため、または解消するためにネットゲームをする
9	大切な人間関係、仕事、教育または職業上の機会をネットゲームのために、危うくした、または失った
重症度	記載なし
診断	12ヵ月の間に9項目のうち5項目以上を満たす

筆者が両診断ガイドラインを簡略化。

樋口 進: DSM-5とICD-11草稿のアディクション概念・診断の比較. 精神医学 60(2): 113-120, 2018.

スクリーニングテスト

診断基準とは別に、簡易的にリスクをチェックするツールとしてスクリーニングテストがあります。質問にどの程度当てはまるかを答えることで病気の可能性や重症度を予想することができます。

医師が検査、診察をしたうえで行う診断とは違い、これで病名を診断することはできませんが、家庭でも簡単にチェックが行えますので、子どもの気持ちが落ちついているときに取り組んでみるとよいでしょう。診察の際に持参することも役立つでしょう。テストを行った日時も記録しておきます。

ゲーム依存や、インターネットへの依存リスクや重症度を判定する目的のスクリーニングテストは各種ありますが、ここでは、より新しく信頼度の高いものとして、スマートフォン依存スケール（短縮版）（ＳＡＳ－ＳＶ）と、先ほどのＤＳＭ－５の診断基準をより簡単な表現にしたＩＧＤＴ－10（10問版インターネットゲーム障害テスト）を紹介します。

スマートフォン依存スケール（短縮版）（SAS-SV）

質問項目		回答					
		全く違う	違う	どちらかというと、違う	どちらかというと、その通り	その通り	全くその通り
1	スマホ使用のため、予定していた仕事や勉強ができない	1	2	3	4	5	6
2	スマホ使用のため、（クラスで）課題に取り組んだり、仕事や勉強をしている時に、集中できない。	1	2	3	4	5	6
3	スマホを使っていると、手首や首の後ろに痛みを感じる	1	2	3	4	5	6
4	スマホがないと我慢できなくなると思う	1	2	3	4	5	6
5	スマホを手にしていないと、イライラしたり、怒りっぽくなる	1	2	3	4	5	6
6	スマホを使っていない時でも、スマホのことを考えている	1	2	3	4	5	6
7	スマホが毎日の生活にひどく悪影響を及ぼしていても、スマホを使い続けると思う	1	2	3	4	5	6
8	ツイッターやフェイスブックで他の人とのやり取りを見逃さないために、スマホを絶えずチェックする	1	2	3	4	5	6
9	（使う前に）意図していたよりスマホを長時間使ってしまう	1	2	3	4	5	6
10	周りの人が、自分に対してスマホを使い過ぎていると言う	1	2	3	4	5	6

Kwon M et al. PLoS One, 8(12): e83558, 2013.
邦訳: 久里浜医療センター

IGDT-10（10問版インターネットゲーム障害テスト）

ゲームについての以下の文章をお読みください。このアンケートで使われている「ゲーム」とは、オンラインやオフラインなどを含めたすべてのビデオゲームのことです。以下のそれぞれの質問が、過去 12 ヵ月間、どの程度、そしてどれくらい頻繁に、あなたに当てはまるか、0～2（0 = 全くなかった、1 = ときどきあった、2 = よくあった）から選んで○をつけてください。

		全くなかった	ときどきあった	よくあった
1	ゲームをしていないときにどれくらい頻繁に、ゲームのことを空想したり、以前にしたゲームのことを考えたり、次にするゲームのことを思ったりすることがありましたか。	0	1	2
2	ゲームが全くできなかったり、いつもよりゲーム時間が短かったとき、どれくらい頻繁にソワソワしたり、イライラしたり、不安になったり、悲しい気持ちになりましたか。	0	1	2
3	過去 12 ヵ月間で、十分ゲームをしたと感じるために、もっと頻繁に、またはもっと長い時間ゲームをする必要があると感じたことがありますか。	0	1	2
4	過去 12 ヵ月間で、ゲームをする時間を減らそうとしたが、うまくいかなかったことがありますか。	0	1	2
5	過去 12 ヵ月間で、友人に会ったり、以前に楽しんでいた趣味や遊びをすることよりも、ゲームの方を選んだことがありますか。	0	1	2
6	何らかの問題が生じているにもかかわらず、長時間ゲームをしたことがありますか。問題とはたとえば、睡眠不足、学校での勉強や職場での仕事がはかどらない、家族や友人と口論する、するべき大切なことをしなかった、などです。	0	1	2
7	自分がどれくらいゲームをしていたかについて、家族、友人、またはほかの大切な人にばれないようにしようとしたり、ゲームについてそのような人たちに嘘をついたことがありますか。	0	1	2
8	嫌な気持ちを晴らすためにゲームをしたことがありますか。嫌な気持ちとは、たとえば、無力に感じたり、罪の意識を感じたり、不安になったりすることです。	0	1	2
9	ゲームのために大切な人間関係をあやうくしたり、失ったことがありますか。	0	1	2
10	過去 12 ヵ月間で、ゲームのために学校での勉強や職場での仕事がうまくできなかったことがありますか。	0	1	2

採点：DSM-5 の診断項目の評価のためには、以下のように各項目の回答を二つに分けます。「全くなかった」の回答は基準を満たさないと評価され（0 点）、「ときどきあった」と「よくあった」は基準を満たすと評価されます（1 点）。

重要：質問 9、10 は同じ診断項目を二つに分けて聞いています。すなわち、質問 9 または 10 のどちらか、または両方が「よくあった」場合に、1 点となります。

評価：5 つ以上の診断項目が満たされる場合（5 点以上）、DSM-5 の「インターネットゲーム障害」のうたがいと見なされます。

Király O et al. Addictive Behaviors, 64:253-260,2017.
Mihara S et al.Journal of Behavioral Addictions, submitted.

関連する精神疾患

依存に多い合併症

ゲーム・スマホ依存の診断時の検査ではほかの病気がないかを調べます。ある病気に関連して起こる病気を合併症といいます。とくに合併することが多いのが精神疾患です。

ゲーム障害との合併精神疾患を調べた研究では、うつ病、不安障害などが多く報告されています。これらの病気が依存のリスクを上げている面もあれば、逆に依存のために二次的にこれらの症状が引き起こされていると思われるものもあります。

また、ＡＤＨＤ（注意欠如・多動性障害）の要素である注意欠如障害、多動性障害の合併も多く見られます。発達の特性からゲーム使用がコントロールしにくいケースも考えられますし、トラブルが多くなりがちなどの生きづらさからゲームに依存している可能性も考えられます。

診断の際には、これらの存在にも目を向けていきます。合併症がある場合は同時にこれらの治療を行っていきます。

合併することの多い病気

ゲーム障害の精神障害合併率（MINI）

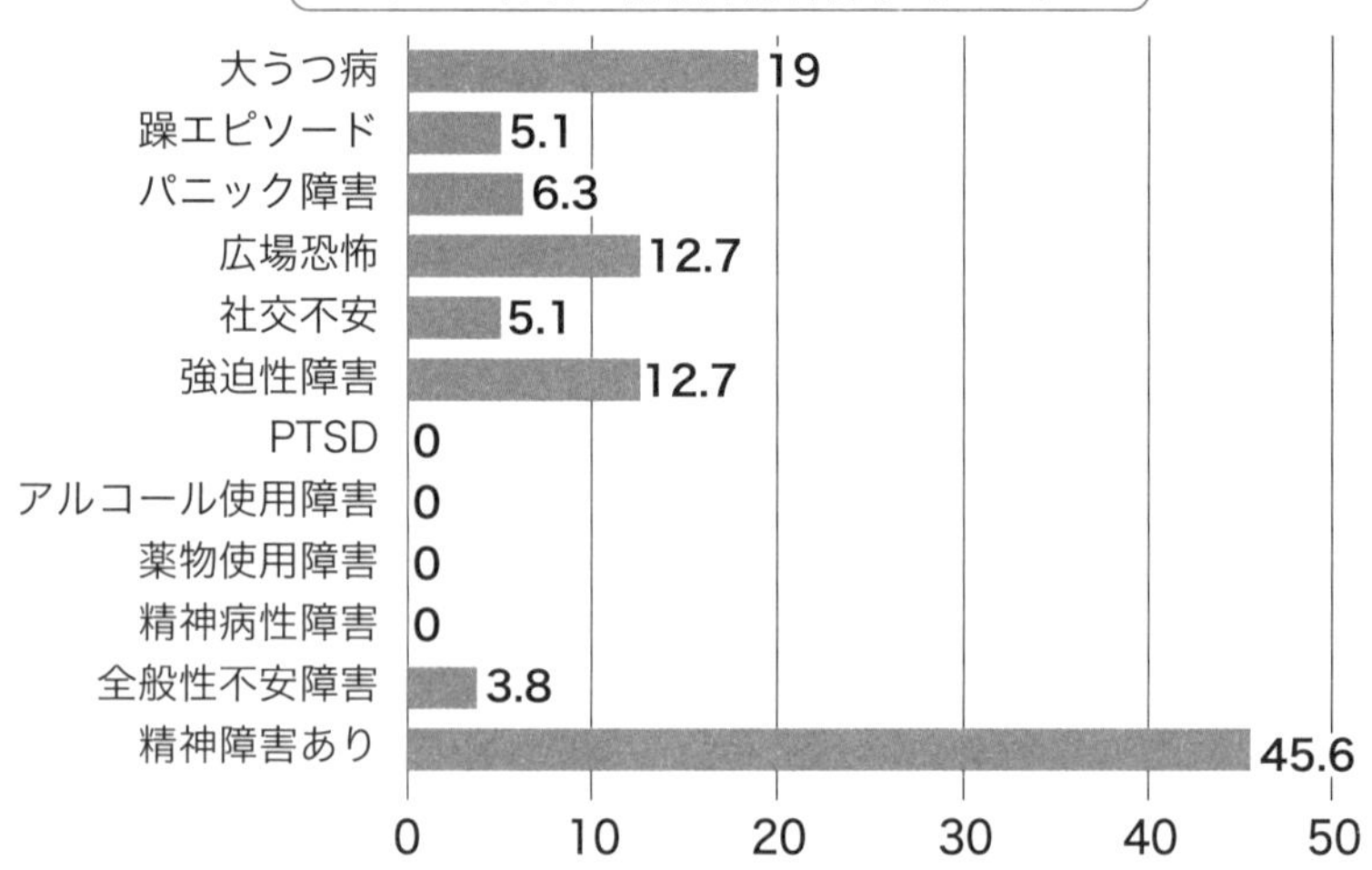

Higuchi S et al. unpublished data.
Sheehan DV et al. MINI: International Neuropsychiatric Interview.
久里浜医療センター , 2016 〜 2017 年に新規受診した 120 名のデータ

ゲーム依存の精神障害合併率（MINI, SSAGA）

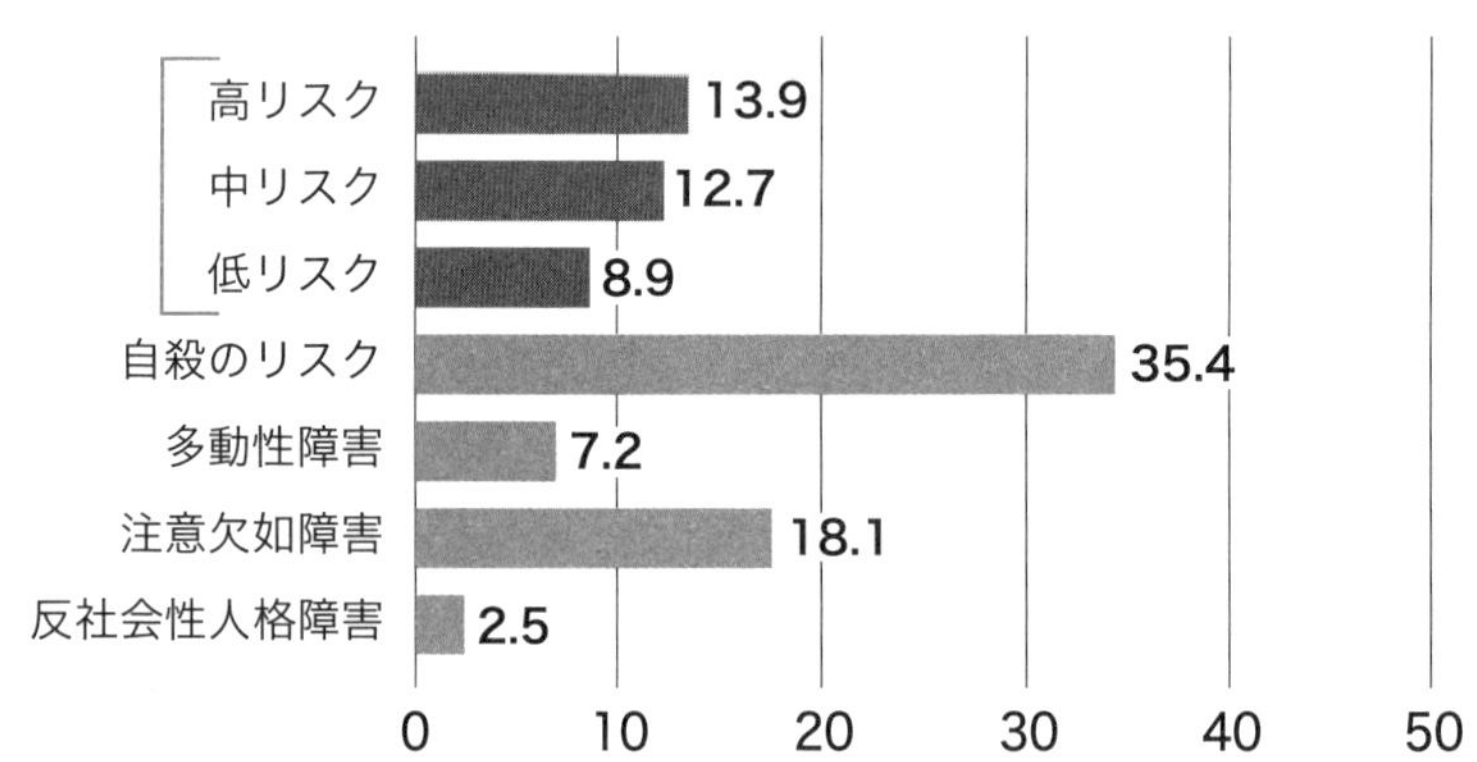

Higuchi S. et al. unpublished data.
Sheehan DV et al. MINI: International Neuropsychiatric Interview.
Bierut LJ et al. American Journal of Medical Genetics , Part A, 1994.
久里浜医療センター , 2016 〜 2017 年に新規受診した 120 名のデータ

◆注意欠如・多動性障害（ADHD）

注意欠如、多動、衝動性などを中核の特性とする先天性の発達障害です。ADHDの特性のある人は、快感やわくわく感に慣れやすく、退屈さを嫌う傾向があるため、頻繁に更新され、常にわくわくさせてくれるオンラインゲームを好みます。また、衝動性が高いために「ゲームをしたい」などの気持ちを抑えることが難しいほか、現実の社会に適応しづらい場合では、生きづらさから逃れるためにゲームに没頭してしまいやすいという面もあります。治療の際も、自身のこだわりから、ゲーム習慣を変えるのが困難という場合もあります。

◆自閉症スペクトラム障害（ASD）

知的障害のないアスペルガー症候群も含め、ASDには、相手の気持ちを読み取ることが苦手で、こだわりが強い、変化を嫌う、融通を利かすことが苦手、他人とのほどよい距離感がわからないなどの特性があらわれることがあります。感覚過敏を併発することもあります。現実での生きづらさやこだわりからゲームに没頭してしまうというケースがみられます。

◆不安障害

過剰な不安や恐怖におびえる疾患です。これといった理由もなくさまざまな不安にとらわれる全般性不安障害、突然パニック発作におそわれるパニック障害、人前で極度に緊張する社交不安障害などがあります。

ゲーム依存によく見られるのは、社交不安障害です。思春期に発症することが多く、人前に出ることや対人場面に過剰な不安を感じます。誰でも人前では多少緊張するものですが、外出すらできなくなり生活に支障を来すこともあります。対人場面の苦痛から逃れるため、また他人にそれを悟られたくないため、しだいに現実の人との接触を避けるようになります（回避行動）。それであっても他者と接したい、認められたい気持ちがないわけではありません。バーチャルに依存しているうちにリアルでの対人経験を積む機会を失い、より回復が遅くなってしまうケースがあります。

強迫性障害

ある行為や考えにとらわれて、必要のないことだとわかっていても、それをせずにはいられなくなる状態です。たとえば、汚染されていると感じて手をしつこく洗い続けたり、家にカギをかけたかどうかが気になり何度も

パニック発作

突然激しい不安や恐怖におそわれ、呼吸困難や動悸、めまい、吐き気、手足の震えなどの症状があらわれます。多くの場合、数分～30分でおさまります。

くり返しこのような発作が起こるため、また起こったらどうしようという不安にとらわれ、発作が起きた場所に行けなくなることもあります。

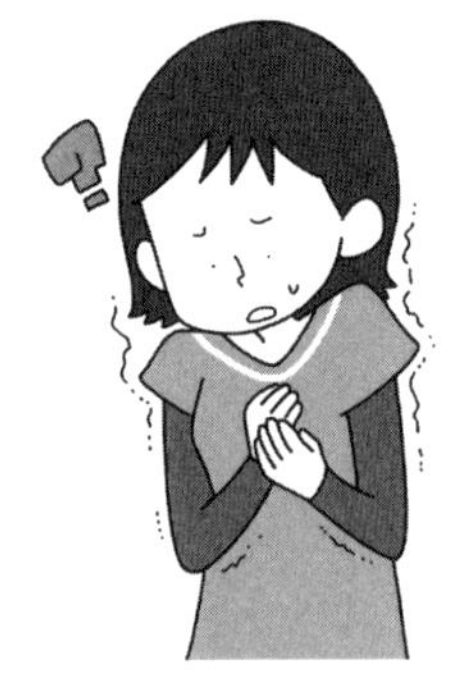

戻って確かめずにはいられないなどです。そのために多くの時間を費やし、生活に支障を来します。本人も苦痛を感じているのですがやめられません。「しなければ気が済まない」「せずにいられない」という気持ちと依存に関わりがあると考えられます。

◆うつ病

以前と比べて元気がなくなり、ふさぎ込むなどの様子が見られます。口数が減って、笑顔もほとんど見せなくなり、何事も面倒くさそうにします。集中力や気力が低下するため、成績も落ちてきます。不眠などの睡眠障害があらわれることもあります。睡眠障害は多くの精神疾患の初期症状です。

うつ病とは気づかず、このような状態から逃げるため、あるいは気晴らしのつもりでゲームに没頭することがあります。逆に、ゲーム依存によって学業や仕事に支障を来し、そのストレスからうつ病になるケースもあると考えられます。

◆双極性障害

かつては「躁うつ病」と呼ばれていたもので、気分が異常に高揚する躁状態と、気分が落ち込むうつ状態をくり返します。

躁状態のときは、元気いっぱいに活動し、夜眠らなくても平気です。大胆な行動をとることもあります。また感情のコントロールがきかず、激しく怒るなどの症状もあります。うつ状態になると一転してふさぎ込み、無気力状態になります。思春期までうつ病だった子が、思春期以降に躁病も発症するケースもあります。

共通するのが現実での生きづらさを感じている点です。つらい気持ちから逃れるためにゲームに没頭するケースや、バーチャルの世界で疑似的な自己実現を求めているケースなどが考えられます。

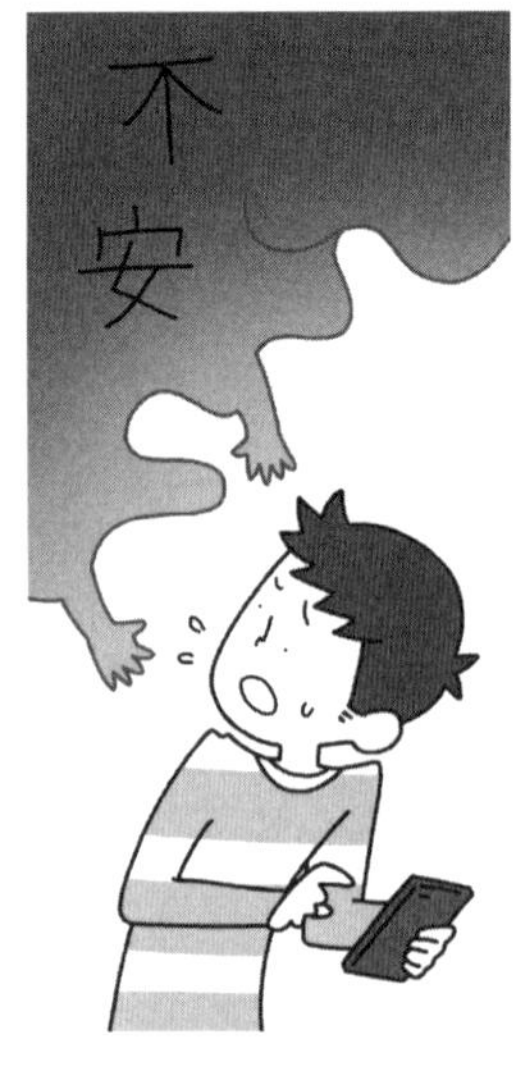

合併することの多い病気

発達障害
- ADHD
- ASD

不安障害

強迫性障害

うつ病

双極性障害

病気が原因で依存が起こるケースと、依存により病気が発症・増悪するケースがある

医療機関で行われる治療

治療の基本はゼロに近づけること

依存治療の基本は、使用をゼロにすることです。タバコなら禁煙、アルコールなら断酒、ギャンブルなら完全な禁止です。少しなら、と思っていると少しではやめられないのが依存です。

しかし使用ゼロしか選択肢がない、という患者さんが治療を始められないというデメリットもあります。治療しない、あるいは治療から離れてしまうよりは、必ずしもやめられなくても使用量（回数）を減らすなどして、依存対象からの害（ハーム）を少しでもリダクション（減らす）していき、コントロールを目指していく「ハームリダクション」とい

治療の基本

✓ 依存しているゲームのアカウントを消すことを目指す

✓ 使用ゼロに近づけていく

- 周囲から本人のネット使用をコントロールしようとしても難しいことが多い
- 本人が自分の意思で行動を変えていくように援助する

ドロップアウトを防ぎ、継続的に、がまん強く診てゆく

う考え方も広まってきています。

アルコール依存の治療でも、断酒ができなくても、減酒で治療は可能であるとする論文もあります。当初減酒を目指して始められた治療でも、治療が進んでいくなかで治療目標として断酒を選択するようになる人は少なくありません。本人が自発的に治療に向かうことは非常に重要です。

また、治療の目的は、ただ単に使用時間を減らすだけではありません。使用時間を減らすと同時に健康的な活動を増やして、結果的に使用時間を減らしていくことが大切です。

もし依存以外に合併している病気がある場合は、依存への対処と同時にそれらも並行して治療、改善を図っていきます。

治療の目標、やり方、考え方

年齢とともに自己コントロール能力は上昇

発育と治療目標		
	ゲーム依存	→ 小学校・中学校：リアルでの活動を増やす → 中学・高校：ゲーム時間を減らす → 大学・成人：主なゲームをやめる
	SNS依存	→ 書き込みをやめる

スマホの使用は

時間制限が必要な場合が多い	制限する機能や時間は話し合いで決める ロック機能を使用する 夜は使用させない
制限はまずはゲームに	SNS、動画の方がゲームよりは依存性が低い

治療方針は個々に合わせて

実際の治療では、それぞれのバックグラウンドを理解したうえで治療方針を決め、その子に合ったアプローチをしていきます。

基本的には治療に薬物は使いません。現状では治療薬はまだ開発されていないのです。

ただし、合併している精神障害があればその治療薬などが使用されます。これらがゲームやスマホ使用のコントロールをより難しくしているケースがあるからです。

たとえばゲーム使用のコントロールが難しい原因がADHDによるものである場合は、薬物療法によってADHDの特性である衝動性や多動性を抑えることで、日常生活が改善したり、ゲーム使用もコントロールできるようになる例が少なくありません。

治療方針

心理社会的治療	認知行動療法
	心理教育的プログラム
	家族療法
	個人・集団カウンセリング
薬物治療	ゲーム・スマホ依存に対する治療 現時点では国内で使用を認可された薬物はありません
	合併精神障害に対する治療 合併精神障害の治療がゲームなどへの依存に対して好影響となることがあります。 ADHDに対して ● 抗ADHD薬（メチルフェニデート、アトモキセチン、グアンファシン） 社交不安障害・うつなどに対して ● 抗不安薬、抗うつ薬（SSRI：選択的セロトニン再取り込み阻害薬）など

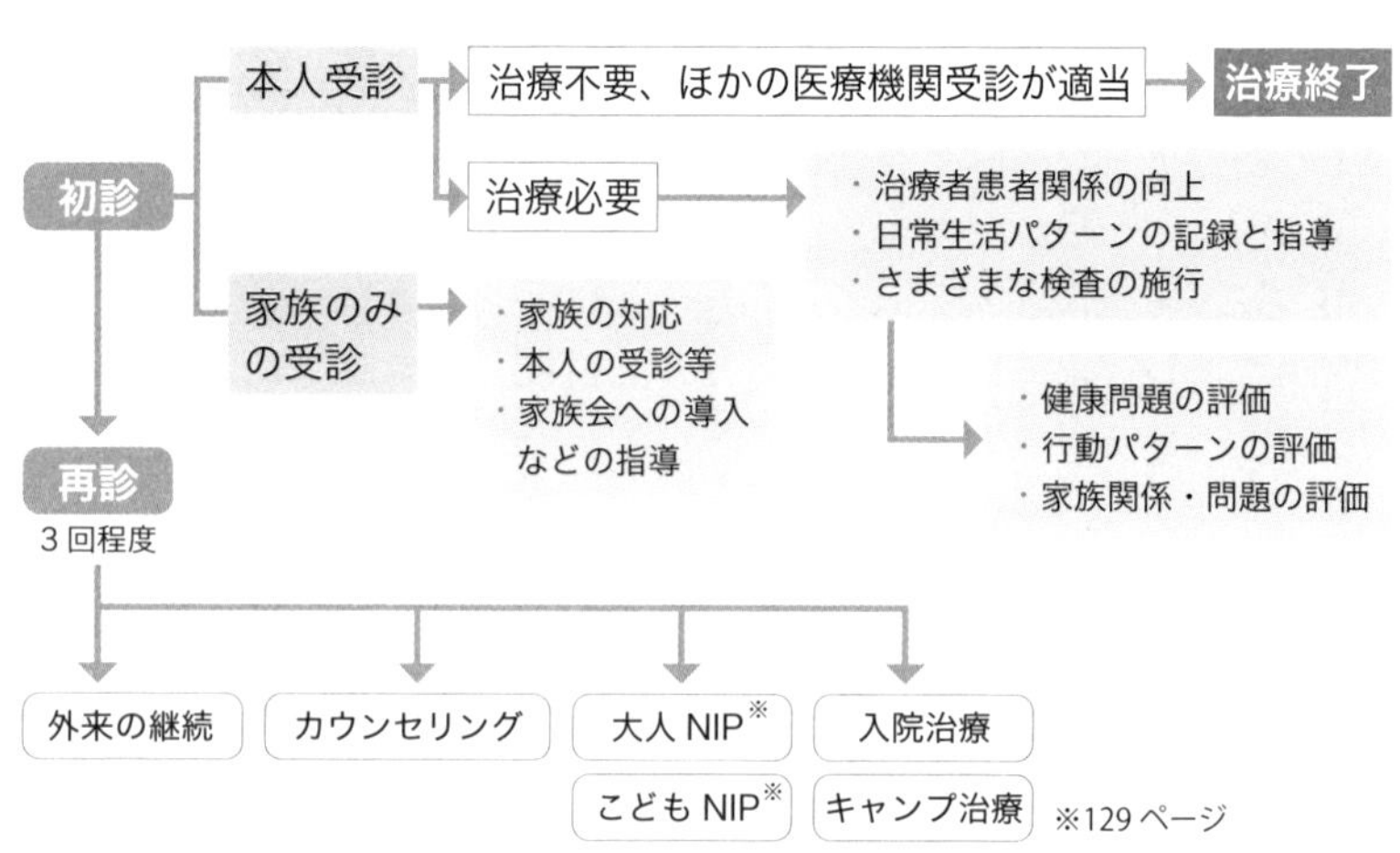

久里浜医療センターの例

薬物の効果を利用して生活習慣を立て直すことで、依存状態も改善できる可能性があります。

現在医療機関で行われている主な治療法として、記録法、認知行動療法、運動療法、作業療法、ソーシャルスキルトレーニングなどがあります。これらを個別に組み合わせて治療方針を決定していきます。

基本的に治療は外来診療で行いますが、必要に応じて入院治療を行うこともあります。依存の悪循環を断つ目的で、生活リズムを立て直したり、ゲームやスマホを強制的に遠ざけ、依存対象にとらわれている状態を改善するために行います。

また、自傷行為や暴力など、より深刻な問題がすでに生じているようなケースで保護的に入院治療が行われることもあります。

使用状況を記録する

多くの医療機関で使用状況の記録が勧められます。記録法（モニタリング）は簡単に行えるので未受診の方にもお勧めです。

毎日、簡単でよいので、使用時間を表形式で記録します。一緒に体調やできごとも書いておくとよいでしょう。お子さんの年齢や能力に応じて、書き込む内容を決めます。本人が書くのが困難な場合は、保護者が一緒に書いたりしてもよいでしょう。

ゲームをしていた時間とともに時間帯もわかるようになっているとよいでしょう。すると、自分が思っている以上にゲームやネットに時間を費やしていたことなどが、はっきり見えてきます。次ページのような表にすると、生活パターンを理解しやすくなります。またルールを決めている場合はルールを守れたかどうかをチェックします。その日のできごとなども書き添えておくと、どのような状況のときにルールが守れたか、あるいはそうでなかったか振り返ることができるようになります。依存対象の衝動を高めるきっかけとなるキュー（引き金 153ページ）を発見、コントロールする際にも役立ちます。

診察時はその記録を医師に見せ、相談をします。診察は基本的にはカウンセリングで進められ、2人で行動記録を検討し、新たな目標を設定します。

記録をつけると、使用時間や頻度の変化が見えてきます。その日、その日ではなく、1週間、

使用状況の記録（例）

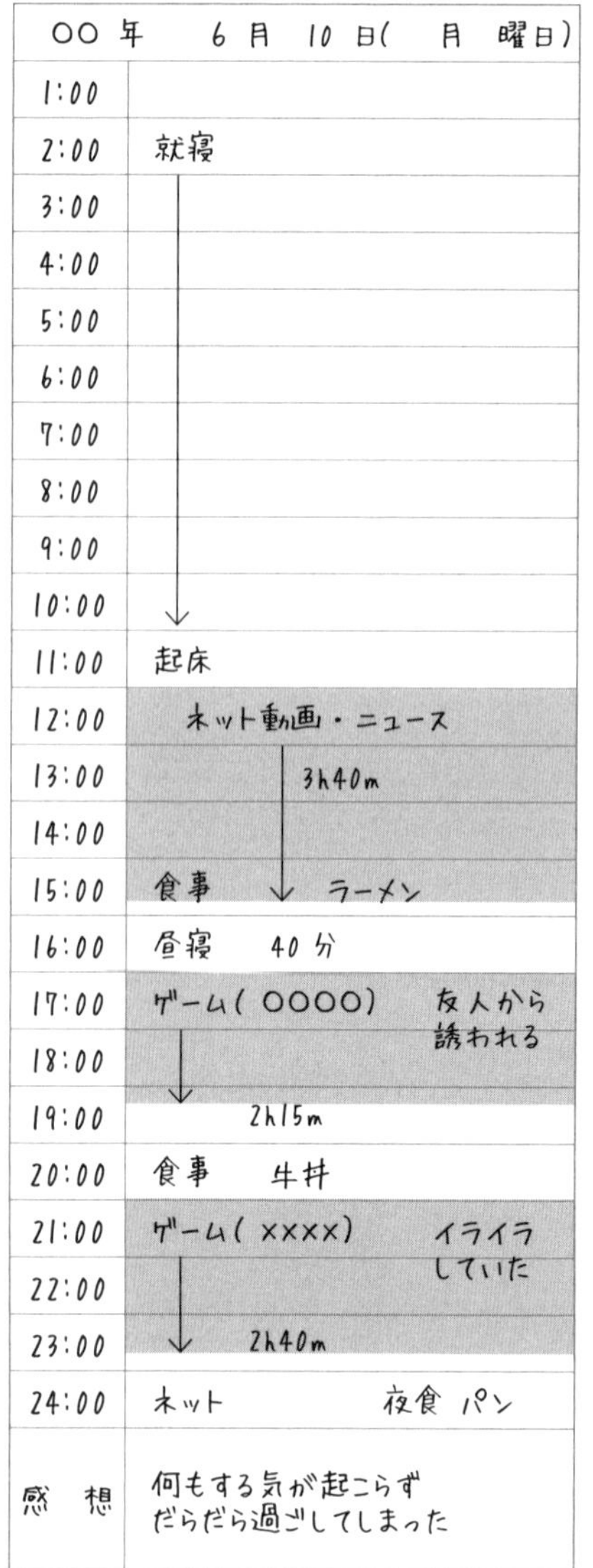

○○ 年 6 月 10 日(月 曜日)	
1:00	
2:00	就寝
3:00	↓
4:00	
5:00	
6:00	
7:00	
8:00	
9:00	
10:00	↓
11:00	起床
12:00	ネット動画・ニュース
13:00	3h40m
14:00	
15:00	食事 ↓ ラーメン
16:00	昼寝 40 分
17:00	ゲーム(○○○○) 友人から誘われる
18:00	↓
19:00	2h15m
20:00	食事 牛丼
21:00	ゲーム(××××) イライラしていた
22:00	↓
23:00	2h40m
24:00	ネット 夜食 パン
感 想	何もする気が起こらず だらだら過ごしてしまった

○○ 年 6 月 11 日(火 曜日)	
1:00	
2:00	
3:00	就寝
4:00	↓
5:00	
6:00	
7:00	
8:00	
9:00	↓
10:00	起床
11:00	コーヒーでひと息
12:00	ネット・ニュース ↓1h
13:00	食事
14:00	散歩 ○○公園で読書
15:00	
16:00	昼寝 1h
17:00	ゲームをしようと思ったがやめた
18:00	
19:00	食事 春巻き・酢豚
20:00	筋トレ 風呂
21:00	TV
22:00	
23:00	
24:00	就寝
感 想	ゲームをしなかった 1日中眠かった

1ヵ月をめやすに、長い期間で変化を見るようにするとよいでしょう。使用をゼロにできなくても、たとえば最近の1週間では睡眠時間が増えたとか、先月よりもルールどおりの時間でゲームを切り上げられた日が増えたなど、よい変化がわかればそれを評価します。

逆に、以前と比べて、ルールを守れなかった日が増えていたら、このままではよくないのだとわかります。新たに対応策を考え直さなくてはなりません。

また、できごとと気分の波に関連があるかもしれません。長時間使用した日は睡眠時間にも影響が出ているかもしれません。子どもでも長時間使用が健康に悪影響であることが実感できるでしょう。記録をつけることでそうした、できごとや行動との関連も見えてきます。

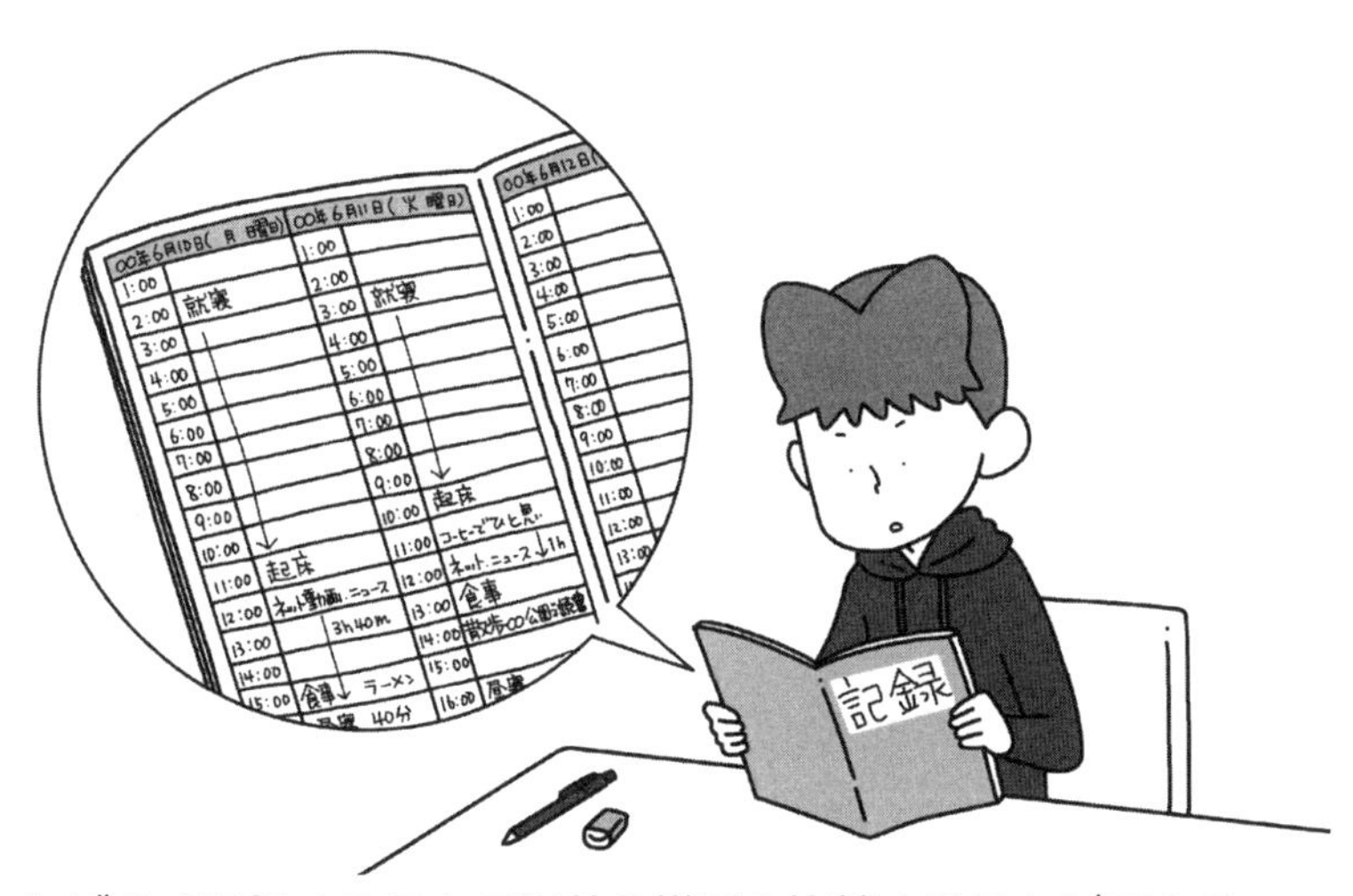

しばらく記録することで以前の様子と比較することができる

認知行動療法

認知行動療法とは、物事の見方や考え方の偏りを修正し、客観的に自分の状況をとらえられるようにして、行動も変えていこうとする、精神療法の一つです。うつ病や不安障害、不眠症、摂食障害、統合失調症などの精神疾患に効果があり、精神医療の現場で広く使われています。

記録をとる方法も、認知行動療法の一つです。記録をつけることによって、ネットの使用時間や体調、日常生活への影響などを、客観的にとらえられるようになります。認知行動療法は、それぞれの患者の背景や性格などを理解し、悩みや問題点だけではなく、強みや長所も洗い出して治療方針を立てます。それを患者と共有しながら、カウンセリングを進めていきます。

患者がとらわれている自動思考に焦点をあてて、カウンセリングのなかで検証し、認知の偏りを少しずつ修正していきます。数人の患者でグループを作り、ディスカッションをすることもあります。そのなかで自分にとってゲームやスマホとはなにか、再確認していきます。

たとえば、ゲームのよい点、悪い点などテーマを決めて考えを語り合います。よい点はすぐに出てきても、悪い点はなかなか出てこないかもしれません。ゲームが悪いとは考えられず、あるいはそう思ったとしても認めたくない場合もあります。それでも徐々に「体力がなくなった」「時間を使いすぎた」「学校に行けなくなった」など、抱えている問題が浮き彫り

認知行動療法の進め方の例

自動思考とは
なにか出来事が起こったときに、瞬間的に浮かんでくる考え

ゲームをやめたら？
無理だ
やめたら友達がいなくなる
ありえない
ぼくには考えられない
ぼくにはできない

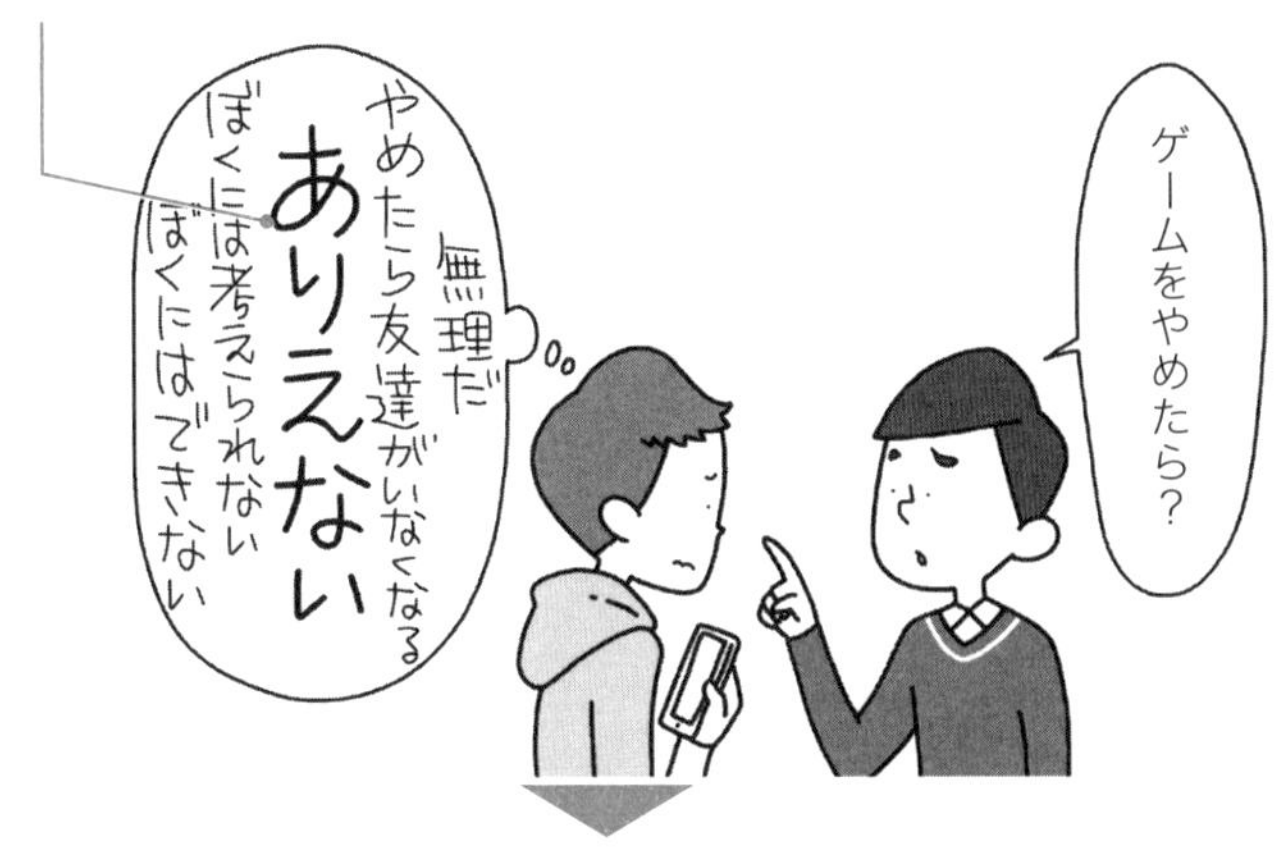

本当にそうなのか
その考えは妥当か、医療者と一緒に検討する

5年後、10年後の自分がどうなっているか、想像します。もっと近い将来、たとえば半年後、1年後の自分をイメージすることによって、今取り組むべき課題がはっきり見えてくるケースもあります。

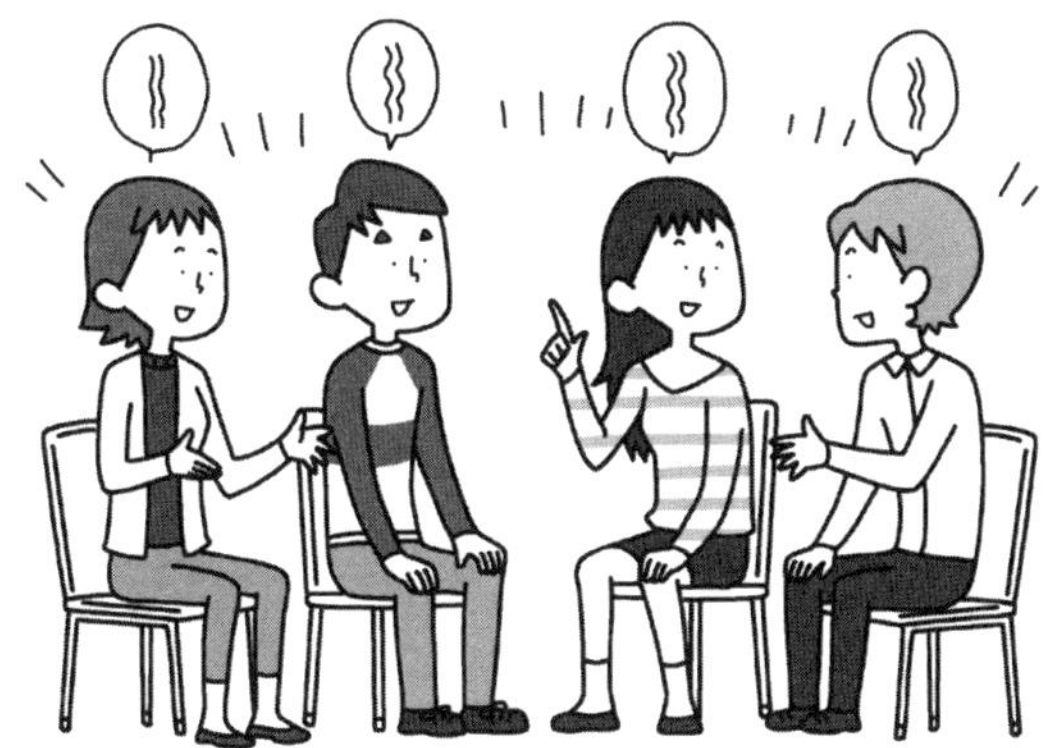

グループでディスカッションを行うこともある

になってきます。

これは、他人の話を聞いているうちに、「そう言えばそうだな」と自分の生活を掘り下げて見つめ直すようになるからです。

ゲームやスマホは便利で生活必需品であるにも関わらず、自分の生活は破綻（はたん）してしまっている状況や、楽しいのはバーチャルの世界だけで、現実の問題はむしろ増えていると気づくことができるかもしれません。医学的に正しくない考えに逸脱しないように医療者が立ち会うのが基本ですが、同じ依存に悩む者同士だと本音を言いやすく、相手の意見にも耳を傾けやすくなります。

最近では、認知行動療法をベースにし標準化された治療プログラムができ、実施医療機関も増えてきています

セッションの例

グループディスカッションのテーマ

ゲーム・スマホのよい点

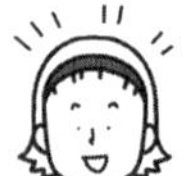

- ストレスを解消できる
- ネット上に友達ができた
- 達成感を得られる
- ネットなら自分を出せる

ゲーム・スマホの悪い点

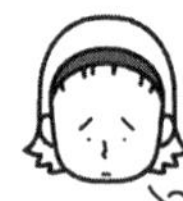

- 体力がなくなった
- 時間を使いすぎた
- 睡眠不足でいつも頭が重い
- 学校に行けなくなった
- 食生活が乱れた
- お金がかかる

意見や考えを述べ合ううちに問題点が見えてくる

運動療法・作業療法

患者さんは一般に活動量が低下しています。運動や軽作業を行うことにより身体機能が衰えることを改善するためと、ゲーム・スマホ以外の生活を充実させるために、心身両面のリハビリを行います。

運動療法や作業療法では手先を使ったり、体を動かすことによって、生活感覚や運動の心地よさを思い出していきます。

作業療法というと、なにか特別な作業をするように思うかもしれませんが、手芸、工作、音楽、スポーツ、絵画、トランプ、将棋、会話、食事など、一つひとつの行動が作業であり、リハビリになるのです。

ゲームにはまっている間に体力が落ちていても、自分ではなかなか気づきません。運動

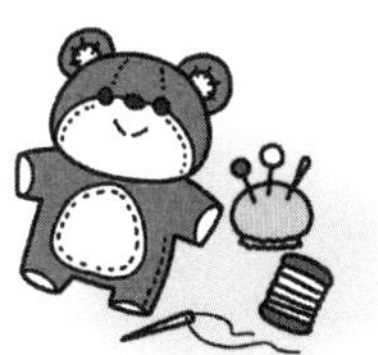

同じテーブルを囲んでの食事、グループディスカッション、運動のほか、手作業やボードゲームなども有効です。

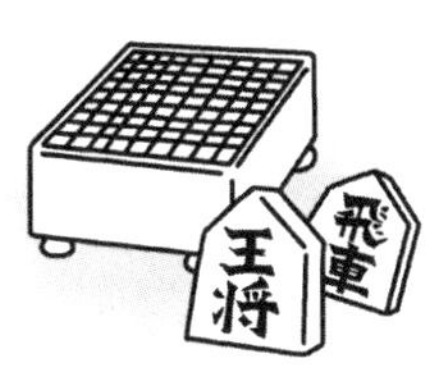

絵を描いたり、革細工をしたり、焼き物を作ったりなどの創作系の作業では、意外な自分の才能に気づくこともあります。また、トランプやチェス、将棋など人と対面したゲームでは、ネットゲームでは味わえない、リアルなやりとりを楽しめます。

療法で卓球やバドミントン、バレーボールなどの運動をすると、体力の低下にすぐに気づきます。このままではいけない、と危機感にもつながります。初めは運動を渋っていた子も、始めると楽しむ様子が見られます。

衰えているのは、体力だけではありません。相手の表情から感情を読み取ったり、状況に合わせて話題を選ぶというようなコミュニケーション能力も落ちています。ですから、現実の世界でほかの人と触れ合うことそのものが、効果的なリハビリとなります。また、ＡＳＤ、ＡＤＨＤを合併したケースでは、コミュニケーション能力の向上、現実社会での適応力の向上は治療の根幹をなします。

こうしたリアルでの経験が増えるにしたがって患者さんが自信を取り戻し、自己肯定感を高めていきます。

運動や手作業がリハビリに

体力作り

運動をすると、自分の体力が落ちたことを実感する。運動不足を解消しなければ、という意欲が高まる。

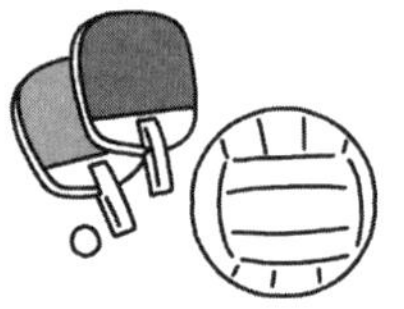

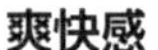

面倒くさいと思っていても、実際に体を動かしてみると、気持ちがよく爽快感が味わえる。かつての感覚を思い出す。

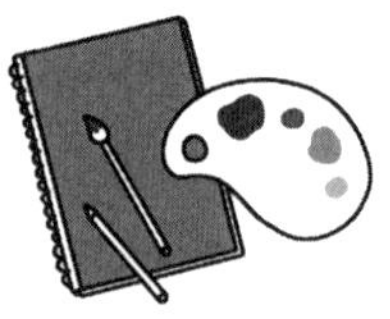

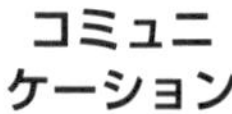

スポーツや作業を他人と一緒にすることで、リアルの世界でのコミュニケーションが増える。

ソーシャルスキルトレーニング

ソーシャルスキルトレーニング（ＳＳＴ）ではコミュニケーション力を身につけていきます。

基本的な挨拶を初め、状況に合わせた話し方や相手の感じ方などを学ぶプログラムです。

具体的には、「挨拶」「自己紹介」「面接」などの練習課題を設定し、与えられた役になりきって、ほかのメンバーの前で相手役の人とロールプレイをします。

終了後、状況に合わせて話せたか、どのように考えて話したか、表情やしぐさから相手の気持ちを読み取れたか、などを自己評価します。相手役の人や、やりとりを見ていたほ

はじめまして

2人で向き合う

ほかのメンバーの前で
ロールプレイング

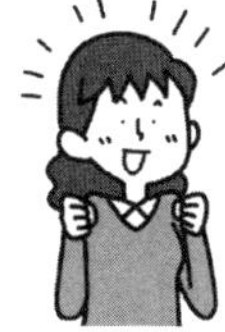

自信をつけて、よい
環境を作っていく

かのメンバーからも、意見や感想を出してもらいます。それを生かして再度ロールプレイを行い、コミュニケーションのスキルを身につけていきます。

依存の患者は総じて自己評価が低く、それが依存に陥る遠因ともなっています。「自分はダメな人間だ」「友達とのコミュニケーションが下手だ」というような自己否定感を払拭することが大切です。

人付き合いが苦手で人付き合いを避けていると、ますます対人場面への不安が大きくなってしまいます。SSTは対人場面を経験、再開するきっかけにもなります。

こうして練習を重ねていくうちに、コミュニケーションの自信を取り戻し自己肯定感が高くなっていきます。

ソーシャルスキルトレーニングによる変化

ロールプレイング
↓
自分もやればできる
↓
自己評価アップ
↓
ネット以外のこともやってみよう
↓
ほかのことをやる、他人と向き合う
↓
自分もやればできる
↓
自信を持って人に接することができる

久里浜医療センターの試みＮＩＰ

久里浜医療センター独自の取り組みに、ＮＩＰ（New Identity Program）があります。ゲームやスマホから離れて、本人が新しいアイデンティティを発見することを目的とし、週に3回センターに通院して参加するプログラムです。

大人用、子ども用があり、それぞれ年齢に応じて運動や作業などで健康的な活動を増やしながら、グループミーティング、ソーシャルスキルトレーニングのほか、専門家による睡眠や栄養、依存などに関するレクチャーなどを複合的に行います。プログラム終了後にはカウンセリングを行いフォローアップしていきます。

ネットから離れる時間を増やし、各種体験

NIP（New Identity Program）の紹介

新しいスキルを獲得する

アイデンティティを見直す

プログラムが体験できる

1日のプログラムの例

時 間	プログラム
9：40～10：00	ＮＩＰ開始前のミーティング
10：00～11：30	スポーツ（バドミントン・卓球・バスケなど） 自然とのふれあいプログラム
11：30～13：00	職員とともに、昼食・グループミーティング
13：00～14：30	認知行動療法・ソーシャルスキルトレーニングなど
14：30～14：50	夕方のミーティング

通所のペースはそれぞれの成長や事情により異なります。

を通じて新しい自分を再発見できます。

患者の会・支援グループ

依存では、患者の会や支援グループが大きな役割を果たします。

ゲーム・スマホ依存の場合、まだその数は多くはありませんが、同じ悩みを抱えている者同士で率直に語り合い、励まし合うことによって、治療へのモチベーションを高めます。

どんな人でも受容され、共感してもらえるので、安心してその場にいられます。参加しているうちに自分の感情が整理されて、問題を直視できるようになるでしょう。

また、支援グループも頼もしい存在です。形態はさまざまで、本人や家族の相談に乗り、情報の提供などの心理的な援助を行うところが多いようです。

久里浜医療センターでの家族会の例

内容

- 専門家による講義
- 問題の共有
- 自己紹介
- 解決法などについての話し合い

→ 近い立場同士それぞれの悩みや体験を共有する
→ 解決策などを見出すヒントになる

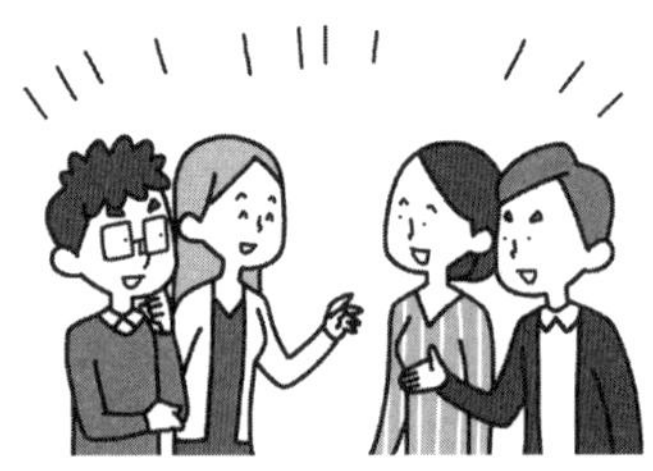

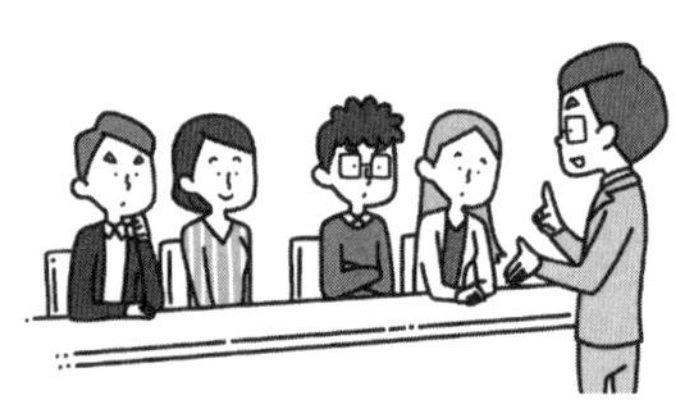

支援グループや自助グループについては
かかっている医療機関で相談してみよう

集中治療が必要な場合は入院

重篤な症状が出ているときは入院治療を検討

次のような深刻な事態に陥っている場合は、入院治療を行うことがあります。ただし、家族が強く入院を希望していても、原則として本人の同意が必要ですので、それがない場合には入院につながらないケースも多いです。

入院治療が検討されるとき

ゲームのコントロールが難しく、減らす・やめるためには入院しかない。

昼夜逆転が激しく、通院での改善が望めない。

部屋に引き込もり、外に出ようとしない。

問題行動が重く、家族がコントロールできない。

合併する精神障害の治療が必要である。

つまり、ゲームのコントロールが悪く、本人の健康状態が

退院後の過ごし方を話し合って決める

入院中に、本人、家族、治療者が話し合いを重ねて、退院後の
1）ゲームの使い方、2）学校や仕事をどうするか、3）日常生活を
どのように過ごすか、4）病院への通院をどうするか、
などについて、明確に決めたうえで退院を迎えます。
久里浜医療センターでは、退院後にNIP（129ページ）に参加するケースが多くなっています。

心配されるとき、日常生活に大きな支障が出ているとき、また暴言・暴力などで家庭内の問題が深刻なときは、入院の必要があると考えます。

久里浜医療センターでは入院期間は6~8週間で、パソコン、携帯電話、スマホは持ち込み禁止です。いちばんの目的はネットのない生活を送ることで、ゲームやスマホにとらわれ、日常の生活がゲームやスマホを中心に回っている状況から解放されることです。

入院後、まずは昼夜逆転の生活リズムの改善を目指します。状態が落ちついてきたら、運動療法や作業療法、認知行動療法、ソーシャルスキルトレーニングを行います。ネットや健康、食事などについての勉強会もあります。なかでも運動は、体力の回復、生活リズムの改善などに非常に役立つので、ほぼ毎日行います。自宅と違って、入院すると早寝早起きになり、1日3食とり、規則正しい生活をせざるを得ません。こうしたふつうの健康的な生活をすることが患者さんにとっては、最も効果的な治療になります。

コラム ● デジタルデトックスで距離をとる

入院ではなくより短期間に、デジタルデトックスキャンプという治療プログラムを行うこともあります。最初はゲームやスマホが使えないことで参加者は落ちつかず戸惑ったり、イライラしたり、早く帰りたそうにしますが、数日するとだんだんゲームからのとらわれが薄れ、周囲のことに興味を持ったり、治療者やチームメイトと交流したりするようになります。

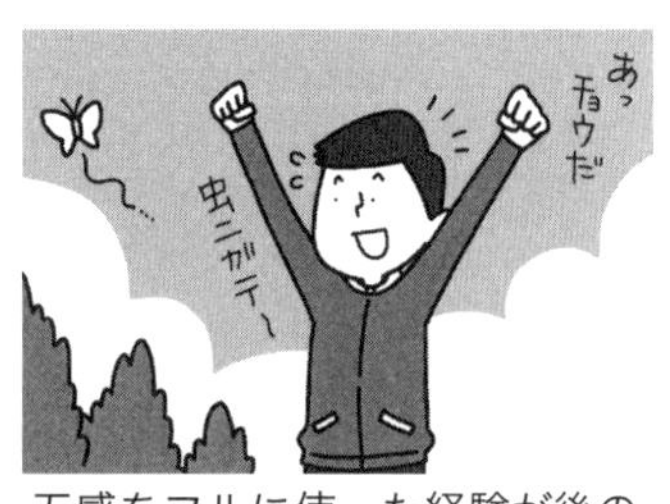

五感をフルに使った経験が後の自信につながる

第5章

回復を支援するために家族ができること

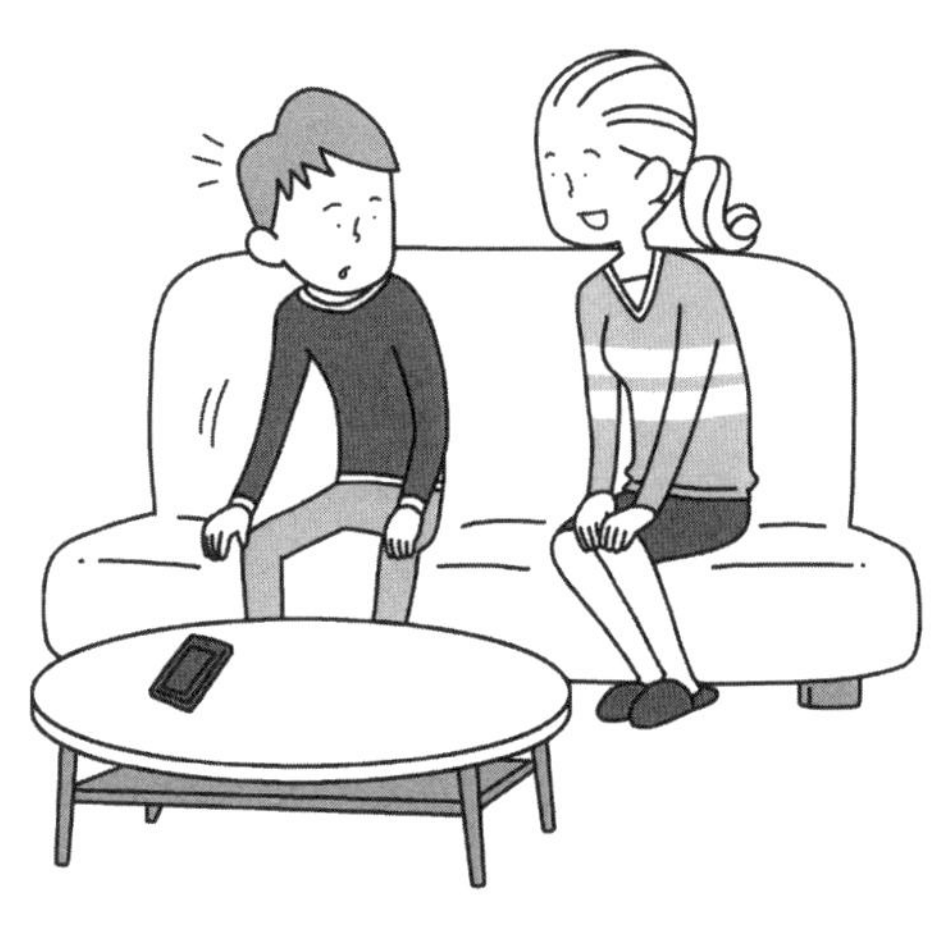

家族による働きかけ

家族はどうしたらよい？

子どもが際限なくゲームやスマホにふけっていたら、多くの家庭では放っておかず注意するでしょう。しかし依存に陥っている状態では、口で言っただけでは効果はありません。

強制的にアカウントを消したり、スマホやゲーム機を使えなくさせるという話も聞きますが、それで解決しない場合は問題が悪化してしまうこともあります。

では、家族はどのように働きかければよいのでしょう。次ページはネット依存から脱却するための有効な方法として挙げられたものです。こちらを参考に働きかけについて考えてみましょう。

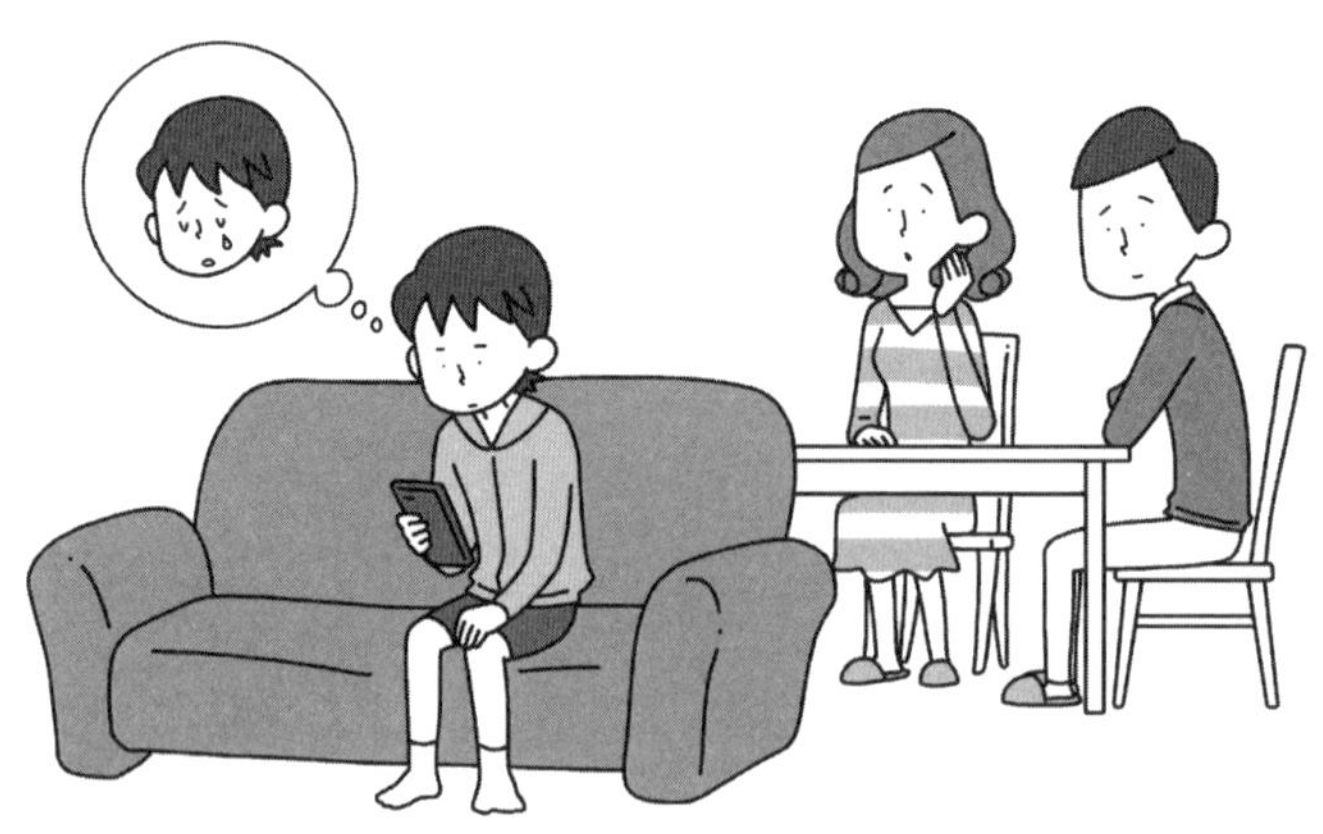

ネット依存回復への５つの試み

キンバリー・ヤング博士は、ネット依存から脱却する有効な方法として、次の５つを挙げています。

1. 自分が失いつつあるものを知る

インターネットで費やす時間のために、切り詰めたり、削ったりしている事柄を書き出しランクづけします。そうするとなにを失いつつあるのか自覚できます。

2. ネットを使用している時間を計る

どれだけの時間をネットに費やしているかはっきり知るために、使用した時間を記録します。もし、１日５時間やっていれば１週間で35 時間、１ヵ月で約150 時間にもなります。そういうふうに具体的に計算させると、より実感できるでしょう。

3. 時間を管理する

１日の予定を立て、ネットを利用する時間を計画的に決めて、スケジュール表に書き込みます。ネットの代わりとなる活動を見つけましょう。

4. 支援を見つける

支援グループや相談窓口、医療機関、親身になってくれる第三者などを見つけましょう。

5. きっかけを探す

ネット依存になったきっかけを探し、可能ならその問題を解決します。

Kimberly Young『CAUGHT in the NET』より
久里浜医療センター TIAR翻訳

これを参考に働きかけ方を考えてみる

問題に気づかせるために

依存では過小評価の特性もあり、本人があまり問題を自覚していないことがあります。またネット上も含めて普段から同じような状態の人たちと接しがちです。長時間プレイする子のコミュニティや情報源には長時間プレイする人が多くなり、自分よりさらにどっぷりゲームなどに浸かっているように見える人もいます。自分などふつうだと思っているかもしれません。ですから、少しでも本人が自分の状態に気づけるように声をかけます。ゲームについて尋ねてもよいでしょう。

声をかけるタイミングは、ゲームやスマホ使用を始める前がよいでしょう。使用している最中は避けます。その際、詰問したり説教口調は避け、冷静に話し合う姿勢を示しま

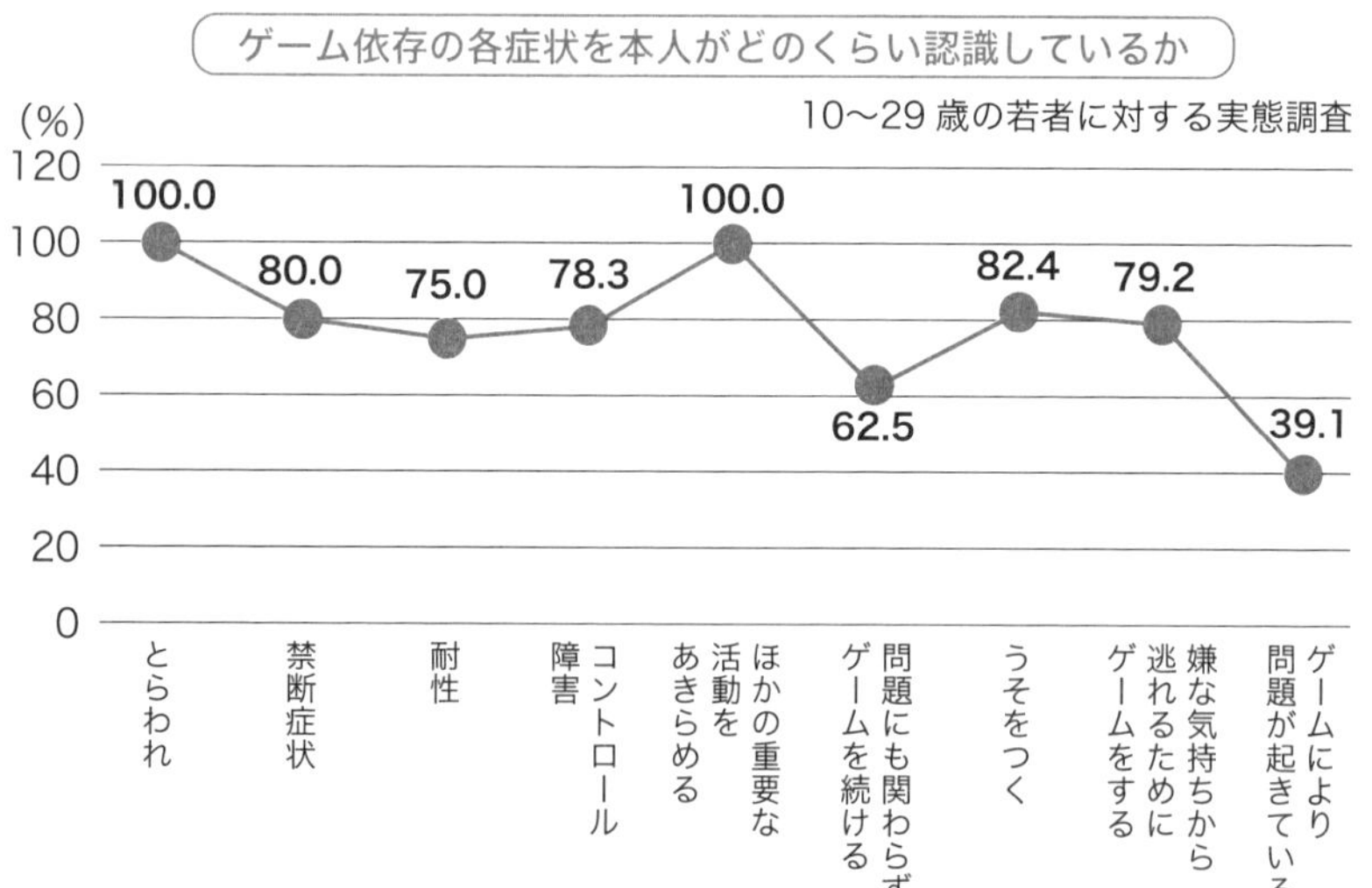

Mihara S et al.Journal of Behavioral Addictions, submitted.

しょう。「あなたを信頼しているけれど、最近ちょっと心配なの」などと、心配していることを率直に伝えながらも穏やかに切り出します。

本人も「そんなに心配されるほどかな」と考えるきっかけになるかもしれません。

そして使用状況を一緒に確認します。本人の申告だけではなく、実際に時間を計ってみることも必要です。119ページでも紹介したように、モニタリングとして毎日記録をつけましょう。

記録をつけることで治療開始後の使用時間の変化も客観的に見ることができるようになり、また具体的な対策も立てやすくなります。

本人の自覚より使用が過剰であることを認識できたら、あらためて使用時間のルールを示し、守るように伝えます。

ゲームについても尋ねてみよう

- 本人がよくするゲームやアプリについて聞いてみる
- 一緒にゲームをしたり交流しているフレンド（仲間）について聞いてみる

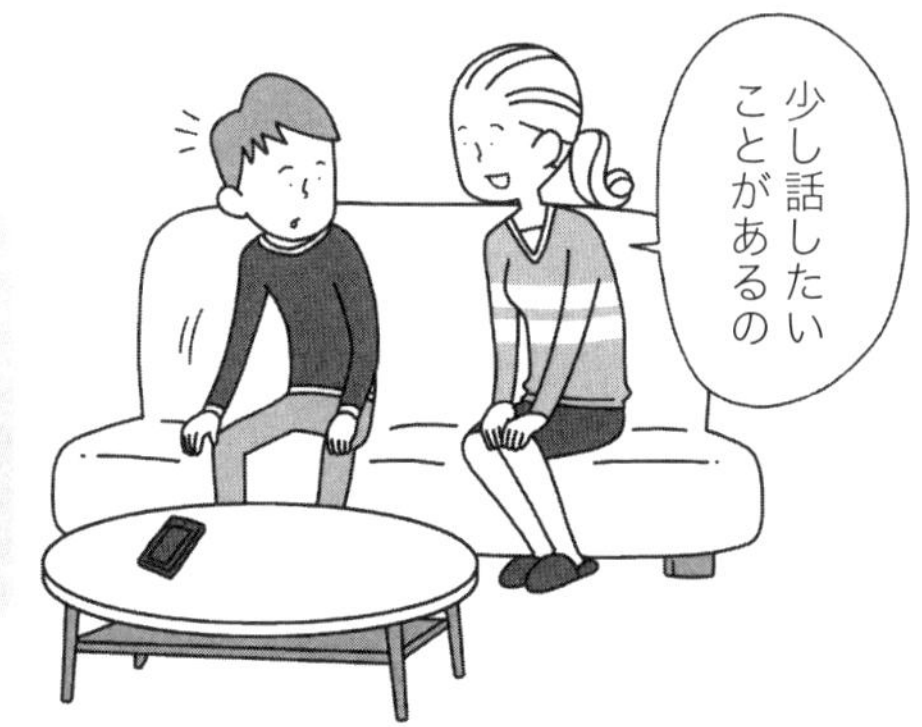

本人がなににはまっていて、ゲームなどの仲間をどのように見ているか理解することで、適切に対応するヒントが得られるかもしれません。本人にも、家族が自分を理解しようとしていることが伝わり、コミュニケーションがよくなる可能性もあります。

自発的な改善を促す手助けを

一緒にゲームやスマホの使用時間や状況を確認するとともに、なんのためにゲームをするのか話し合ってみましょう。質問して明確な返事が得られなかったとしても本人が自分自身に問いかけるかもしれません。

ゲームやスマホの使用で得られたものより、過剰な使用で失ったもののほうが多いことが自覚できれば自発的になんとかしようと考えるきっかけになるでしょう。

また、ゲームの使用が現実のつらさから目を背けるための手段でSOSである場合もあります。ゲームやスマホ使用をしなかったらどんなことが困るか聞いてみてもよいでしょう。解決が難しくても力になりたいと伝えます。本人が現実と向き合うための一歩を支援します。

自発的な改善を促す

周囲からの制限は無効なことが多い

- 抜け道はいくらでもある
- 若者の方が、ネットにたけている

本人に動き出させるほうがよい

- 自分の問題をなんとかしようと必ず思っている
- 本人の言い分に耳を傾ける

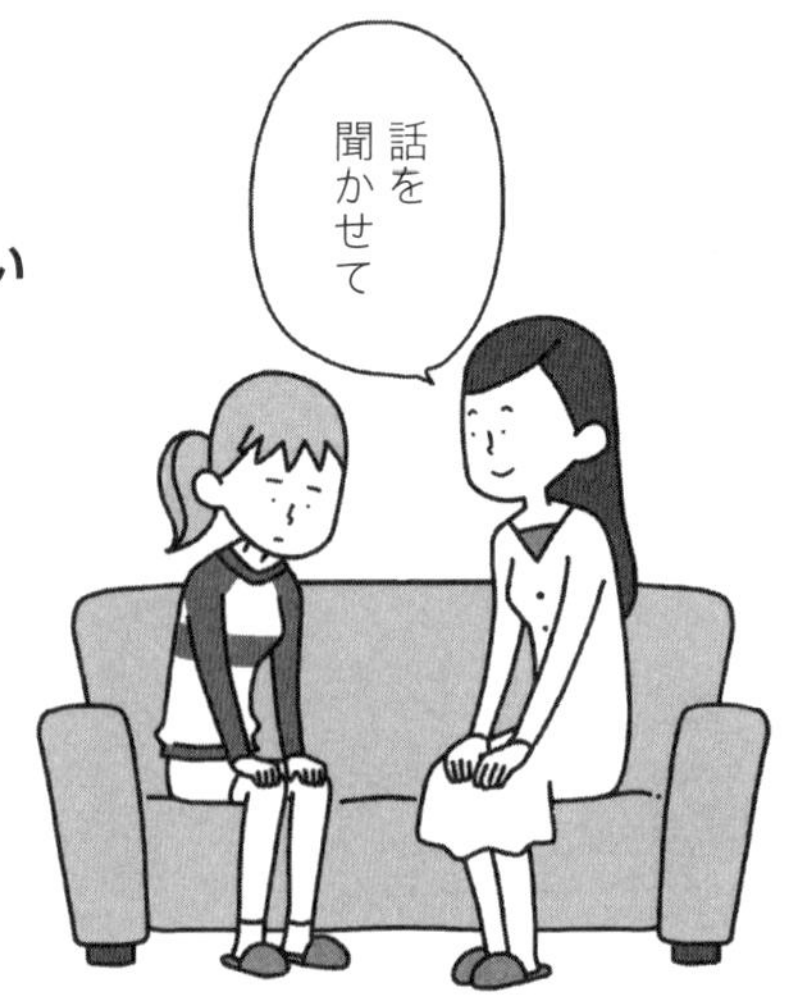

反発されてしまうときは

興奮したり、暴れたりするときはそばを離れましょう。しかし、「今は話せないみたいだから、後でまた話すね」「落ちついたら話し合いましょう」と伝え、抵抗しても話が終わりにならないことを知らせましょう。引き下がってまた放置すると「暴れて騒げば有利になる」「体力にものを言わせることで言い分が通る」と誤学習し問題が長引いてしまいます。すでに誤学習してしまっている場合は、より体力のある人や第三者に立ち合いを頼む方がよいでしょう。協力者には依存のために苛立ったり興奮しやすい状態であることをあらかじめ伝えます。

大切な問題なので、たとえあなたが嫌がっても、これ以上放置することはできないと知らせることが大切です。

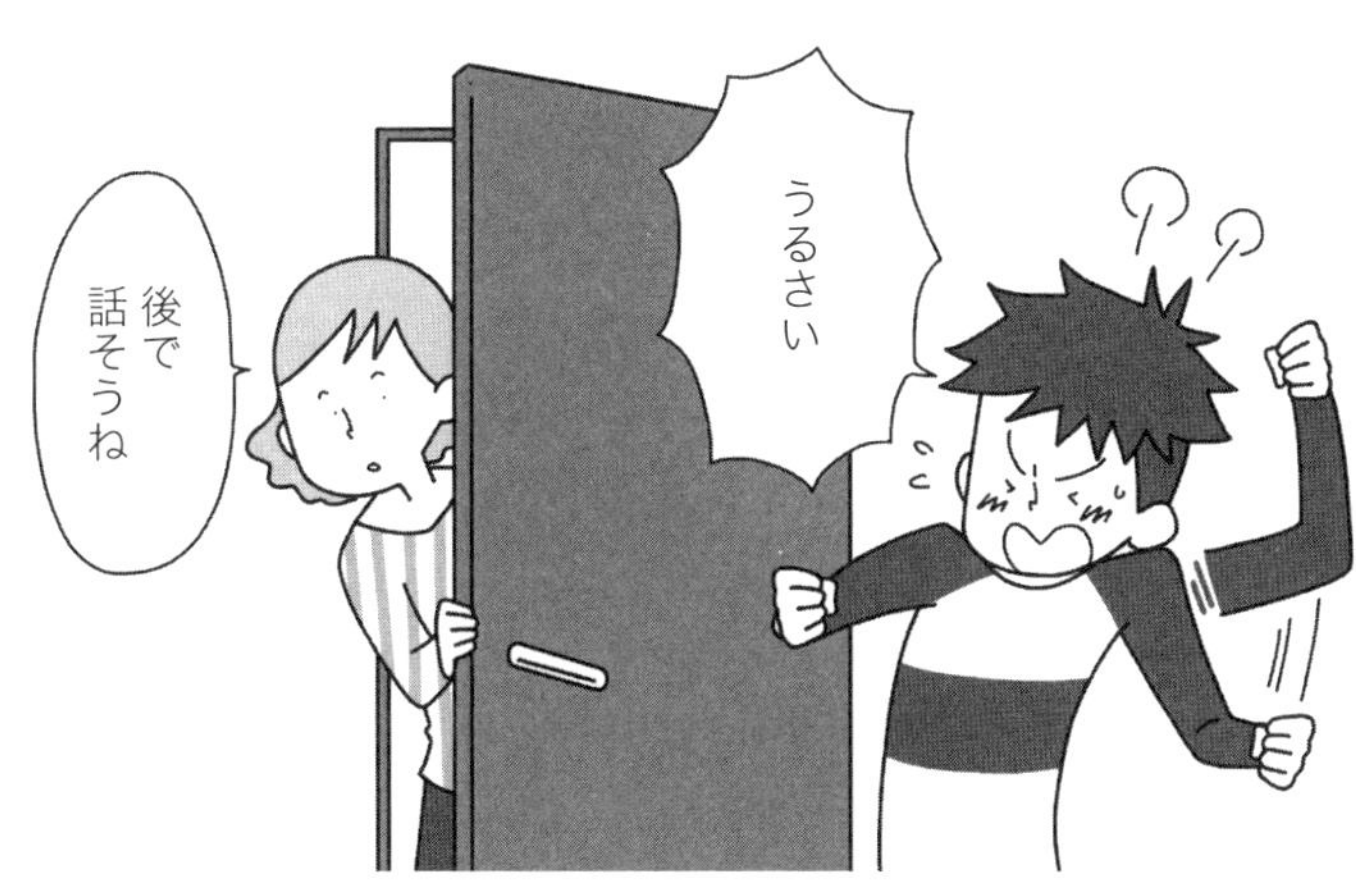

暴れたり興奮したら距離を置くが、それでは問題が解決しないことやこのまま放置されることはないということを知らせる。

一度では通じない

本人にすすんで対処する気持ちを持ってもらうには、一度話し合っただけでは効果が薄いかもしれません。一貫してルールを守らせつつも、機会を見てなぜそうしなければいけないのか、という情報提供は必要です。

そのためにもゲーム・スマホ使用の記録を日課にするとそれが話し合うきっかけとして役立つ可能性があります。できるだけポジティブな要素を見つけて励ましたり、長時間使用による健康への影響を気づかった声がけをすることで、自分が大切に思われていると気づかせましょう。本人もどこかでこのままではいけないと思っています。あるとき心の準備が整って、本当になんとかしようと問題に向き合うようになります。

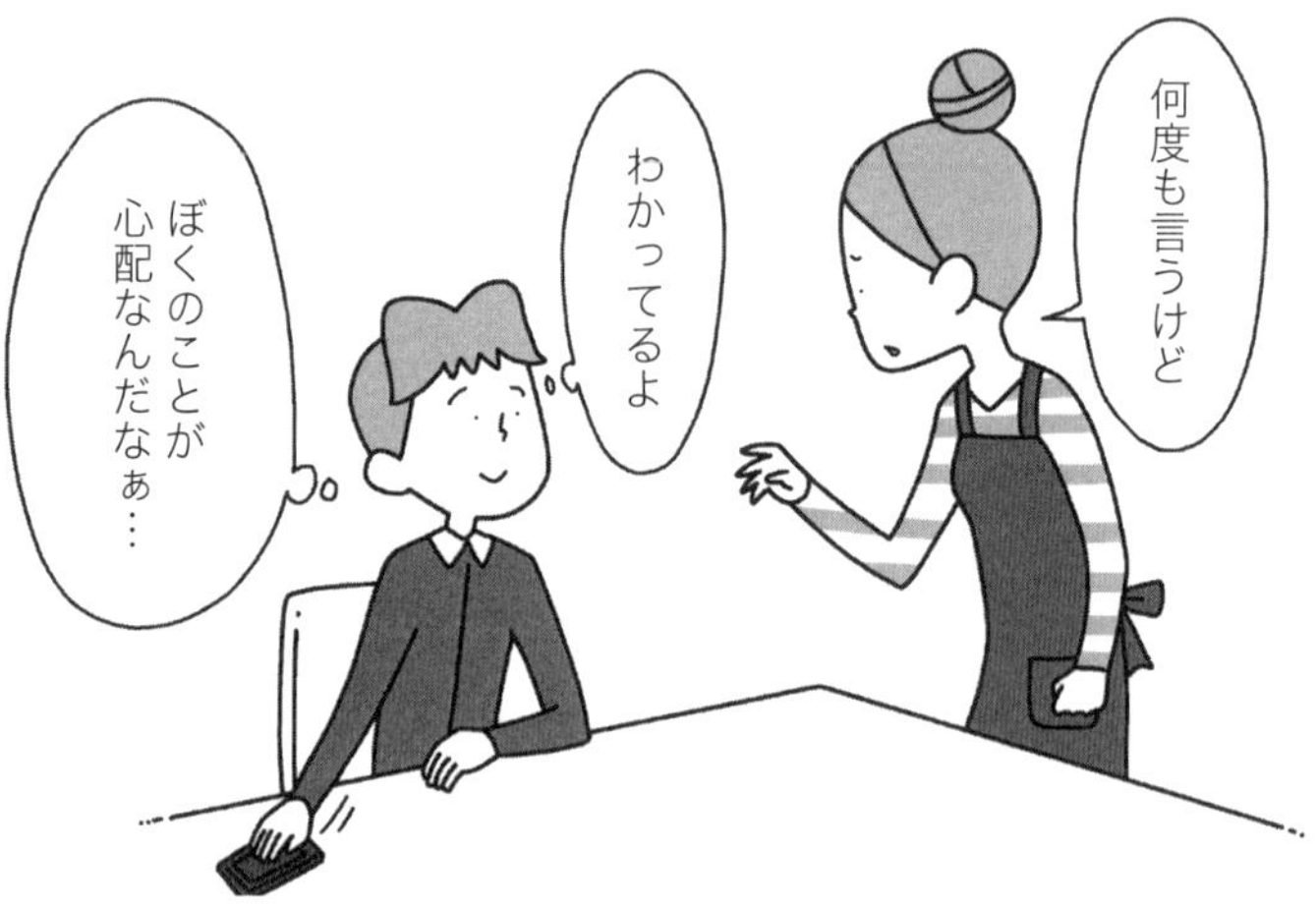

協力してくれない場合でも声がけは大切

行動が変わるまでのステップ

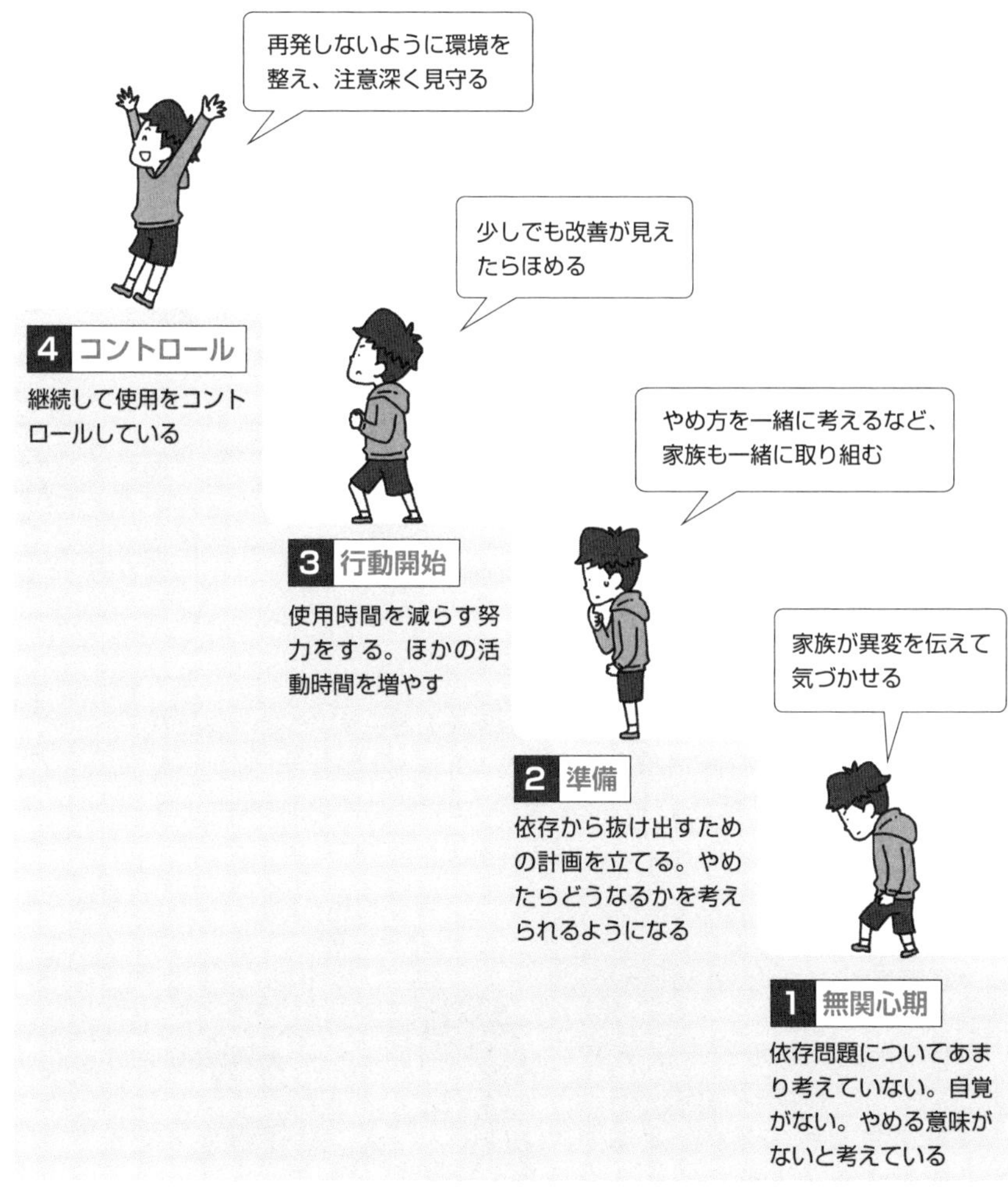

再発しないように環境を整え、注意深く見守る
4 コントロール
継続して使用をコントロールしている
少しでも改善が見えたらほめる
3 行動開始
使用時間を減らす努力をする。ほかの活動時間を増やす
やめ方を一緒に考えるなど、家族も一緒に取り組む
2 準備
依存から抜け出すための計画を立てる。やめたらどうなるかを考えられるようになる
家族が異変を伝えて気づかせる
1 無関心期
依存問題についてあまり考えていない。自覚がない。やめる意味がないと考えている

こうして準備は整い、行動も変わってくる
くり返しの働きかけでだんだん気持ちが整ってくる

解決のためのコミュニケーション

依存への正しい知識が必要

依存からの回復を支援するためには正しい知識を持つことが必要です。それも関わる人みんなが知識を共有していることが大切です。

子どもともめたくない、言うことを聞かせたいあまりに、ペナルティやごほうびなどで駆け引きをしたくなるかもしれませんが、うまくいかないケースも多く、問題が解決しないばかりか悪化したり、意図せずにイネイブリングに陥ってしまうことがあります。

働きかけを行う際には、依存に陥っている本人の状況、背景にある生きづらさにも目を向け接していきます。

イネイブリングとは

依存者を手助けすることでかえって依存の回復を遅らせてしまう周囲の人の行為のことで、手助けしてしまう人のことはイネイブラーといいます。意図せずイネイブラーになってしまうことは多いので、家族をイネイブラーにしないように、全員で依存を理解するようにしましょう。

- 機嫌をとるために使用を許可してしまう
- 課金トラブルを肩代わりし、本人にペナルティを負わせない
- 自分がスマホを使用するために、使用を許可してしまう

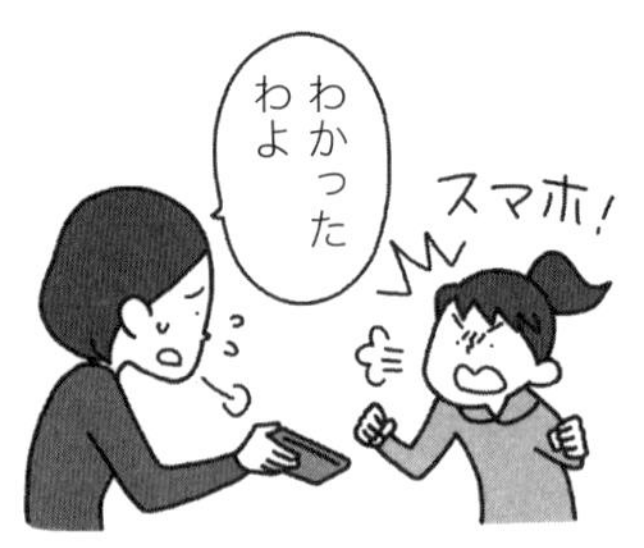

かえって依存から脱出しにくくなる

取引は使いどころが重要

依存に陥っている状態で「2時間勉強したら1時間ゲームしていいよ」「ゲームの時間を半分に減らしたら、お小遣いをあげるよ」といった取引を持ち掛けると、表面上はごほうび欲しさに、使用を減らしても、一時しのぎにしかならず、子どもの要求がどんどんエスカレートすることもあります。

また本質的な問題解決に目がいかず、相手をいかに出し抜くか、よい条件を引き出すかという誤った考えに陥りがちで、よけいにゲームやスマホ使用への執着が強くなってしまう恐れがあります。

ただし、受診のきっかけを作る手段として有効な場合もありますので、使いどころの見極めが重要です。

NG例

2時間勉強したら1時間ゲームしていいよ

OK例
受診して、コントロールを取り戻すなら、ゲームも禁止じゃないわよ
コントロールか…。確かに

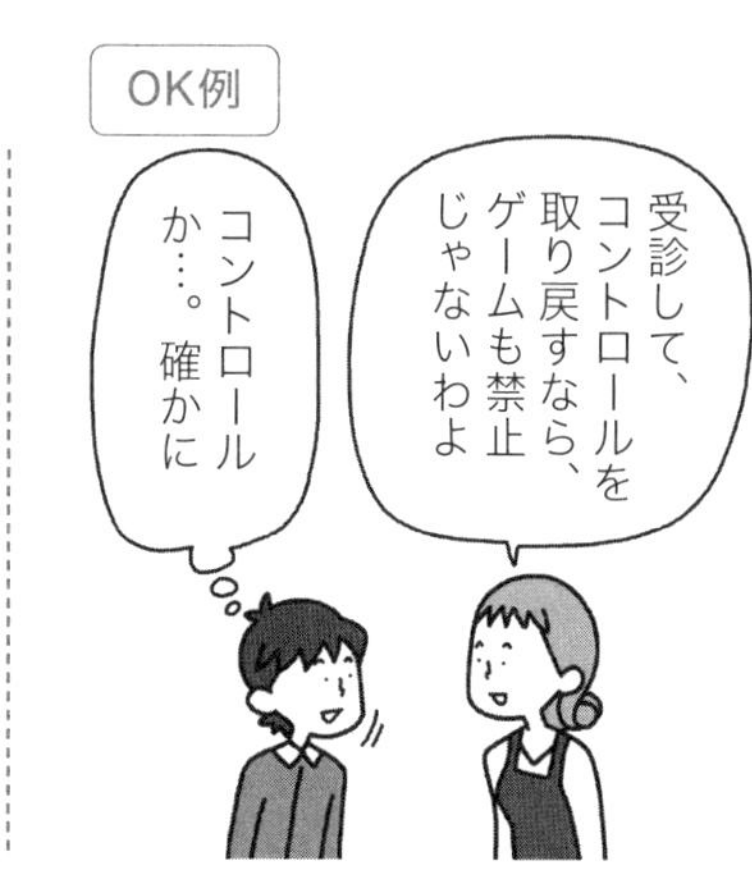

- 無条件にそのルールを守らせる。破った場合は、事前に子どもと決めた罰則をきちんと適用する
- 遠回りのようだが、結局は近道になる
- 治療につなげるきっかけを作るために有効なこともある

一貫した毅然とした態度

子どもへの接し方は日々の積み重ねで、はっきりした正解はありません。

しかし、日によってゲームの使用を容認したり、急に厳しく制限したり、ダメだと言っていたのに許可したりなど、態度がコロコロ変わると子どもも親の言うことを軽視するようになります。

そのためにもルールは明文化しておくことが大切です。「一緒に決めたでしょ」「ルールはルール」として一貫した態度をとり、解釈が分かれるところは、「より健康的」を基準にして判断し、子どもにも説明しましょう。また、新しい項目もルールにしっかり追記しましょう。毅然とした態度をとり、貫き通すことが大切です。

あなたも
今は使って
いいわよー
この間はだめって
言ったのに
ルールは守らなくて
いいのかな？
判断に迷ったときの大原則
●健康によくないことはしない
この点で首尾一貫する
あなたが
大切だから

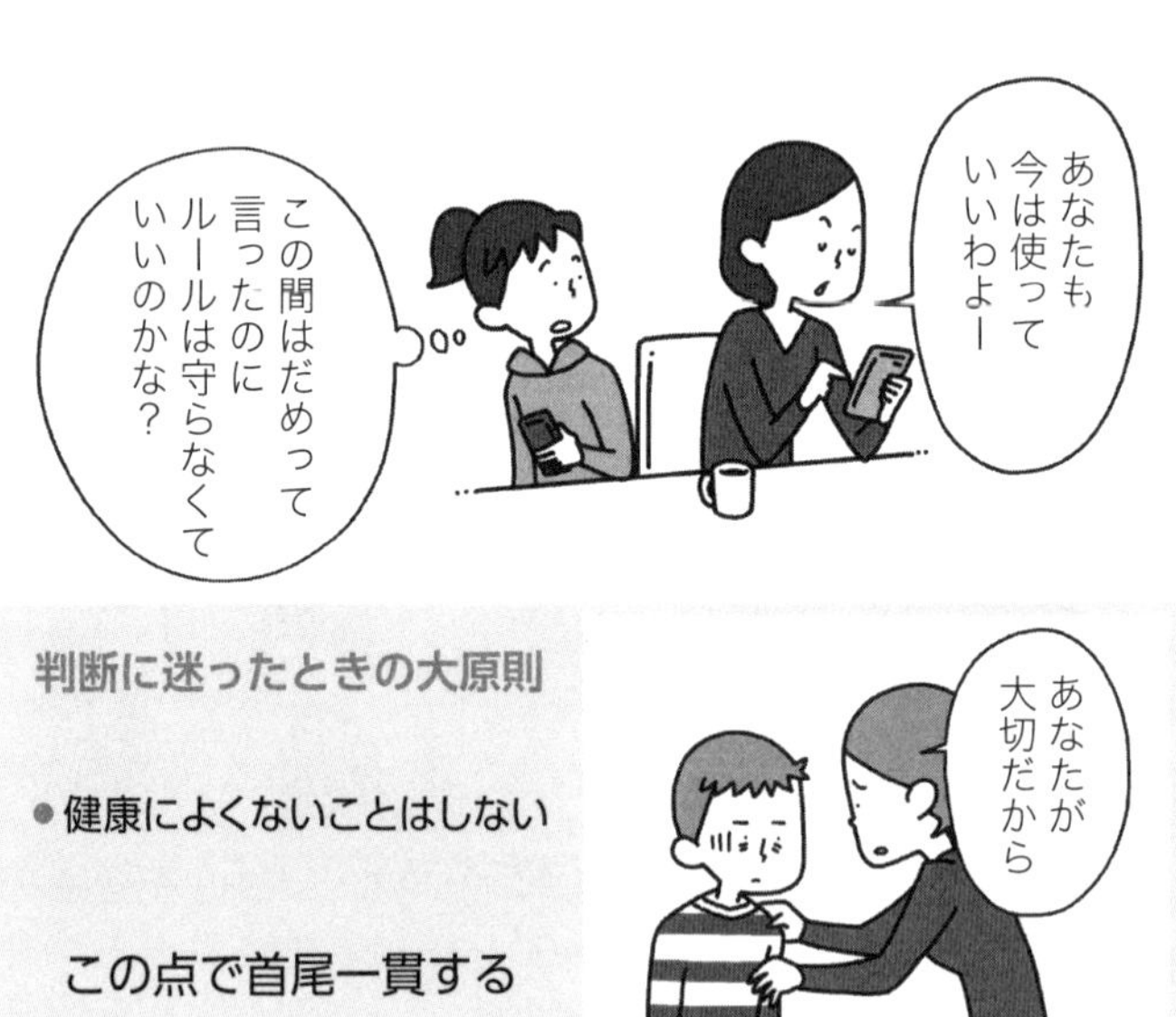

一喜一憂しすぎない

回復には波があり、行きつ戻りつしながら少しずつよくなっていくのがふつうです。

依存からの回復には時間がかかると頭ではわかっていても、心から心配している状態では期待したり、落胆したり、子どものささいな変化に一喜一憂してしまいがちです。

１日単位、週単位で考えないで、月単位で回復傾向にあればよし、と考えるようにしてください。

子どもは少しずつ学び成長していきます。親が回復を肯定することで、子どもも自信を持って成長できます。

できるだけおおらかに構えるようにしていたほうが、順調に回復することが多いようです。

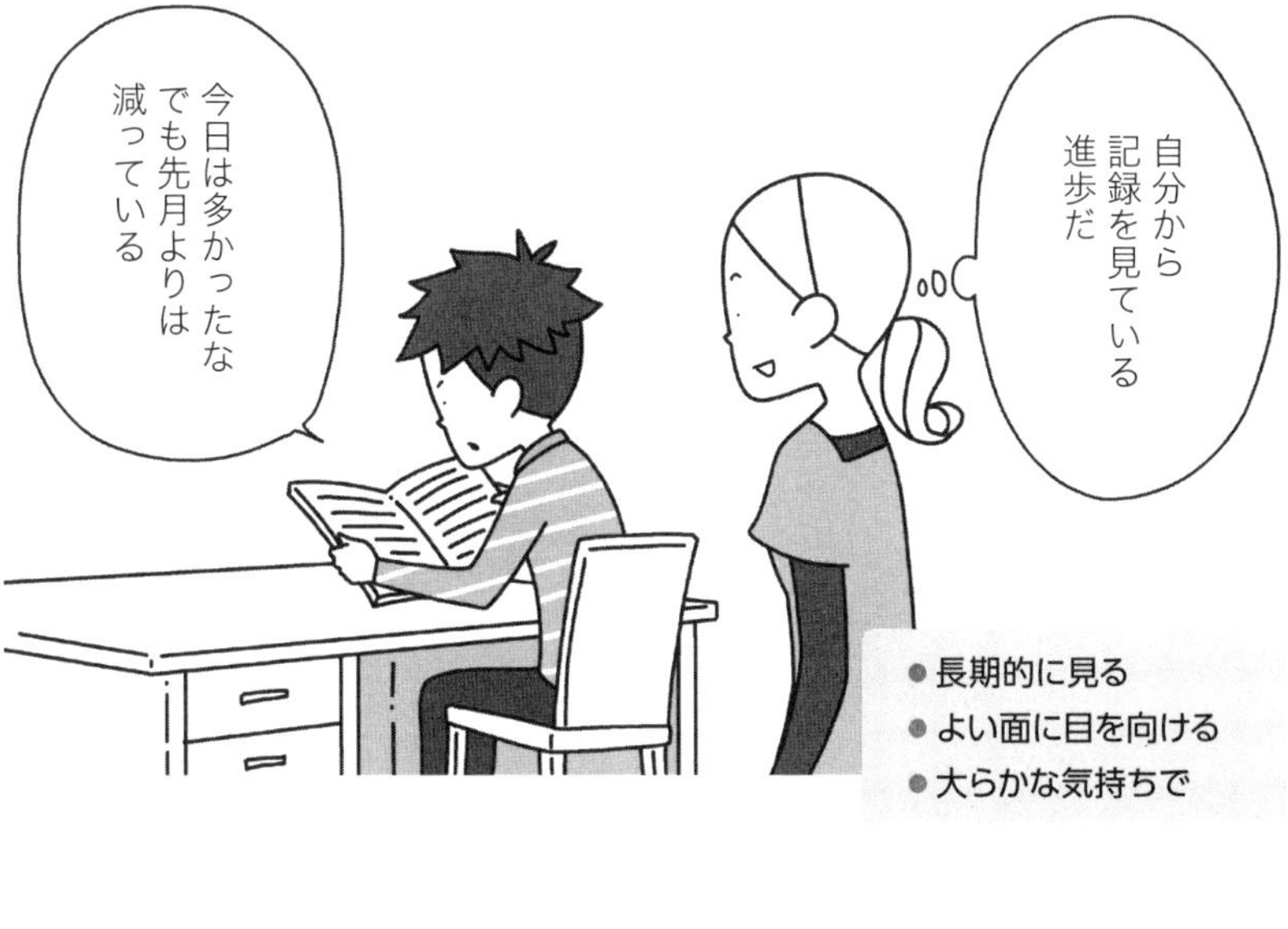

- 長期的に見る
- よい面に目を向ける
- 大らかな気持ちで

家族で同じ対応を目指す

お父さんがダメと言っているのにお母さんは許してしまう、というふうに、家族の対応がバラバラなのは避けなくてはいけません。祖父母や兄弟姉妹も含めて、みんな同じ態度で本人に接しないと、本人はゲームをしたいあまりに態度がゆるい家族をうまく丸め込もうという思考になりがちです。

傾向として祖父母は事態を理解していないことが多く、孫の要求を聞いてしまうこともありますので、依存がどういう病気で、どのような態度をとるのが適切か、しっかり説明しましょう。

家族全員で、正しい知識を共有することが大切です。病気を説明する資料を、いつでも読めるようにしておくとよいでしょう。

おじいちゃんならゲームを許してくれるんじゃないか
ゲームができるかもしれない
お母さんには内緒だぞ

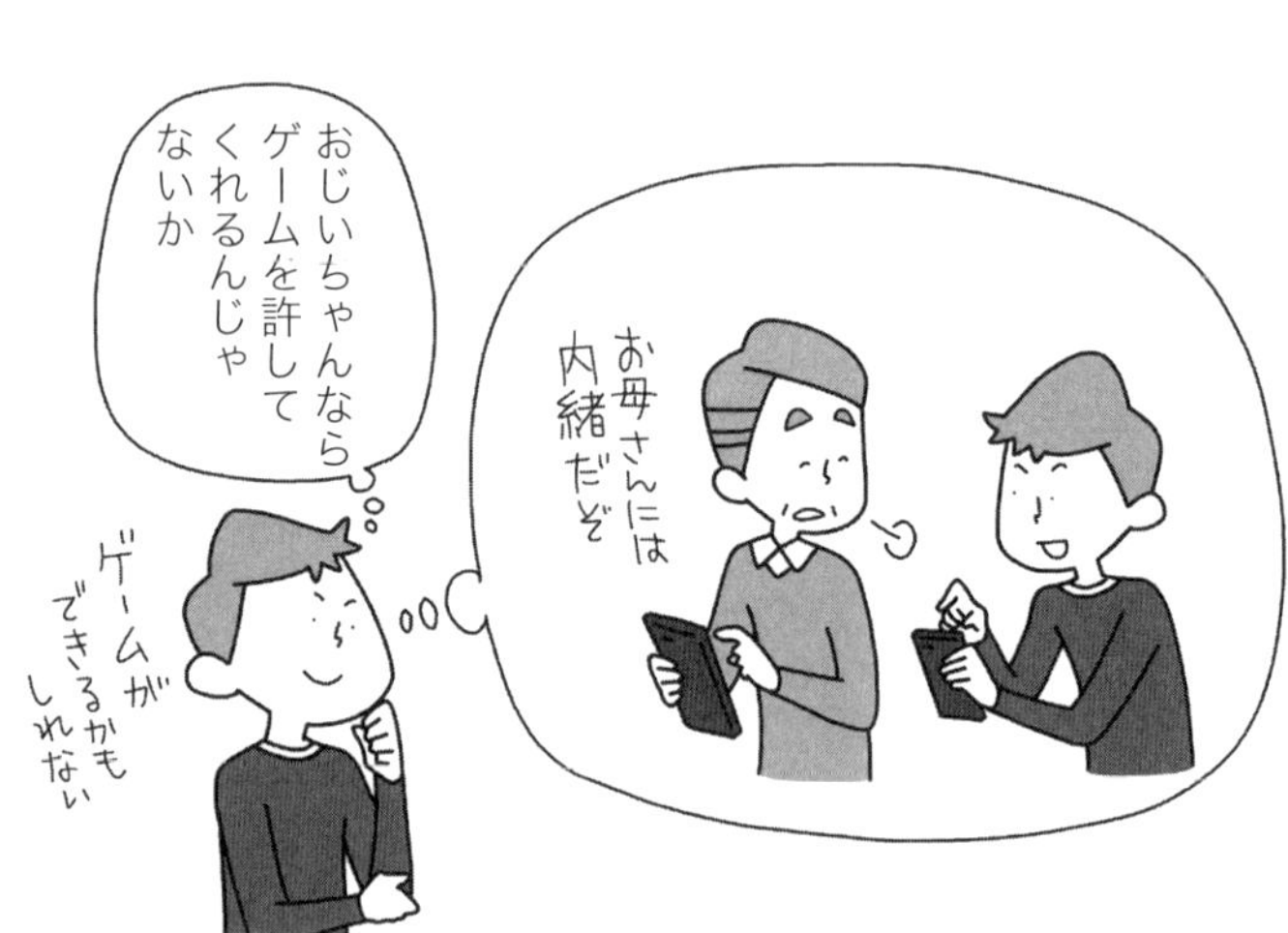

人によって態度が違うと、子どもも混乱し、本質的ではないことに思考が流れていってしまう

「私は…」で始める「Iメッセージ」

たとえば、「あなたはネットのやりすぎ。それはいけないよ」など「あなたは」と切り出すと、聞くほうは責められているように感じ、素直に聞くことが難しくなります。

「私はあなたの健康が心配」など意識的に「私は」と切り出すようにしてみましょう。「私は戸惑っている」「私はこう思う」など、自分視点で言葉をかけるようにすると、相手の心に届きやすくなります。

本人の気持ちを聞くときは、まず「私はこう感じる」と自分の気持ちを伝え一呼吸置き、「あなたはどう？」と問いかけるようにしましょう。「私は」で始める「Iメッセージ」はコミュニケーションを円滑にしてくれますので、ぜひ活用してみてください。

Iメッセージの例

- 自分視点で話しかけるとやわらかい口調になる
- 子どもに寄り添う言葉がけを心がける
- 本人の気持ちを聞くときは、まず自分の気持ちを伝え、一呼吸置いて「あなたはどう思う？」と問いかける

×
なんであなたはやめられないの？
○
私はあなたが心配なの
……
話してくれたら嬉しいな

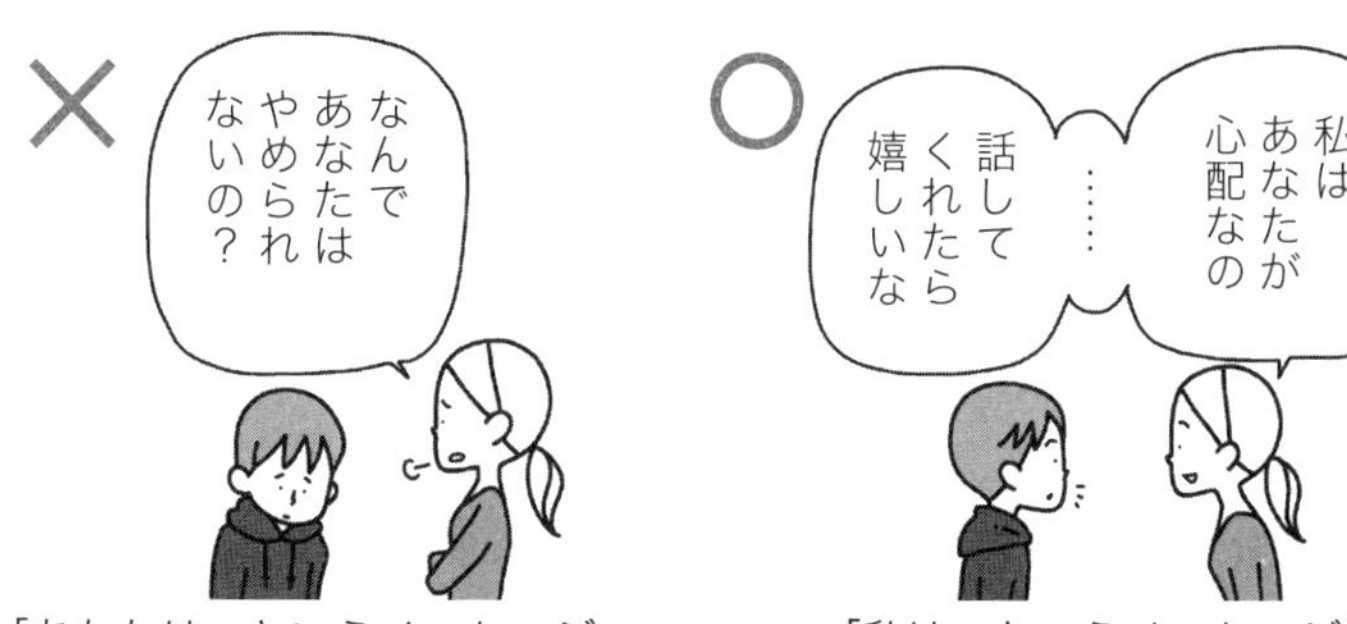

「あなたは」というメッセージ　「私は」というメッセージ

回復のためのステップ

治療目標を考える

依存は風邪やけがのように完全にすっきり治ることは稀（まれ）で、再発のリスクが高いものです。依存からの回復のためには現在のよくない状況をリセットするとともに、再び悪い状態に陥らないような体制を作り、日々それを維持していくことが必要です。

使用を完全にやめられればもちろん再発のリスクは低いのですが、これを目標にするとそもそも治療に取り組む気にならない可能性があるので、日常生活に支障のないレベルまで使用を減らすことを目標に設定する場合もあります。

まず依存の状態が軽度であれば、ルールの

ゲーム依存から改善した姿は

最も安全、かつ安定的な姿	→ ゲームを完全にやめている
安全な状態	→ 日常生活に影響しないレベルにまでゲームの時間を減らしている

- 状況に応じて目標となる姿を想定してそれを目指していく
- コントロールしている状態を維持するのが難しい場合は完全にやめることを目指す

遵守に一緒に取り組み、これ以上依存が進行しないように生活習慣や環境を整えていくことがゴールとなるでしょう。

ある程度依存が進行している状態では、依存への悪循環ができていますから、まずはこれを断ち切り、破綻した生活を立て直す必要があります。ゲーム使用の制限とともに、ゲーム以外の時間を作っていくことを考え、支援していきます。たとえば、食生活の偏りを正したり、適切な睡眠を取ったり、体を動かすなど、健康的な生活を取り戻します。また、簡単でもよいので学業を再開したり、趣味を持ったり、ゲーム以外の健康的なことで生活を充実させていきます。

使用ゼロが理想だが

使用時間について、実は段階的に減らして

使用時間の取り決めは成功しないこともある

- 本人が守らない（守れない）
- うまくいかないので周囲が諦める

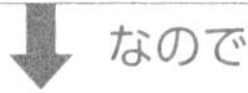

ゲームに依存している場合 → アカウントを消すよう説得してみる

軽症の場合 → 保護者によるコントロールでの回復も考えられる

ルールを作るときは　**実際の状況を確認しながら、本人の意向を取り入れる**

- 少しでも減らす意向があるなら、歓迎
- できたらほめる、できなければ再度相談いくより最初から使用時間をゼロにしたほうがコントロールしやすく、再発のリスクも少ないといえます。少しでも接している間はゲームやスマホにとらわれ続けますし、先述したようにゲームにはやめにくいしかけがたくさん実装されていますので、再発の可能性が高いのです。

ですから目標設定時にはまず「使用時間をゼロにしたほうが楽にやめられる」と伝えてアカウントを消したり、機器を手放すことを提案してみましょう。

しかし、本人の心がまだゼロにするところまで準備ができていない場合もあります。依存者にとってずっと依存していたものをゼロにすることは強い不安を伴います。バーチャルの世界がリアルより充実しているような場合はさらに未練も残しやすいでしょう。どっ

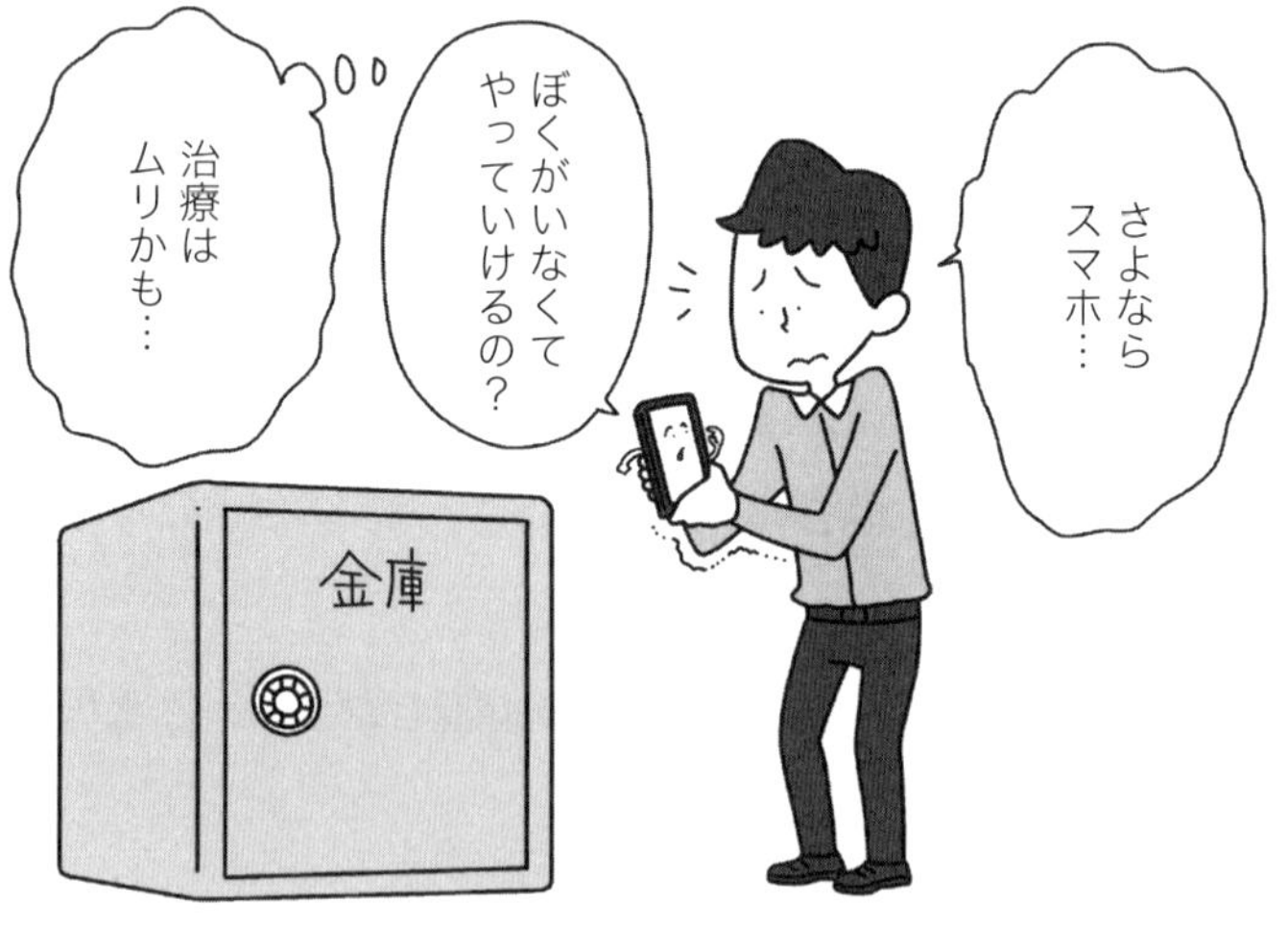

治療をしないよりは、少しでも「害」を減らすことを目標にする

ぷり浸かったこのままでよいとは思っていないものの、ゲームを止めることは到底できないと感じている場合、使用ゼロを迫ることで治療全てを拒否する可能性があります。

このように本人の抵抗が大きい場合は、まったく治療できないよりは、過剰使用による害を少なくできるように使用時間を減らしていくことを目標にすることも一考です。完全に断ち切るのが難しいことに理解を示しつつも、現状のままではよくないので少しでも害を減らそうと声をかけます。

あくまでも自発的かつ実現可能な目標設定が大切です。

使用時間を減らすときは

段階的に減らしていくと抵抗感が少なく治療を始めやすいというメリットがあります

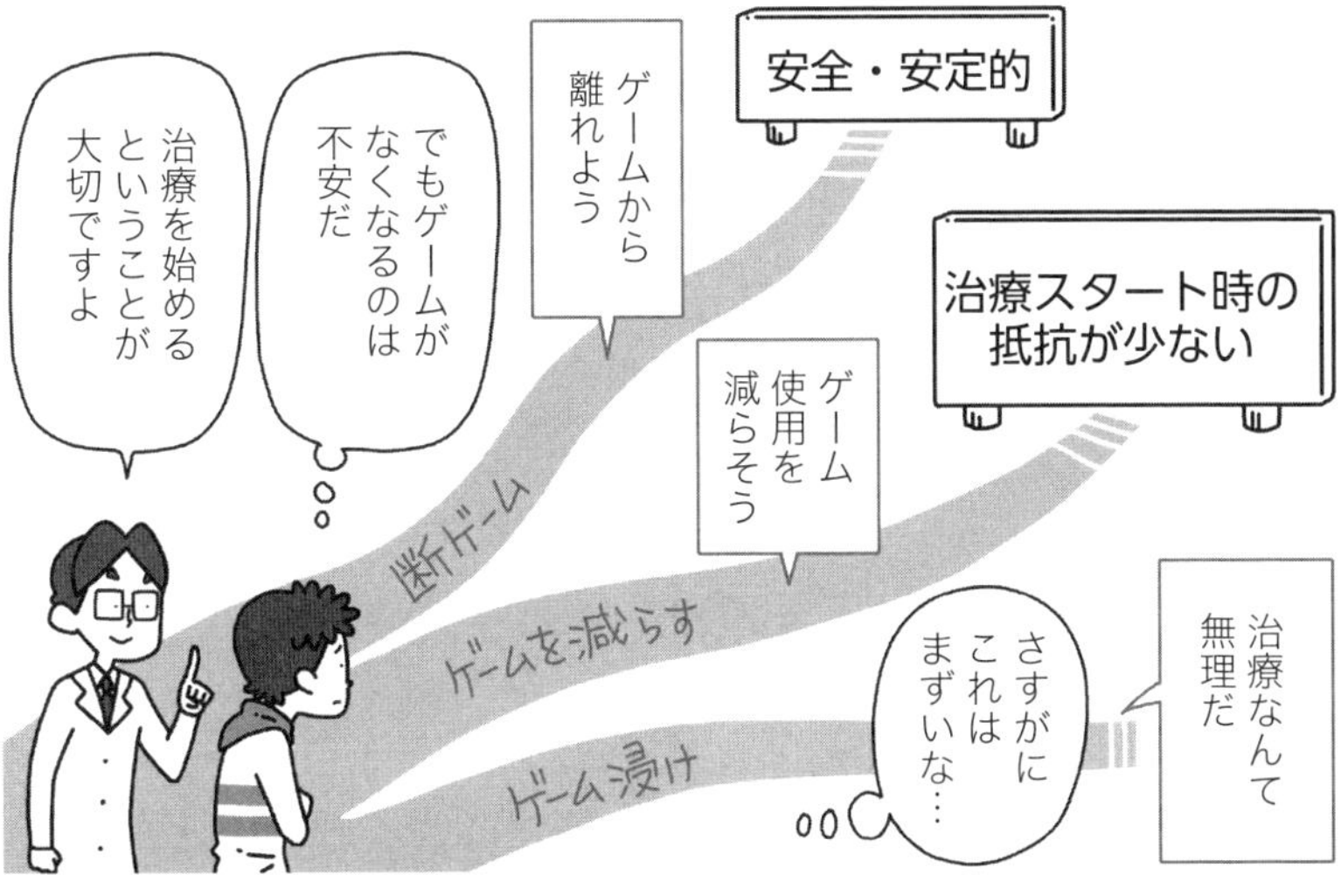

が、本人のコントロールができない状態ではルール通りに目標を達成できないことが多くなりがちです。そのようなことが続くと本人も後ろめたさが募り、家族も失望して治療を諦めてしまうことになりがちです。

使用時間を減らす意義についてよく話し合い、本人がよく理解し、合意したうえで削減に取り組みます。きちんと記録をつけ、本人に任せっぱなしにしないことも大切です。家族がきちんと時間を守れているかチェックしたり、使用終了時間が近づいたら声をかけるなどして支援する必要があります。

使用しない時間を決める

ゲームやスマホに没頭していると、時間の経過がわからなくなりがちです。○時間までと決めても「あと少しだけ…」などとどんど

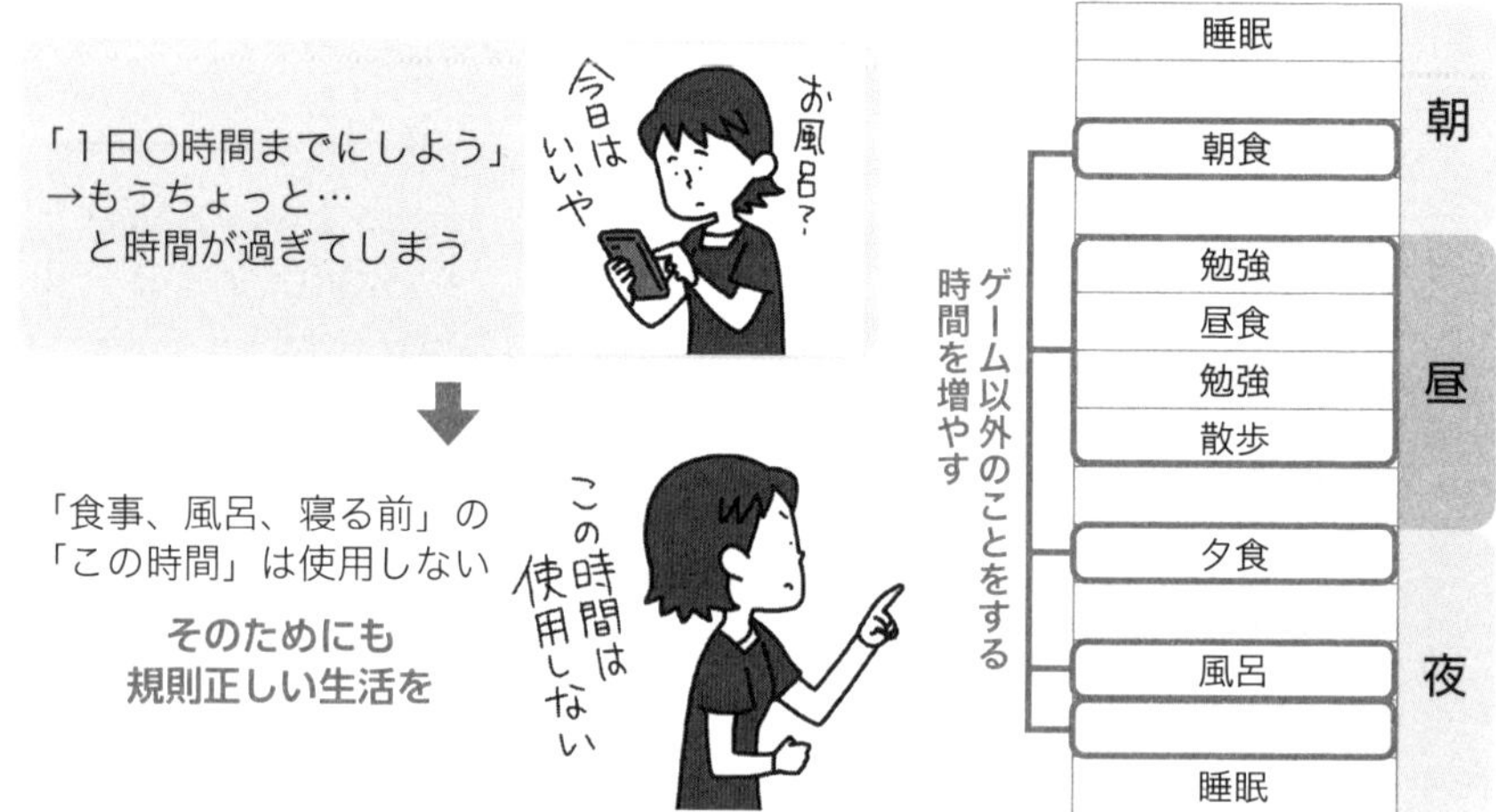

ん長時間化してしまいます。また使用時間を減らそうとしても、ゲーム機やスマホから完全に離れて暮らすことは難しく、それだけで使用時間を守ることは困難です。

ですからスマホの使用時間を減らすために、一日のうちで機器を絶対に使用しない時間を作るとよいでしょう。たとえば学校では使用しないという場合は、その時間を守ることがとても重要となります。そのほかにも食事中や入浴中、夜間などは使用しないと決めます。使用しない時間を作ることで、結果的に全体の使用時間が減っていきます。

そしてそのために生活時間を規則正しくしておくことが大切です。起床、就寝、食事、入浴などがしっかり決まっていると「この時間は使用しない」というルールも守りやすくなります。

キューを減らす

依存状態では、依存対象を連想させる刺激に接すると、脳が過剰に反応し衝動が高まってしまいます。このきっかけとなる刺激を「キュー」と呼びます。依存対象の使用をコントロールしようと思っても、誘惑が多いとうまくいきません。たとえばニコチン依存の人が禁煙しようと思っても、身近な人がそばでいつもタバコを吸っていたり、タバコが身近にあると「タバコを吸いたい」というスイッチが頻繁に押され衝動が強くなってしまいます。

ゲーム・スマホ依存の場合もこのキューをなるべく避けるようにします。ゲーム機を片付けたり、ゲームに関連するものを目につきにくくすることはもちろんですが、スマホゲームの場合はポップアップ通知や広告が強いキューとなります。これらの通知を切り、広告にもなるべく接しないようにします。なかなかゲーム広告を見ないで過ごすことは難しいので、スマホ自体を遠ざけることも必要でしょう。そのほかにどんなことで衝動が強まるか記録を見て考えてみましょう。

　ゲームの使用時間が長くなってしまった日や、ルールを守れなかった日、ほかのすべきことができなかった日は前後にどんなことがあったでしょう。ゲーム内のイベントがあったり、優遇アイテムを付与された日でしょうか。一緒にゲームをする仲間が多くログインしていた日でしょうか。もしかすると嫌なことがあったり、イライラした気分だったりし

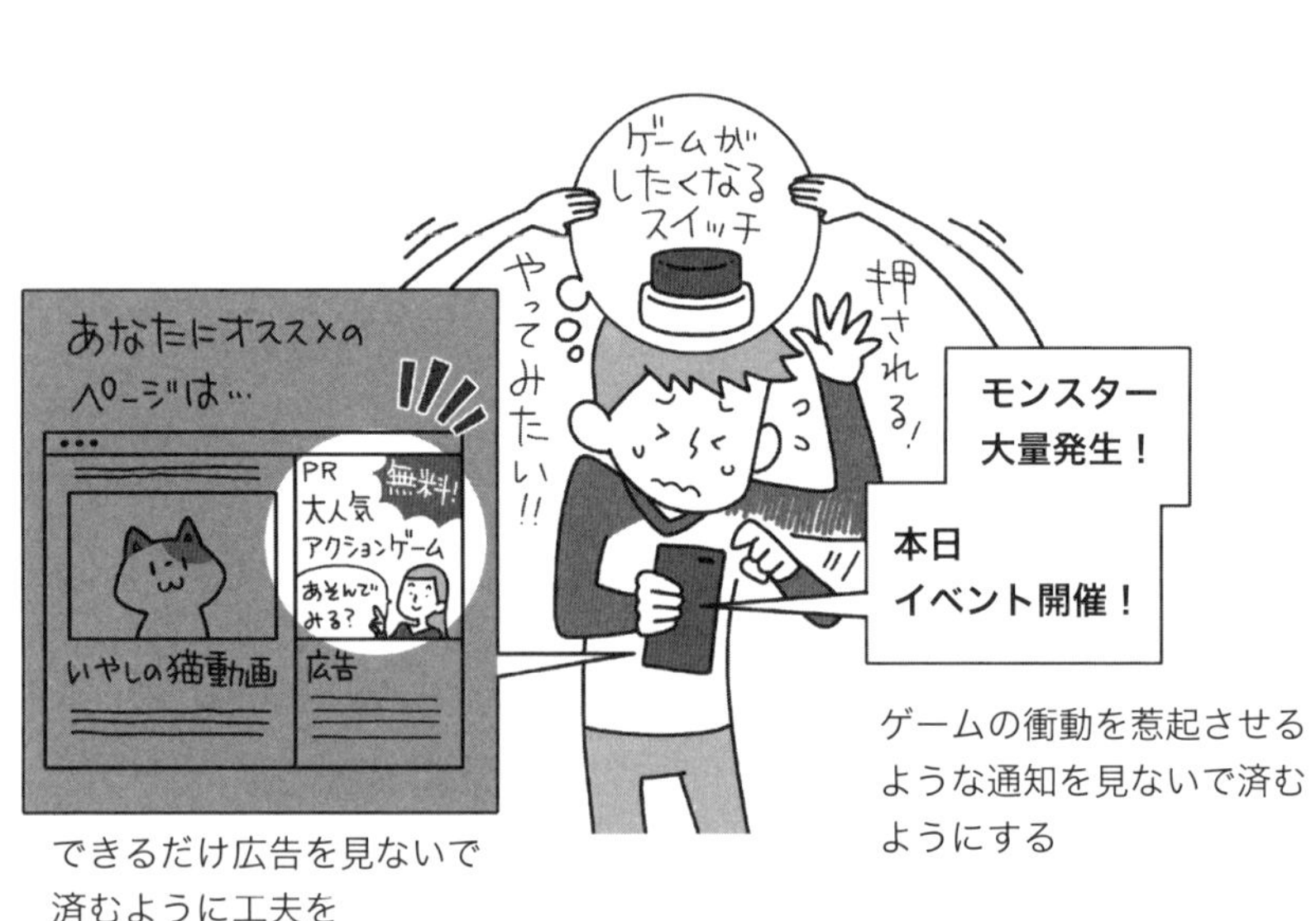

できるだけ広告を見ないで済むように工夫を

ゲームの衝動を惹起させるような通知を見ないで済むようにする

た日かもしれません。

キューは個々に異なりますが、このように見ていくと、どんなときにどんなことがゲームの衝動を惹起させているか検討することができます。キューがわかったら、なるべくそれを避けるようにします。

衝動をコントロールする

依存対象を使用したい衝動が高まっても毎回必ず使用するとは限りません。使用しなかった経験がある場合はそれがどんなときだったか考えてみましょう。

途中でなにか別のことに気を取られて使用に至らなかったということはなかったでしょうか。疲れていた、眠かった、体調が悪かったというようなときも使用しなかったかもしれません。充電が切れる、電波状況が悪いな

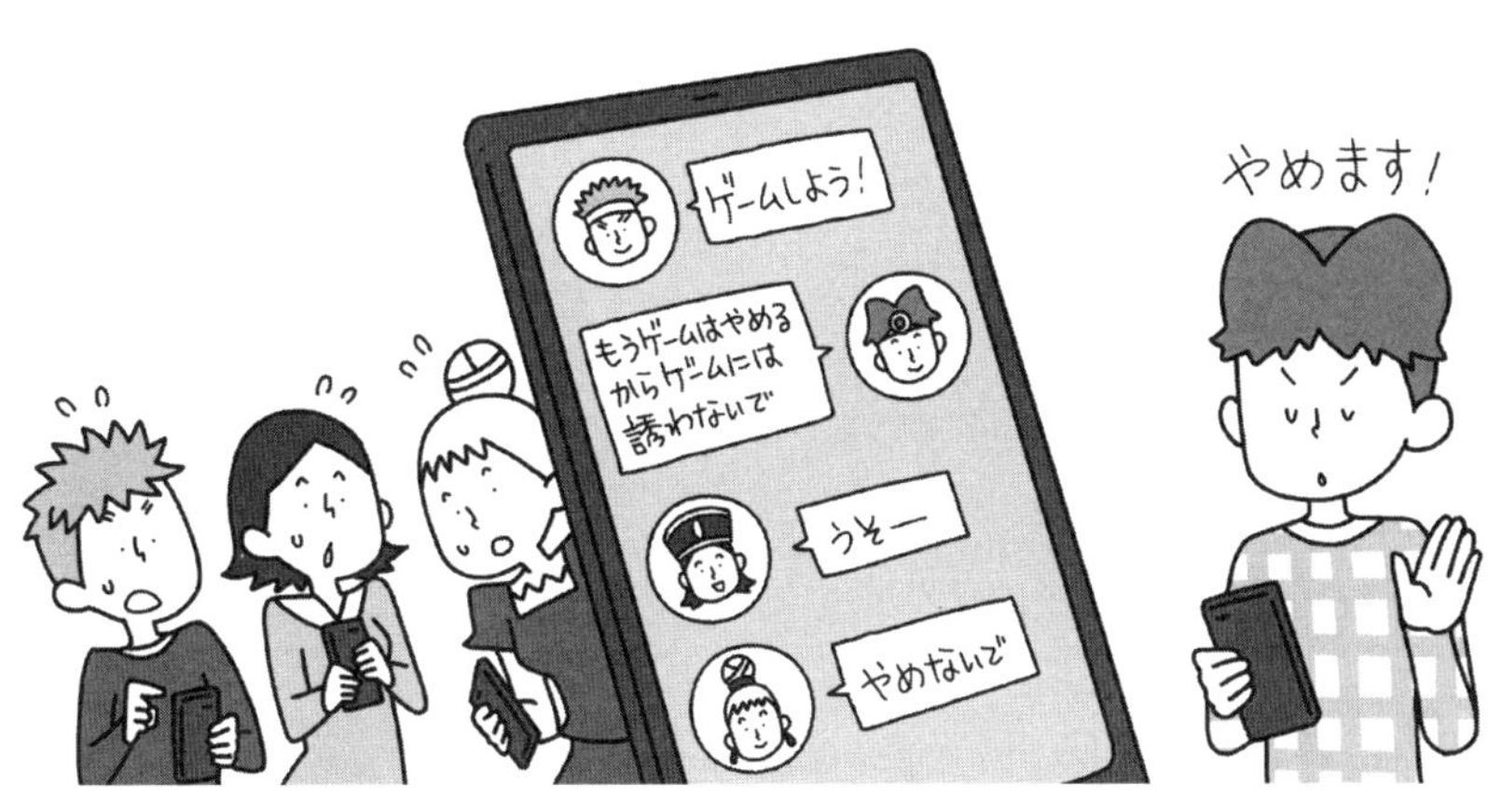

どの理由で諦めたこともあるかもしれません。それらの経験が衝動をコントロールするヒントになるでしょう。

つまり、使用を控えようとしているのに「やりたい」という衝動が高まってしまったら、しないで済んだときと似た状況を作り出してしまうのです。ほかのことで気を紛らわせたり、布団に入って寝てしまったり、スマホを使えない状況にしてしまうなどです。

そのほかに手軽にでき、かつコントロール可能なアイテムを用意しておくとよいでしょう。好きな本を読んだり、短時間でできるアナログな遊び、運動をするなどです。

薬物やギャンブルへの依存に比べると、ゲーム・スマホ依存は対象が手近にありすぎてキューが多く、衝動が惹起されてから使用するまでのハードルが低すぎます。衝動から

ゲームしたい！と思ってもゲームをしなかったとき

- 見たいマンガがあった
- 疲れていた、眠かった
- 友達と約束をしていた
- 買い物に行っている間に忘れてしまった
- 通信制限がかかっていた
- バッテリーが切れていた

ゲームをしたいと思ってもこれに似た状況を意図的に作ることで、使用を回避できるかもしれない

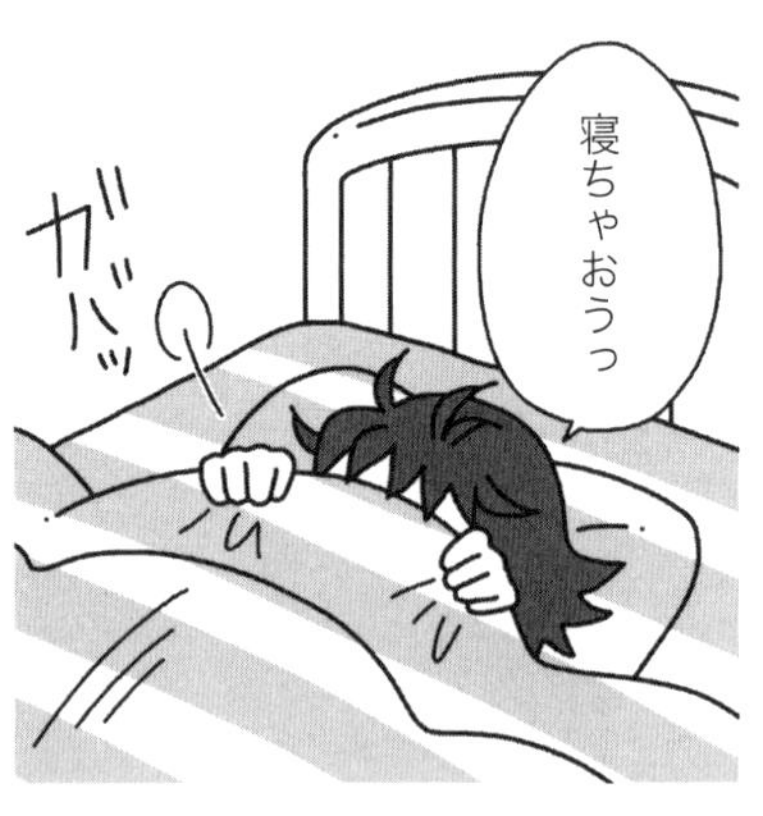

気をそらすためのアイテムは種類を変えていくつも用意しておくとよいでしょう。ひとたび気をそらすことができても、「やりたい」という衝動はくり返し何度もひき起こされます。ときには使用せずに済ませることができないこともあるでしょう。

しかし、衝動が起こるたびにそれに流されまいとして使わない試みを続けると、成功も経験するようになります。なにもしない場合に比べて使用回数が減り、使用と使用の間隔がだんだん長くなります。

衝動に任せて依存対象を使用すればするほどコントロールが難しくなります。ですから逆に考えるとこのように使用間隔を長く保つようにしているうちに、依存状態による影響が少なくなって、使用したいという衝動もコントロールしやすくなる可能性があります。

環境も見直す

依存対象から離れているためには使用しないでいるとともに、環境を整えることが大切です。

まず、ゲーム機を片付けたり、スマホを自室に持ち込まないようにして使用しにくい環境を作ります。スマホは家のなかではリビングでのみ使用することにし、夜間は家族に預けるようにするとよいでしょう。通知類はすべて切ります。知人には限られた時間しか使用しないことを伝え、急ぎの用件は有線電話にかけてもらうように頼みましょう。

本棚に攻略本やゲームを思い出させるようなものがある場合は手放したり、目につきにくいところにしまったりします。

同時に散らかっているところは片付けたりして身の回りを快適にするとよいでしょう。直接関係がなさそうに思いますが、散らかっていると生活しづらく、ほかのことをやろうという意欲も削がれてしまいます。安易な娯楽にうっかり手を伸ばしがちです。

また、依存状態では身の回りのことをかまわなくなっていることがあります。自分のことを大切にし、清潔で暮らしやすい環境を整え、リアルの生活が少しでも快適になるようにしましょう。

いろいろ捗るぞ
スマホはリビング
快適
グッズ
攻略本
大切な自分

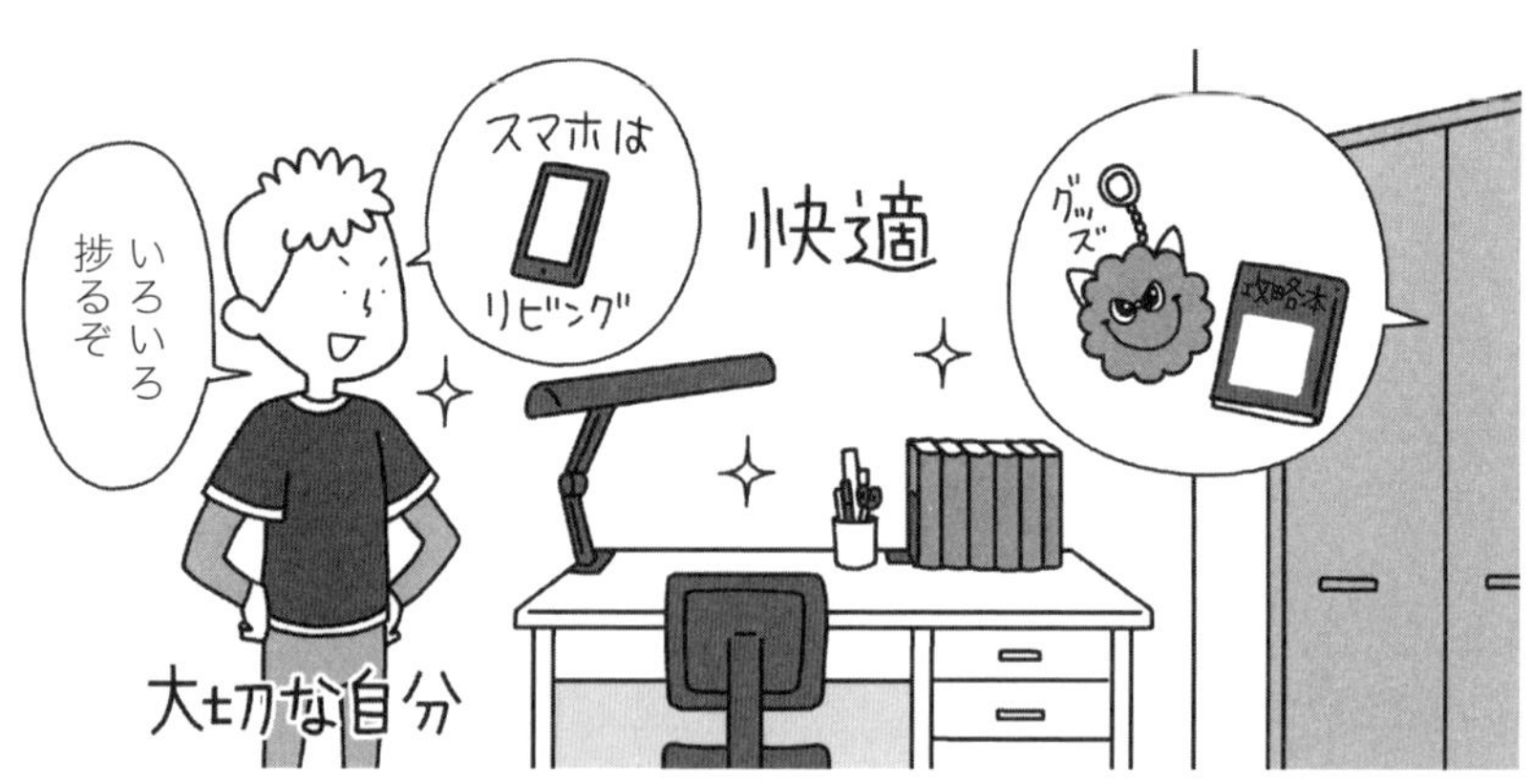

衝動はくり返し起きるがひとつひとつの波が小さくなってくる

健康を取り戻す生活習慣

自分を大切にする

依存の人にセルフネグレクトはよく見られる症状です。依存対象が生活の中心になっているので、それ以外のこと、自分の健康や身の回りのことに関心が持てないのです。食欲がなくなる、歯みがき、入浴が雑になる、身だしなみがいい加減になるなどの様子が見られます。しかし、依存であっても進んで病気になりたいという子どもはいません。かけがえのない自分を大切にしなければいけないという意識を思い出させることも依存脱出には必要です。

食事は健康の基本ですから、3食きちんと食べることが大切です。食事の時間を決め、食事の間はスマホなどを遠ざけ、よく味わって食べるようにします。ゲームやSNSをしながら適当に食べやすいものを食べるのではいけません。また、食欲がなくて食べられないというときは無理に食べさせる必要はありません。食事の時間は食卓について、可能なら飲み物を飲むなどして一緒に過ごしましょう。

家の手伝いなども積極的にさせましょう。家事を通じて社会の一員である意識を養います。

夜は寝て、朝は起きる生活に

ゲーム・スマホ依存に陥ると、依存対象以外のことには無気力、無関心で、全体的に元気がありません。もともと活発だった子どもでもだんだん生気が失われていきます。心身ともに疲労が蓄積していることと、不規則、不健康な生活習慣が影響しています。健康を取り戻すために生活習慣を立て直します。

睡眠リズムが乱れている場合は朝決まった時間に起きるようにするとよいでしょう。とくに夜更かし生活による昼夜逆転は不登校など社会活動に直結します。夜間眠って、日中は活発に過ごせるようにしましょう。

睡眠リズムを司る体内時計、概日（がいじつ）リズムは実は人によって周期が異なり、24時間ちょうどではない場合があります。ですから眠くな

家事を通じて社会の一員であるという意識を

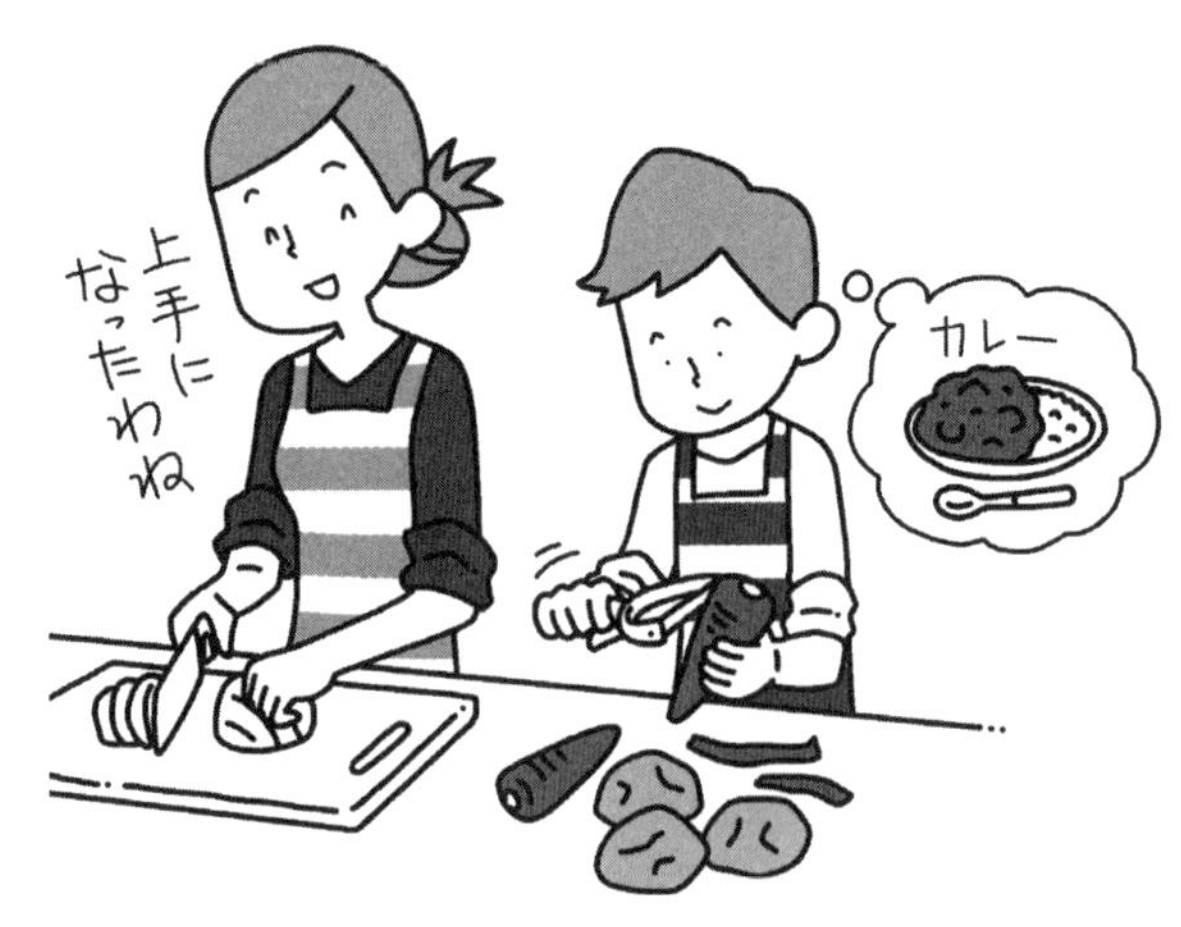

る時間に合わせて生活していると、周期がだんだんずれてきてしまいます。朝起きる時間をしっかり決め、毎日同じ時間に起きます。朝日を浴びるとこの体内時計がリセットされます。寝不足でも寝過ごさず、朝のうちに起きて朝日を浴びましょう。日中活発に過ごすことで夜の寝つきも改善されます。

ゲームやSNSなどを使用すると興奮するため、その後寝つきにくくなるという指摘もあります。夜間は就寝時間の1時間前には使用をやめ、就寝中は電源を切り、保護者が預かるようにしましょう。

代替活動を行う

依存対象の使用をコントロールするにあたって重要となるのが依存対象の代わりに行う代替活動です。依存対象を使用しないとと

朝決まった時間に起きて夜眠る生活を

- ✓ 眠くなる時間は毎日一定とは限らない。
- ✓ 起きる時間をしっかり決める。
- ✓ 起きたら朝日を浴びて体内時計をリセット。

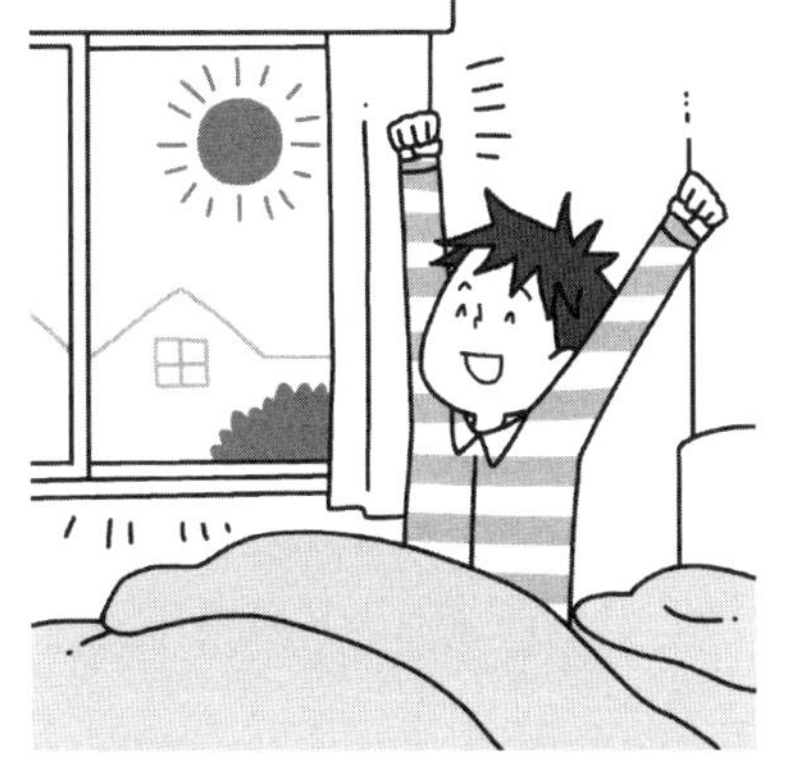

もに、ほかの健康的な活動で一日の時間を埋めていかないと手持ち無沙汰になってしまって、依存対象にとらわれる時間が増えてしまいます。

保護者からするとゲームやスマホ使用から離れる代わりに学校の勉強をがんばってほしいと思うかもしれません。

依存が軽度で、もともとの生活は充実していたという子どもであれば、少しずつ学業の時間を取り戻していくことはよいでしょう。また体調を見ながら短時間のアルバイトや学校の部活動などをすることもできます。交友関係も本人のストレスにならない、またはゲームやスマホを使用したい気持ちを惹起させない範囲であれば回復のためのプラスになるでしょう。

依存が進んでいる、またはもともとの生活

ほかの活動に置き換える

ネットを使用できる時間を減らす

↓

空いた時間をほかのことで使う

- 家の手伝い
- 規則正しい生活習慣
- 勉強、仕事
- 塾、予備校、学校での補習
- 趣味、アルバイト、部活などを状況に応じて組み込むに生きづらさがあったという子どもの場合は、依存対象以外に意欲を持てないことがあります。なにかをしようと誘っても乗ってこないことがほとんどですが、そのような場合はなるべく抵抗の少ない代替活動を一緒に考えていく必要があります。

しなければいけないラインを守る

いかに意欲がない状態でも最低限しなくてはいけないことのラインは守るように促しましょう。

まずしなければいけないことは食事や身だしなみ、睡眠などの健康に関わる基本的な生活行動です。身だしなみはまずは清潔であればよいでしょう。依存もひどくなるとセルフネグレクト状態となり、風呂にも入らず、着替えもせず、洗顔や歯みがきなどの習慣が失

これだけは、という実現可能な目標を立てる

例

- **3食は必ずきちんと食べること**
- **適度に体を動かすこと**
- **歯みがき、入浴、着替えなどで体を清潔にすること**
- **朝はきちんと起きること**

など

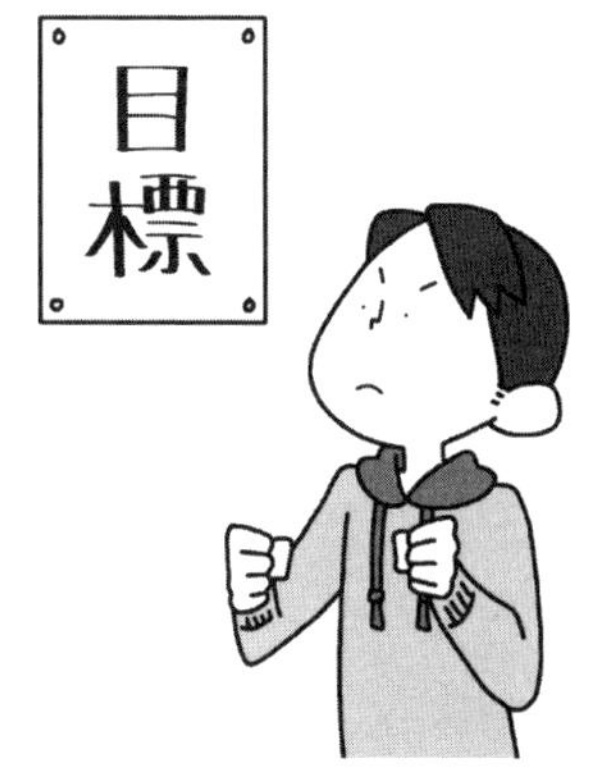

われている場合もあります。トイレに行くことすら面倒に感じ、部屋のなかに散らかっているなにかの空き容器で済ましていたなどという話も聞きます。これではリアルの人に会うことがますます難しくなり、病気リスクも高くなります。絶対に避けなくてはいけません。

基本的な生活行動は時間を決め、必ず行うようにしましょう。また、ひとつできたらそのつど「さっぱりしたね」「気持ちがいいね」とポジティブな言葉をかけましょう。次は次はと言いたくなりますが、少しずつできることを増やせるように見守っていきます。

すべきこととするとよいこと

次にすべきことを考えていきます。

子どもが学齢期であれば学業となるでしょう。依存に陥っている期間が長いほど学業にも

しなければいけないこと	●健康に関わることだけは見過ごすことはできないという姿勢で
すべきこと	●学業、人生経験、就労 ●できればきちんとした身だしなみで ●なるべく体を動かして体力の衰えを予防する
するとよいこと	●趣味やスポーツなど ●オフラインで楽しめること

遅れが生じがちです。それがまたストレスとなり学業から心が離れてしまう場合もあります。学校に行きたくない、すでに不登校状態という場合もあるでしょう。

現在の状況をよく見て、簡単な勉強から習慣づけていきます。学力によっては、その学齢にこだわらずレベルに合わせた内容でもよいでしょう。勉強の習慣が戻るまでは、ドリルを1ページずつなど、保護者からも勉強量がわかるようにした方がよいでしょう。

ほかのお子さんを意識して「自分はこんなに遅れている」と焦ってしまうこともあります。多少遅れていたとしてもなにもせずにいるよりはよいので、学習に取り組むことができたことを認めてあげましょう。

また、とくに運動を制限されるような事情がなければ、運動もぜひ行いましょう。身体活動は筋力や心肺機能の低下を予防し、血行をよくしストレスにも強くなります。多少衰えていたとしても若いうちであればすぐに体力は戻ってきます。

近所を散歩するのもお勧めですが、しばらく外出をしていないと外に出ることに強い不安を伴う場合があります。その場合は無理強いせず、家のなかでの活動量を増やしつつ、医師と相談しながら徐々に外出への不安を減らしていきましょう。ベランダや窓から外気に触れるなどでもよしとします。

外出に抵抗がなければ「朝近所を散歩」するなどを日課にしましょう。買い物をしたり、図書館で本を借りるなど対人場面の機会も増やして慣れていきます。

学校への復帰も、欠席がしばらく続いていた場合は、本人が復学する気になったら学校と連絡を取り合い、クラスになじみやすいよう配慮をしてもらうとよいでしょう。本人の希望により保健室登校などの対応を受けられる場合もあります。

本人に趣味などがあればそこから代替活動を探っていきます。まず始めは音楽を聴く、楽器を演奏する、絵を描く、工作する、読書をするなどネットにつながらなくても楽しめることがよいでしょう。難しかったことができるようになったという経験も自己肯定感を高めるのに役立ちます。

このようにゲームやスマホ以外のことで生活の時間をどんどん埋めていくことが大事です。ゲームやスマホから離れている時間が長くなると、依存からは脱出しやすくなり、ほかのことにもチャレンジしようという意欲が起こりやすくなります。

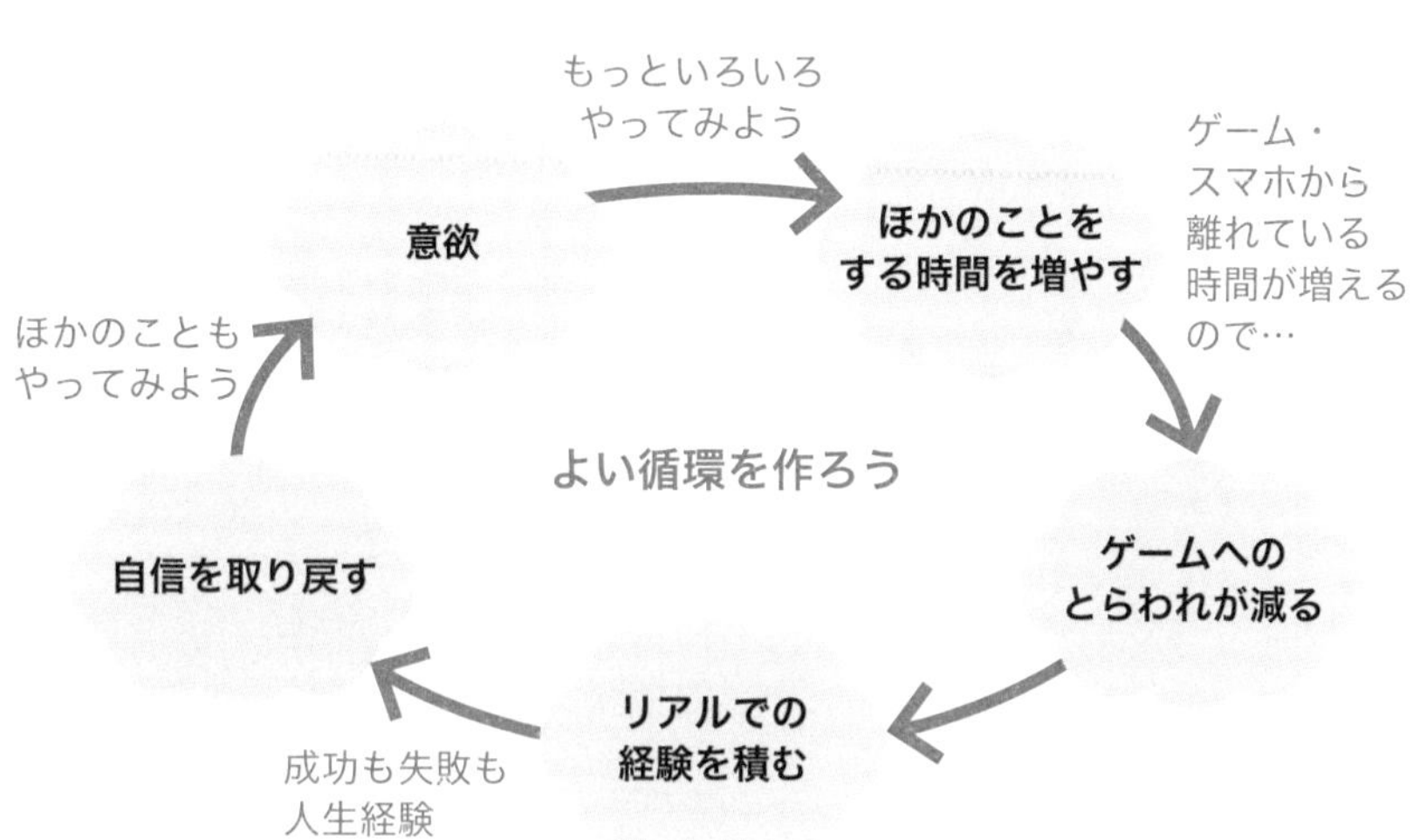

社会全体でも見守っていきたい

依存は家族の負担が大きい

どんな依存にも共通していることですが、依存は本人もつらいですが、その家族にも影響が大きい病気です。ゲーム・スマホ使用へ依存するお子さんがいる家庭では、保護者の方も心配し、悩み、なんらかの心身の不調を抱えているケースも少なくありません。

依存では、家族の問題だから、恥ずかしいから、と隠したがる家庭も少なくありません。しかし、家族だけで抱え込まず支援の輪を外部に広げていくことが必要です。

外部に相談することによって、外からの客観的な視点が生まれます。子どもの問題の根底に家庭環境が関係していることも少なくありません。家族だけで解決するのが難しいこともあるのです。外部への相談が結果的に家族の負担を減らすことにもつながります。

子どもも、家族以外からも見守られていること、相談できることで視野が広がります。また家族には意地を張ったり、甘えがあったりして素直になれなくても、他人であれば話を聞く気になれるかもしれません。

医療機関への相談はもちろん、学校や親戚、地域などとも連携し多くの手で子どもを支えていくようにしましょう。

市場は拡大する一方

ゲーム・スマホは、次々に新しい製品やサービスが開発され、ＣＭも多く経済的効果が大きい分野となっています。とくにスマホは社会インフラの一端を担うようになり、学校や職場でも使用が奨励される場合も増え、どんどん生活に浸透してきています。ですから依存という負の側面について家庭だけで対応するのは困難です。

若者のゲーム・スマホ依存の対策として、韓国や中国など海外では政府が主導してさまざまな対応を行っている例もありますが、日本では具体的な規制はありません。

香川県など自治体で条例を作るなどの動きもあり、議論が盛んに行われているようになってきています。まだ時間はかかりそうですが、なんらかの規制が必要だという認識は広まっているようです。

また、依存予防のためには、ゲームやスマホサービスを提供する企業からの協力もしくはなんらかの規制も必要でしょう。現在は企業ごとの自主性に任せられ規制はありません。ＣＭなどへの規制はないに等しく、そんななかで依存に陥っている人が使用をコントロールしていくのは難しいといえます。

スマホなど機器類の進化により、今後使用時間はますます延びていくことが予想されます。ゲームなどへの依存性も同時に増大していくでしょう。

韓国政府の取り組み

対策	内容
強制的シャットダウン制度	16歳未満の若年者は、午前0時～6時までオンラインゲームにアクセスできない制度。若年者はID番号を使い識別。
選択的シャットダウン制度	本人、両親の希望で、オンラインへのアクセスを制限する制度。
FATIGUE システム	オンラインゲームをある一定時間すると、ゲームの速度が下がる。
ネット依存予防教育	2017年には、約100万人の学生がこの教育を受けた。
スクリーニングテスト	小学校4年生、中学1年生、高校1年生全員にK-スケールを実施し、問題のある場合には病院の受診を勧める。しかし、受診率は低い。
相談センター	アウトリーチも含めたネット依存に特化した相談センターがある。ソウルでは、I WILL CENTER。
治療キャンプ	常設のキャンプ施設（Dream Village）が稼働している。2017年の参加者500名。

Courtesy of Prof. HK Lee

中国政府の取り組み

対策	内容
オンラインゲームに関する規制	未成年者は、IDカード番号で識別できるシステム導入。
	ゲーム時間3時間未満：警告表示が1時間に1回ポップアップ。
	3時間～5時間未満：警告表示が30分に1回、ゲーム中の獲得ポイント半減。
	5時間以上：警告表示が15分に1回、ゲーム中の獲得ポイントはなくなる。
オンラインゲーム関する両親の制限プラットフォーム	モニター：フィルタリングを行い、特定のコンテンツへのアクセス制限。
	時間帯制限：深夜など特定の時間帯のアクセス制限。
	課金制限： 課金の制限額を設定。
	遠隔コントロール：子どものゲームアカウントやゲーム使用の遠隔操作。
未成年者に対するオンライゲームの規制	13歳未満の者は、1日最大1時間まで。また、午後9時から翌朝8時まではゲームをできない。
	13歳以上18歳未満の者は、1日最大2時間まで。
未成年者に対するオンライン動画に関する規制	オンライン動画の視聴は1日40分以内。
	オンライン動画サービスは、午後10時から翌朝6時までできない。
	有料の動画サービスは使用できない。
	動画サイトにおけるライブ放送はできない。

Courtesy of Dr. Jiang Long

治療を投げ出さない

依存から抜け出し、そしてその状態を維持し続けることはとても大変です。過剰使用状態をリセットし、依存の悪循環を断ち切ることができても、なにかのきっかけで使用を再開してしまうことは少なくありません。

ましてやゲームやスマホは、ギャンブルや薬物依存などの場合と比べていつも身近にあります。学校の授業や仕事など、必要があってスマホなどの機器を使用しなければならないこともあるでしょう。生活から完全に排除するのは困難ですから、再発リスクは常にあると考えます。

しかし、もし再発してしまっても、治療はいつでも何度でも再開することができます。諦めて治療から離れてしまわないことが大切

依存は「完治」という概念がない

今日も1日
使わないぞ
昨日も
使わなかった
再発するかも?
治った状態
再発
やめた

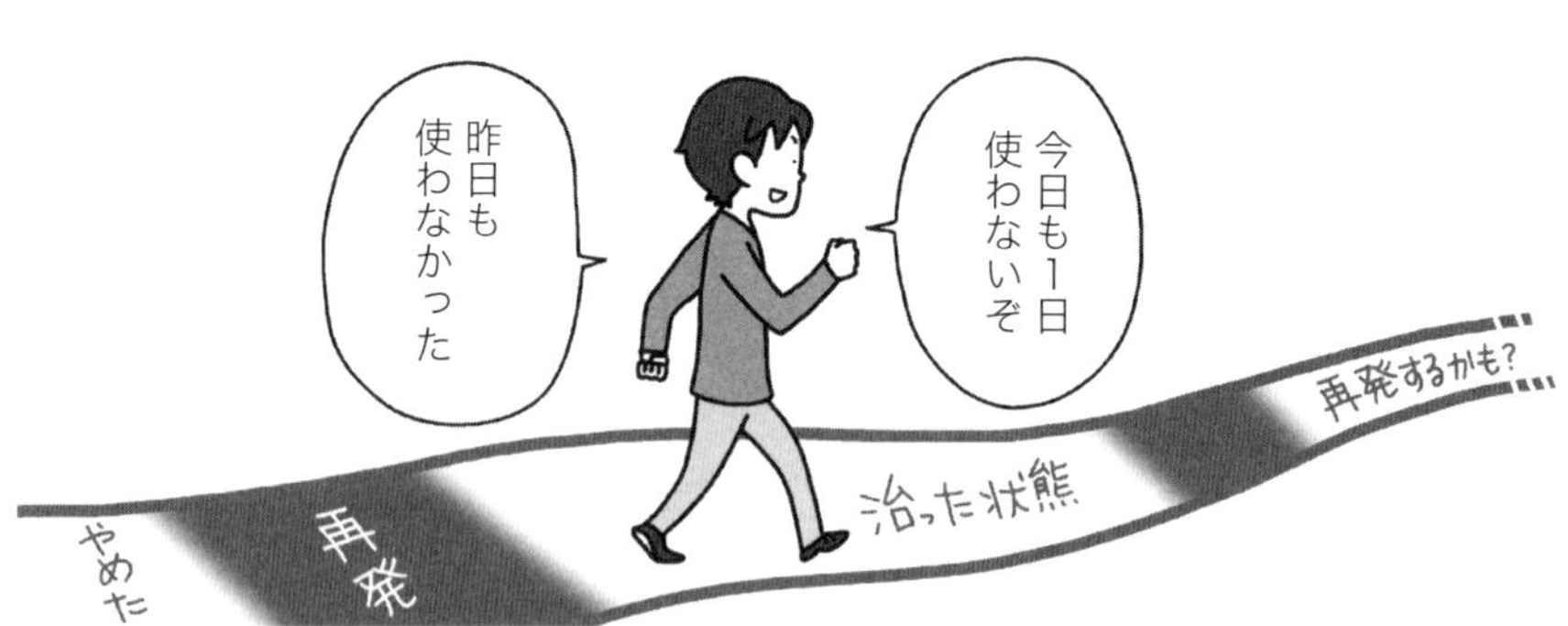

やめてその状態が続けられればそれが「治った」状態

です。

本人も家族も再発する可能性が高いことをしっかり認識しておくことで、またゲームにはまってしまうようなことがあっても、うろたえずに仕切り直すことができます。

再発をくり返したり、なかなか使用時間を減らせないこともあります。本人に治療をする気がないように見えることもあります。でも諦めて突き放したり、やけになってしまうことなく、治療を続けていくことが大切です。

少しでも改善が見えたらほめてください。再発までの間隔が以前より長かったら、それを認めましょう。再度治療に取り組むまでの期間が短ければそれも評価すべきです。「あなたならできる」「あなたを信頼している」というメッセージを発し、応援しましょう。

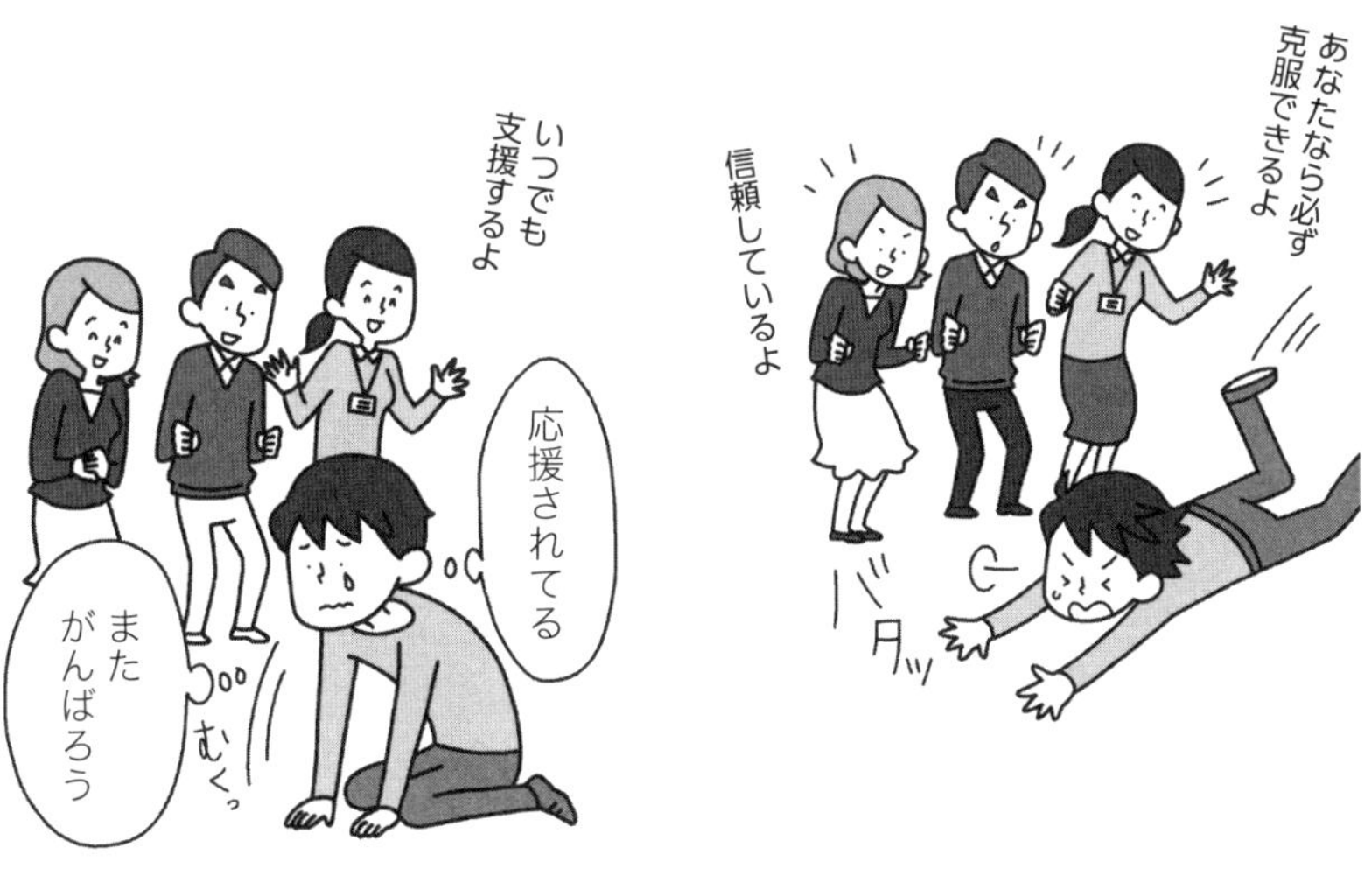

たとえ再発してしまったとしても、そこで治療を諦めないことが大切

コラム

家族も上手にストレスを発散しよう

依存の治療は長期にわたるのがふつうです。いつも子どものことを考え、子どものそばにいようとすると疲れてしまいます。子どものほうもずっと見張られているように感じ、気詰まりかもしれません。適度な息抜きや距離をおくことが必要です。

友達とおしゃべりをしたり、旅行に出かけたり、趣味に打ち込んだりして、上手にストレスを発散しましょう。家族も楽しんでいるほうが本人も気が楽になります。また家族の様子を通じてより広い視野を持つきっかけにもなります。

親に見捨てられるのではないかと、子どもは常に不安を感じています。出かける際、「ちょっとお母さんも息抜きしてくるわね」と一声かけると、子どもは安心します。

支援するために
世の中には楽しいことがいっぱいあるのよ
いってきます
信頼されてる
楽しそうだな
元気でいてもらいたい
ホッ
お風呂そうじでもしようかな…

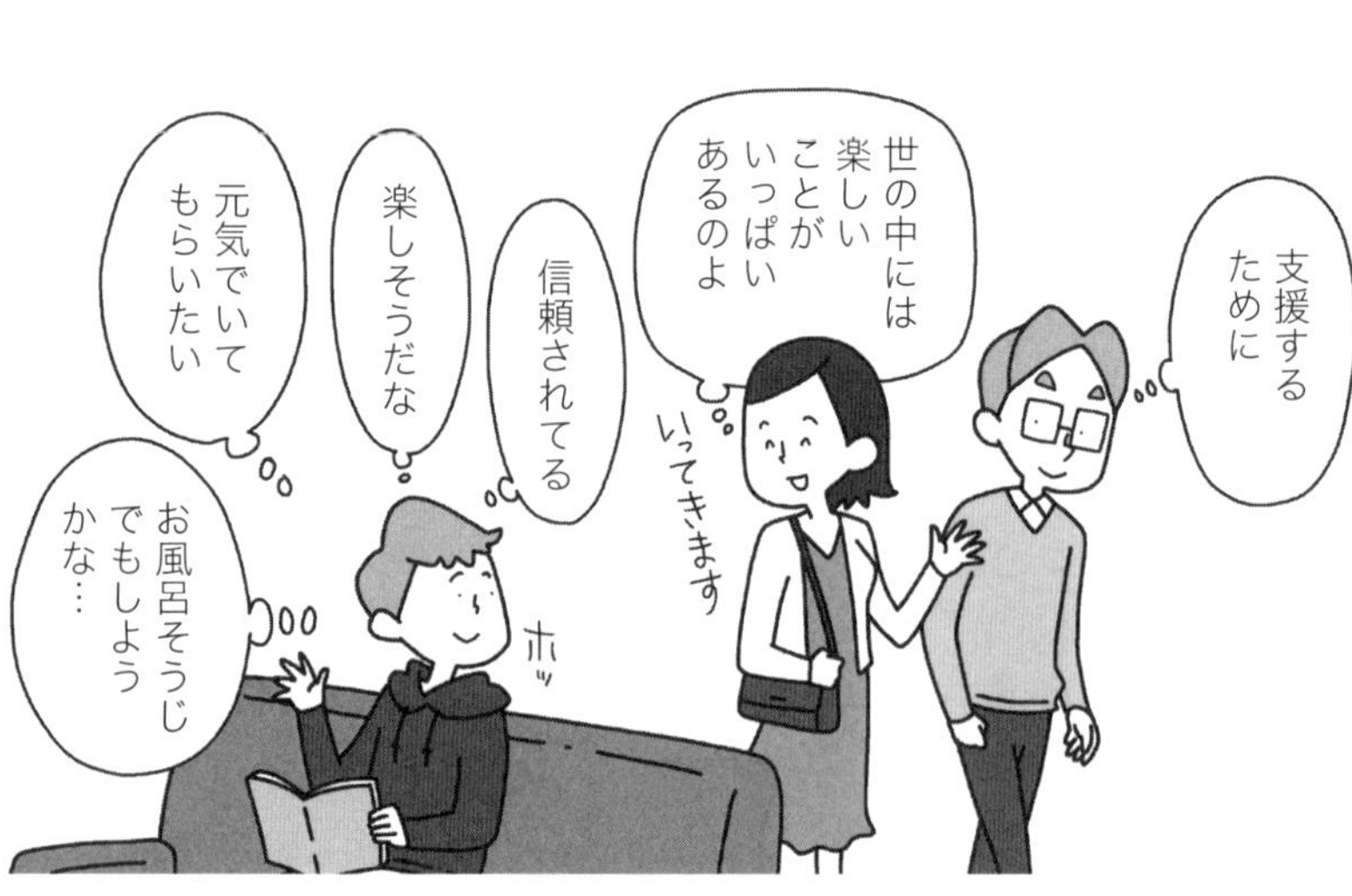

参考文献

ネット依存症から子どもを守る本
法研　監修 樋口進

ネット依存・ゲーム依存がよくわかる本
講談社　監修 樋口進

今すぐ始めるアルコール依存症治療
法研　監修 樋口進

ゲーム障害 ゲーム依存の理解と治療・予防
福村出版　ダニエル,L.キング ほか, 監修翻訳 樋口進

おわりに
～正しい知識を持ち、コントロールを取り戻す～

２０２０年のコロナ禍では、全国の学校ではオンラインの授業やホームルーム、課題の配布、提出などにＩＣＴ機器を使用する機会が増えました。企業や官公庁でも在宅勤務やオンラインミーティングなどが広まり、これまで以上にネットは生活に浸透し、生活から切り離せないものになってきています。スマホを始めとした情報端末は従来から学習や仕事に使われていましたが、今やあると便利なものでは済まされず、欠かすことのできない必要なものとなりました。

依存から脱出するには依存対象を遠ざけることが第一の手段でしたが、スマホを遠ざけることや使用せずに生活することは今後ますます難しくなっていくでしょう。共存し、上手にコントロールする方法を考えるしかありません。

また、緊急事態宣言による在宅勤務や外出自粛によって人との交流が減ったことや、イベントや外出が減って時間ができたことで、ゲームやネット使用のコントロールが難しくなってしまった人も増えています。これは子どもに限ったことではなく、大人でも同様です。生活リズムがいつもと変わってしまい、登校や通勤という時間の制約が少なくなったため、とめどなくネットにふけってしまうのでしょう。

本書では、ゲーム・スマホ依存からの脱出の方法として、依存対象を遠ざけるとともに、それ以外の健康的な活動で日常を充実させていくことが大切だとお伝えしてきました。コロナ禍では、人によってはそれと真逆なことが起こってしまったかもしれません。

しかし、依存という、誤解は多いけれども意外と身近な存在である病気について正しい知識を持ち、自分や周囲の人たちを大切に思う気持ちを失わなければ、またコントロールを取り戻すことはできるでしょう。

本書が依存に悩む多くの患者さん、ご家族のお役に立つことを願っています。

久里浜医療センター院長　樋口進

２０２０年10月

【著者プロフィール】
樋口 進（ひぐち すすむ）
独立行政法人国立病院機構久里浜医療センター院長。
昭和54年東北大学医学部卒業。米国立保健研究所（NIH）留学、国立久里浜病院（現久里浜医療センター）臨床研究部長、同病院副院長などを経て現職。ゲーム障害、ギャンブル障害などの行動嗜癖、アルコール関連問題の予防・治療・研究などを専門とする。2011年に国内初のネット依存治療専門外来を設立。WHO専門家諮問委員、行動嗜癖に関するWHO会議およびフォーラム座長、厚生労働省アルコール健康障害対策関係者会議会長、同省依存検討会座長（2013年）、内閣官房ギャンブル等依存症対策推進関係者会議会長、国際アルコール医学生物学会（ISBRA）理事長などを務める。

ゲーム・スマホ依存から子どもを守る本

令和2年11月24日　第1刷発行
令和5年9月8日　第2刷発行

著　　者　樋口 進
発 行 者　東島 俊一

発 行 所　株式会社 法 研
〒104-8104　東京都中央区銀座1-10-1
電話 03(3562)3611（代表）
http://www.sociohealth.co.jp

印刷・製本　研友社印刷株式会社

0102

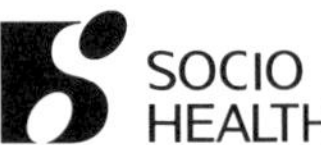

ISBN978-4-86513-728-6　C0077　定価はカバーに表示してあります。